中国工程科技论坛

中国健康服务业发展战略研究

Zhongguo Jiankang Fuwuye Fazhan Zhanlue Yanjiu

高等教育出版社·北京

内容提要

在由中国工程院主办、首都医科大学承办的第214场中国工程科技论坛上，众多院士、专家、学者围绕“中国健康服务业发展战略研究”的主题，针对我国健康服务业各个领域的发展和展望做了精彩演讲，并就我国健康服务业的研究热点、难点进行了深入浅出的、较为系统的论述，不仅包括樊代明院士的“医学与科学”、韩德民院士的“美丽中国 品质国家”、程京院士的“健康服务与科技推动”等宏观政策发展方向的内容，还包括王存玉院士的“干细胞健康产业的现状、希望和挑战”、王陇德院士的“健康服务业与养生养老”，以及“大数据时代的中医健康服务探索与实践”等具体研究方向的内容。

本书精选了上述专家的报告，内容瞄准我国健康服务业的发展前沿，十分适合我国健康服务业相关领域的政府官员、科研人员、企事业单位及对健康服务业感兴趣的同道品鉴。

图书在版编目(CIP)数据

中国健康服务业发展战略研究/中国工程院编著.
- 北京:高等教育出版社，2018.7
(中国工程科技论坛)
ISBN 978-7-04-045923-4

Ⅰ. ①中… Ⅱ. ①中… Ⅲ. ①医疗卫生服务-产业发展-研究-中国 Ⅳ. ①R199.2

中国版本图书馆 CIP 数据核字(2016)第161209号

总 策 划　樊代明

策划编辑　王国祥　黄慧靖　　责任编辑　朱丽虹
封面设计　顾　斌　　责任印制　毛斯璐

出版发行　高等教育出版社
社　　址　北京市西城区德外大街4号
邮政编码　100120
印　　刷　三河市骏杰印刷有限公司
开　　本　787mm×1092mm　1/16
印　　张　13.25
字　　数　230千字
购书热线　010-58581118
咨询电话　400-810-0598

网　　址　http://www.hep.edu.cn
　　　　　http://www.hep.com.cn
网上订购　http://www.hepmall.com.cn
　　　　　http://www.hepmall.com
　　　　　http://www.hepmall.cn
版　　次　2018年7月第1版
印　　次　2018年7月第1次印刷
定　　价　60.00元

物 料 号　45923-00

编辑委员会

目　　录

第一部分　综述

第二部分　开幕致辞

第三部分　主题报告

第四部分　专题报告

第五部分 专题研讨会

第一部分

综　述

综　述

新中国成立乃至改革开放以来,我国医疗卫生行业的建设和发展取得了长足的进步,形成了以维护和促进人民群众身心健康为目的,主要包括医疗服务、健康管理与促进、健康保险以及相关服务等多个领域的健康服务业。然而,随着经济、卫生条件等的改善,我国人民对于健康服务的需求的质与量日益增加,这与我国健康服务业的发展水平,产生了一定的矛盾,同时也给健康服务业工作者带来了许多新问题和挑战。如何认识和破解当代中国健康服务业的难题,已然成为我国医疗卫生、健康服务行业亟需解答的重大现实问题。由此,2015 年 9 月 19-20 日,由中国工程院主办、首都医科大学承办的中国工程科技论坛"中国健康服务业发展战略研究"在首都医科大学举行。来自北京大学、清华大学、首都医科大学等单位的多名中国工程院院士、国内健康服务行业相关的专家学者集聚一堂,与以美国国家医学院院士、中国工程院外籍院士王存玉为代表的众多其他专家一同参加了此次学术研讨会。

会议以"中国健康服务业发展战略研究"为核心,首先由中国工程院副院长樊代明院士进行开幕致辞,然后由王陇德院士等分别进行了相关的主题报告和专题报告;最后分别以"北京健康服务业的现状和问题"以及"北京健康服务业的发展对策"为主题进行了分论坛的专题讨论。各位报告人针对中国健康服务业的不同相关方面进行了精彩的演讲;在分论坛讨论中,各位学者进行了激烈的讨论。此次会议促进了对中国健康服务业存在问题的深入了解,探讨了解决当今健康服务业存在的问题的途径和方法。

在开幕致辞中,樊代明院士指出,中国的健康服务业经过了从无到有的过程,人们对于健康的需求随着经济的发展不断地变化,而健康服务业也不断面临着新的问题和挑战,特别是 21 世纪以来,不断出现了许多重大的公共健康事件,这促使我们不断地改变思想,思考和探索如何防患于未然,从而对政府和中央提出合理的建议。而这是举行此次中国工程科技论坛的宗旨。

王陇德院士对健康服务业的定义和内涵进行了准确的描述。他认为,我国健康服务业存在的主要问题有:① 相关政策不完善,国家投入不足;② 健康教育受到忽视;③ 慢病依然是以治疗为主,而不重视预防保健;④ 老龄化快速发展。这些问题造成了健康服务业的巨大压力,而且如果不尽早起步解决,将来可能造成更大的问题甚至影响社会稳定。针对这些问题,应区分政府和市场的责任。

政府负责制定政策、增加投入、推广知识宣教、改革慢病防控及医保管理；而市场则负责开发技术、研制产品、提供服务。两者合作开展人才培养、互联网+和大数据等工作。

中国工程院外籍院士王存玉教授对干细胞研究的发展和现状进行了介绍。他指出，干细胞研究有难度，且目前干细胞治疗的效果不甚明显，要使它成为一个好的产业需要大家的共同努力。但是，干细胞研究拥有很好的前景，且是一个新兴产业，我国起步还不晚，完全可以赶上去与西方国家平起平坐。

程京院士认为：健康服务业和科技应当互为依靠，相互推动。他在题为“健康服务与科技推动”的主题报告中指出：慢性病的防控和治疗应与科技相结合，科技可以在健康服务行业中发挥重要作用。程京院士借助其团队发明的可以搀扶老人起来的椅子的过程，鼓励现代科学与健康产业，特别是中医在体质分类、未病预测和亚健康调理方面的独特作用结合，从而降低重大疾病诊治的经济花费。

上海中医药大学徐建光教授在其“大数据时代的中医健康服务探索与实践”的主题报告中，讲述了其所在团队在互联网+以及大数据时代开展中医健康服务的探索和实践。其报告的主要内容有三方面：① 背景；② 大数据时代呼唤健康服务的新模式；③ 中医健康服务模式的探索与实践。报告阐述了大数据时代的来临以及其在医疗服务中的应用和研究，特别是在中医健康服务模式的探索与实践过程中，大数据对于构建新型的健康服务模式的作用。并对构建健康服务新模式需要解决的三大重要问题进行了探讨。

“人们对于健康定义的理解不断发展，在当代社会认为具有幸福感的生活状态才是健康。对于个体而言，健康是其进行所有活动的基础；而对于国家而言，推动发展模式从以医疗为中心向以健康为中心的转变，将是政府主导的全社会维护健康、改变目前医疗保障服务模式重要的思想转变。”韩德民院士在其报告中这样描述了其对我国社会转型过程中医疗服务模式的思考。他指出，在我国的健康产业 5 年规划里有很多的机遇和挑战，包括加强人才培养，完善服务体系和监管机制；优化融资、财税、土地、价格等相关政策，要对新型企业给予辅导；鼓励社会力量适当参与；加强基础环境建设，推进健康服务业的信息化；正确和着力引导健康消费，培育健康理念和意识；因地制宜体现差异，发挥传统优势；发展健康服务产业集群；顺应消费趋势和新兴业态发展趋势；规范健康管理，规范健康体检。

在分论坛讨论现场，各与会专家就“北京健康服务业的现状和问题”以及“北京健康服务业的发展对策”两个议题分别进行了激烈的讨论。

在“北京健康服务业的现状和问题”讨论会上，与会专家一致认为，北京市乃至全国的健康服务业存在诸多问题。这些问题主要包括:① 政府政策支持的缺失,特别是推进的具体路径上有缺失,转化环节缺乏对接;② 政策落实的成果寥寥;③ 政策缺失,原则都是政治性的,无法操作,无法落地,导致要素不活跃;④ 管理思想上也是落后的,政策管辖范围不清、有待商榷,政策间矛盾与冲突;医学教育混乱、不规范;医生医院的安全问题;分级诊疗制度的建立和医疗服务质量如何保证;提高医生待遇的问题;老龄化加重及二胎放开后相关学科压力加重等,护理行业地位低、待遇低等问题又被提及。另外还有信息系统共享方面的问题,以及医生培养和社会需求之间的供需矛盾等。

在“北京健康服务业的发展对策”讨论会上。各与会专家一致认为:首先要认识到健康服务业的内容很多,医疗不是健康服务业的全部,而是健康服务业的推动者和引领者。医疗改革的最终目标是促进与改善人民健康,健康服务业是下一个经济引擎,健康服务业的发展是医改构架的重点。要对北京健康服务业现存的问题进行有效的解决,必须由国家政府、卫计委和疾控中心等主导以完善相关的法律法规的建设,并建立完善的监督监管体制,进行政策的正确引导以促进行业的健康发展。政策引导创新尝试,布局引导整合资源,强化落实相关政策。最大程度发挥北京强大的市场能力和消费能力,以及创新技术优势和人才优势。并且合理利用新技术如互联网+、大数据等,统一北京市乃至全国各医院的数据标准体系,并共同开展相关指南的制定,建立大数据库,降低信息交易成本。加强大型公立医院的定位与职能,并要更多关注产业链的上下游,完善转院政策的分配,所有的政策要充分调动医务工作者的积极性。发挥技术优势。结合中西医优势,合理发展、大力发展养老保健,加强养老护理康复等。

本次论坛紧密围绕中国健康服务业发展战略研究这一主题,与会的各位学者高屋建瓴,从不同视角对这一议题进行了深入的探索和讨论,并对现今中国健康服务业存在的问题和解决方法进行了深度的剖析和激烈探讨,这将有助于从国家政府和市场等各个层面促进中国健康服务业的良好有序发展,从而最终有利于提高全体人民的健康水平。

第二部分

开幕致辞

开幕致辞

樊代明

中国工程院

最近三天参加的会议都是关于健康的。前天在广州我参加了由中国科学技术协会主办的世界骨科大会,会议邀请了很多的专家,特别是中国科学院的院士。主题是科学健康。那个会开得挺有意思,一边做报告中间还穿插一段音乐:是小提琴四重奏。做完一个学术报告,再来一段小提琴演奏。我个人做的工作比较一般,讲的科普。昨天在郑州参加了由中华医学会主办的第九届中国健康服务业大会。在会场布置上,他们把健康服务业的横幅放在最上面,下面的横幅是中华医学会。这个会议的规模比较大,4000 多人。今天又在这里开会,主题也是健康服务业,但我们把健康服务业的横幅放在下面,把中国工程科技论坛的横幅放在上面。我个人觉得这次会议的特点是专、普、大。专,是指最好的专家到这里来了。

昨天我在这里已经做了两个多小时的报告,大家对健康非常感兴趣。第一,关于健康现在走到了哪里;第二,我们还想走到哪里;第三,怎么走到那里。人类走到现在经过了大致三个阶段:第一阶段是缺吃少穿,为此一直奋斗,终于把它解决了;第二阶段是缺房少车,想要过得好一点,现在也基本解决了,再差至少也有小房有自行车;第三阶段是缺医少药,现在正在解决。将来主要是防患于未然,是最高境界,现在我们走到了这里。

还要走到哪里?要向更高的目标奋斗。新中国成立初期,中国人口的平均寿命是 40 岁。与疾病和自然界搏斗,我们赢了,现在搏斗到平均寿命约 80 岁了。往后走恐怕越走越困难,健康随着经济的发展必须被列到议事日程上,防患于未然。

怎么走到那里?知行合一:一个是知,一个是行。我们从吃不饱的年代不知不觉走过来,过去哪还想到健康,活过来就不错了。从不知不觉到了后知后觉,SARS(重度急性呼吸综合征)把我们收拾了一顿,于是建立了很多预防疾病的政策法规,所谓的事后诸葛亮。将来要变成先知先觉,未来将发生什么情况我们要从现在开始设计、调研,今天的论坛就是为此而召开。怎么行?要摆正几种关系,哪些该先行,哪些该后行;哪些该快行,哪些该慢行;哪些该单行,哪些该骑行。尽管所有的都是对的,但是要讨论出结果,作为我们向国家政府和中央提出的建议,这是中国工程院开展中国工程科技论坛的宗旨。所以,人类从能活到易活到现在想活长、活好,一直在努力奋斗,我们这个论坛就是为此而设计的。

第三部分

主题报告

医学与科学

樊代明

中国工程院

一、引 言

医学是什么？从 40 年前学医我就开始思考这个问题，但一直未得满意答案。不过还是有些进步，但有时豁然明了，可又迅即转入糊涂。至今，我不能明确地说出医学是什么，但我可以说它不是什么了。依我看，医学不是纯粹的科学，也不是单纯的哲学，医学充满了科学和哲学，但还涵盖有社会学、人学、艺术、心理学等等。因而，我们不可以笼统地用科学的范律来解释医学，也不可以简单地用科学的标准来要求医生。正如古人所言："夫医者，非仁爱之士，不可托也；非聪明达理，不可任也；非廉洁善良，不可信也。"

众所周知，医学要比科学起源早。科学一词的出现也才 1000 多年，而医学已有数千年甚至更早的历史。因此，应该是医学的积累、进步以及需求催生了科学。在中国古代，与科学相当的词汇是格致，"格物致知"做的是格物，其研究对象是物。而医学研究的对象是人，尽管有人物的说法，但不等同于物。人物人物，除了物以外，核心是人。医学研究的是"知人扶生"，知人当然需要格物，科学上只要格物就可致知，但医学上只有格物难以知人，更难以扶生。因此，将医学视为科学的一个分支或隶属于科学、服从于科学，甚至把医学视为医学科学的简称，看来是不恰当的，甚至有失偏颇。科学研究的是世界各种现象的本质及变化规律，其结果具有高度的普遍性。医学研究的不仅是疾病的本身（或其本质），而且要研究疾病这种现象的载体，即有着不同生活经历和生理体验的活生生的人，要研究人体各种机能的本质和进化规律。因此，医学不仅重视事物高度的普遍性，而且重视人体结构、功能及疾病的异质性或称独特性。医学是通过长期大量不间断的理论探索和实践检验，最终形成最大可能适合人体保健、康复和各种疾病诊疗的知识体系。

因此，医学要远比科学复杂。表现在人群的异体性、人体的异质性和疾病的异现性。俗话说，"人与人不同，花有几样红。"就以疾病为例，据经典医学书籍记载，现有病种已达 40 000 种之多，加之不同疾病有不同的分期和分型，而且又发生在不同人群或不同个体身上,这就构成了医学的更为复杂性。因此,众多的事件发生在不同的时间和空间,加之人群的异体性、人体的异质性和疾病的异现性,这就构成了医学远比科学的复杂性。针对这种既有普遍性又有独特性所构成的复杂性,我们认识医学就不能千篇一律,对待病人更应因人而异、因时而异、因地而异,正像特鲁多医生所说的那样:有时去治愈、经常去帮助、总是去安慰。

医学关乎生命。什么是生命?从哲学上讲,生命本身不是物质,而是物质的特殊表现形式。如果说生命是物质,按科学的说法,即"物质不灭定律",那生命就不会死亡。因为活的生命体是物质,死的生命体也是物质,那么物质都还存在,死的又是什么呢?如果说生命体死的那个生命是"物质",那么通常要有质量。显然我们目前无法找到这种"生命物质",也就不能回答生命究竟是什么的问题。生命相对于它所承载的物质而言更加难以捉摸,生命现象是目前人类最难解释的奥秘。医学研究的对象恰恰是持有这一高级生命形式的人类及其组成形式,而科学研究的对象则并非是如此高级的生命形式,甚至是无生命的普通物质。科学研究再复杂,最终的定律是"物质不灭",而医学除了物质不灭外,更要回答为何"生死有期"。

科学可以按照已奠定的精确的理论基础去分析甚至推测某一物质的结构和功能变化,但医学目前由于对生命本质的无知,故多数的理论和实践还是盲人摸象、雾里看花。正如一位哈佛大学校长在医学院开学典礼上所讲,"同学们,十年以后你们可以发现,我们现在教给你们的东西,一半是错的"。当问及为何教错的知识给学生时,回答是因为我们现在还不知道什么是对的、什么是错的。如果只用生命的载体——物质去推测生命的本质,必然存在更多的猜测和假设。

显然,在生命起源奥秘没被揭示之前,所有关于生命现象本质的解读和认识都是狭义、片面和主观的,充满了随意性。对生命的思考和解读,中医和西医充满分歧,甚至南辕北辙,其实这并不奇怪,实际上是观察角度不同所致。西医的整个体系是建立在科学基础之上的,所以常有医学科学的提法。中医的整个体系是建立在实践经验的归纳分析和总结之上的,所以不常有中医科学的提法。二者各自都有优势和局限性,西医和中医辩争的焦点就在这里。双方对科学和经验的重要性都无异议,但对经验之科学或科学之经验,则认识迥异,这恰恰说明了医学和科学的区别。中医从整体辩证去看,用经验解决了医学的一些问题,但解决不了医学的全部问题。西医从分析还原去看,用科学解决了医学的一些问题,但解决不了医学的全部问题。实际上是观察角度不同,就像观察一个带襻的杯子,站在不同的角度去看,结果是不一样的,其实有襻无襻并不重要,关键是要看这个杯子能否装水,能装多少水,这是本质。如果这个杯子底是漏的,作为杯子,功能没有了,那还有用吗?

医学,特别是临床医学,说到底是做两件事,一是治病;一为救命。二者相互关联,但也有些差别。治病是“治”物质,是以物质换物质,或以物质改变物质;而救命不是“救”物质,救命是在调节物质表现的特殊形式,以确保这种形式的正常存在。这就是我们中医所说的整体中的平衡,或西医所说的内环境的稳定(homeostasis)。这一点总体概念相似,但中医说得宏观一些,而西医则微观得多。西医的 homeostasis 包括物质组成成分的恰当及其所形成功能的适当,前者多了不行,少了也不行;后者强了不行,弱了也不行。物质组成的恰当可以保证整体功能的适当,这样生命就存在。当然也不尽然,因为还受体内、体外整体调节的影响。因此,如果说科学是无所不能的,我们可上九天揽月,可下五洋捉鳖,我们可以创造“千里眼、顺风耳”,但医学是有其局限性的,好多事情用科学的理论或办法是做不到的。人总是希望越来越好的结果,但生命却是一个越来越差的过程,医学不是万能的,医生是人不是神。所以,人类对医学和科学的要求应该是不一样的(图 1)。正如伊壁鸠鲁所说,“活得幸福和死得安详都是一种艺术”。

医学	≠	科学
早	历史	晚
知人扶生	对象	格物致知
独特性 因人而异 因地而异 因时而异	目的	普遍性 放之四海而皆准

图 1　医学与科学的异同

二、关于医学与科学的异同,我想从 17 个方面谈谈如下观点

1. 个体与群体

医学在发源初期,是从一个又一个人体诊疗的实践中获得个别成功案例,然后将其逐渐应用到更多个体(即群体),由此逐渐积累汇成经验。为获取这样的经验,无论是西医还是中医,那时都充满了艰辛和危险,曾经付出了无数血的代价,甚至生命。那时的贡献者多为病人,当然也有医生。进入现代医学阶段,无论对疾病的流行病学调查,还是做临床药品或疗法的试验,只要经过伦理委员会批准,就可以放到人群中去直接研究。这与长期以来那种个案研究方式相比,的确大进了一步,这在科学上是可行的,是正确的。但是由于受到疾病谱、伦理学

及经费的影响，受试对象的数量和观察的指标依然是十分有限的，依然是小群体，依然是抽样，还不是大样本或全样。因而，所获数据的代表性是十分有限的。众所周知，抽样有点像抽彩票，能抽到的人只有极少数。如果把从小样本中得到的结果，放大到大人群中去应用，难免会发生不良后果，甚至是灾难。

比如一个新药放到临床去做试验。在某种疾病的治疗组获得了70%的疗效，应该是一个不错的药。但问题是在没有用药的对照组也有30%的受试者“有效”（自愈），同时，治疗组中还有30%的受试者，用药也没效。正确的判断是70%减去30%，只剩40%左右有效（图2）。临床试验中，大多数药品都呈现出这种现象，1/3用药有效，1/3不用有效，1/3用也无效。可临床现状是常将仅为1/3有效的药用于100%的病人中去治疗。那为什么不能仅将药品用到那只有用药才有效的1/3病人中呢？因为我们并不知道哪些是那1/3的病人，哪些是另外那2/3的病人。医用统计学，从数学讲，或从科学讲，这个循证医学方法是很科学的，可将其用到临床中去就会出现偏差，甚至错误。未来的临床试验方法应该是找到适应证，即给用药有效的那部分病人用药，对不用药有效的那部分病人和用药无效的那部分病人不要用药。循证医学作为一种科学方法是正确的，但引入医学领域来用，实际上是将带有显著异质性的大量个体看成是同质性人群，从中收集到的结果再用简单的百分比去求算，因而发生错误。其原因是它没有考虑到如下的情况。

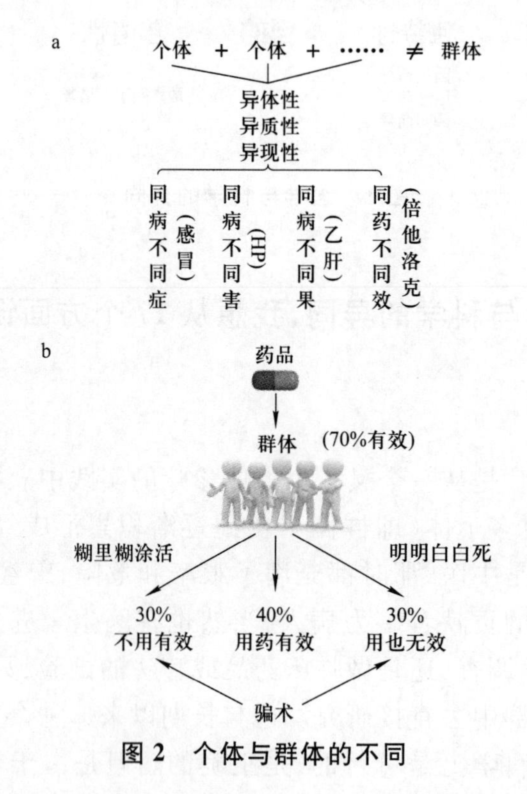

图2　个体与群体的不同

1）异质性导致同病不同症

同样是感冒，甲为发热，乙为头痛，丙为咳嗽。既然是一种病都开一种药就好了，其实不然，我们得根据不同的人开不同的药，这叫同病异治。

2）异质性导致同病不同害

同是幽门螺杆菌 Hp 感染，按道理应全部根除。可 Hp 分 CagA 阳性株和阴性株，前者与胃癌相关，胃癌发生率比阴性者高 2 倍，应予根除；而后者在正常人多见，而且根除后近端胃癌发生增多，所以 Hp 感染无症状者不应根除。

3）异质性导致同病不同果

同是乙肝病毒感染，按理皆应抗病毒治疗。但有的可以自动清除，达到自愈；有的终身带毒，但不发病；有的很快发病，且向肝硬化进展，甚至发生肝癌。因此，对乙肝病毒感染者，是否抗病毒治疗应区别对待。

4）异质性导致同药不同效

同是高血压或心动过速，用倍他洛克治疗，有人用 25 mg 就见效，但有人用 250 mg 却没效果。因此对高血压，尽管是同一种疾病应该选用不同的药品治疗。

2. 体外与体内

医学是直接为人体服务的。从逻辑上讲，或按科学的要求，任何试验和疗法都应在人体内进行才最真实。但我们不能这么做，因为涉及伦理和人道问题。因此，任何疗法在进入人体前，都应该在人体外得到证实。人体外的实验包括实验室研究和动物体内实验。

实验室研究是将生物体内的器官、组织、细胞或细胞中的某些成分，置于人工的环境，观察人为的干预因素对其功能活动的影响。这种实验容易控制条件，也容易深入到分子水平，有助于揭示生命现象中最为本质的基本规律，或最原始的基本规律。实验室研究的优点是：① 环境因素可控；② 可排除其他相关系统如内分泌、神经、免疫系统等的相互作用；③ 每一剂量水平可用大量的标本，如组织细胞等；④ 试验批间的误差较少；⑤ 可同时或多次上样或取样；⑥ 可直接用人体细胞做实验；⑦ 减少费用；⑧ 减少人体试验的成本及风险。这用科学的规范和要求是十分满意的。但是，由于研究对象脱离了整体，所处的环境也发生了很大变化，试验结果与体内的真实情况相比可能发生很大差异。其主要缺点是：① 分子在细胞内的反应与在整体系统内有差异，从实验室的研究结果难以外推成体内的结果；② 缺乏人体其他系统的调节或调控作用。比如癌细胞或细菌在体外检测发现有耐药现象，但同样的药品进入人体内表现为有效，并无耐药发生；③ 实验室研究一般为静态结果，难达长期维持生理状态的要求，因而对长期的临床价值评估意义可能不大。综上所述，体外的科学试验结果在人体的医学价值不能等同，只供参考。比如，在医药制药行业，在实验室证实10 000个化合物对某种疾病有效，但真正进入人体有效者只有1个，是万里挑一。又比如在肿瘤研究方面，我统计了过去一年在国际期刊正式发表的论文，其中约80%是以癌细胞为研究对象的，其实癌细胞并不等同于癌，且在体外已经传代培养数百甚至数千代。特别是癌细胞建系时是在人为筛选条件下获得的，即临床病人的癌细胞能在体外培养成活并长期传代成系者仅为20%左右，不是所有病人的癌细胞都可以建系的，这就出现了一个人为筛选问题，因为在体外不能传代的癌症病人患的也是癌，所以这20%的癌细胞系代表性不强，不能代表100%的病人。再比如，有的研究组在一本国际顶级期刊发表了一篇论文，工作之杰出，受世人所瞩目。但遗憾的是他们发现的基因只在40%左右的癌细胞系中存在，即20%中的40%，也就是只在8%的在体肿瘤有表达。而且这8%的癌细胞系已在体外传代了很多年，可见其代表性之差。后来别人把他们的实验结果拿到人体肿瘤去研究，果不其然，没获得什么好结果，在实验室获得的惊人的科学结果放到医学上其实成了人为结果。

动物试验可视为体内试验，但只是在动物体内的试验。因为动物有别于人类，与人体内试验相比，依然是体外试验，即在人体以外的试验。在动物中获得的结果放到人体未必可获同样的结果。一个药品在动物体内有效，未必在人体内有效。其主要缺点是：① 医学是针对人体个体的实践活动，人体个体的复杂性、特殊性和代表性（或统称异体性或异质性）是动物种群难以模拟的，比如，我们可以用一群异质性不大的动物，甚至是同一父母所生的兄弟姐妹，但这在人体试验（或临床试验）中是难以实现的；② 目前建成的几乎所有疾病的动物模型都是人工的或人为的，不能完全代表疾病的真实状态，有些人体疾病是由生物因素引起的，而我们的动物模型常用化学方法来制造，比如肝硬化是由肝炎病毒引起的，而我们常用四氯化碳诱发动物的肝硬化，殊不知病毒性肝硬化是很难逆转的，而四氯化碳诱发的肝硬化一旦停用四氯化碳动物的肝脏很快就恢复正常。谁都知道人体的疾病通常是病体中的病灶，而模型则是健体中的病灶；③ 人体发病是多因素造成的，包括多基因、多阶段，这在动物是难以复制的；④ 人体疾病除了生理因素外，还有社会心理因素，后者在动物试验中是无法实现的。比如人们经常在动物身上观察肿瘤生物学特性，这在过去一年全球肿瘤研究文献中大约占了5%，但是人体的肿瘤移植给自然动物是会遭到排斥的，而动物本身生命期短，自己很少长成自然的肿瘤，于是人们用化学致癌剂在动物体内诱发肿瘤。试想用那么强的致癌剂处理动物，在10天半月内长出的肿瘤与人体经年累月长成的肿瘤是一样的吗？在这样的动物模型观察到的致癌机制或治癌效果在人体中能重复能利用吗？当然我们可以用免疫缺陷的动物(比如裸小鼠)接种人体肿瘤,但难以实现原位接种,于是人们就采用异位接种,比如将人的胃癌接种到裸鼠的臀部。但是,人胃癌的引流血液是要经过肝脏再回到心脏,再向全身分布,而老鼠臀部的血液是直接回到心脏的,这些未经肝脏处理的血液或其中所含的癌细胞与人体肿瘤自然发生状态是不一样的,不仅血液流向不一样,经过的淋巴系统也不一样,因而是难以模拟人体内状态的。因此,所有体外实验,包括动物体内的试验所得的结果,它们是科学的,但用到人体,用到医学都只能是做参考,不然我们把科学的结论直接引入临床实践是会出问题的。难怪在药品试验中,体外有效的 10 000 个化合物,引入动物体内有效者只有 250 个左右,这 250 个引入人体有效者仅为 50 个,从动物到人只有 20%或 10%的结果可以重复,所以要正确看待体外实验包括动物试验的正确性(图 3)。

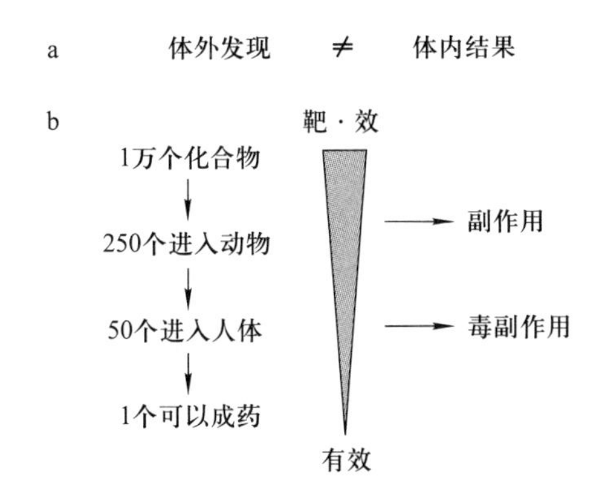

图 3　体内与体外的不同

即使是人体内的试验,因为人与人不同,存在明显的异体性或异质性。正如前所述,多数药品进入人体对某种疾病都是 1/3 有效,1/3 不用这种药品也有效(自愈),1/3 用药也没效。我们必须全面分析体外的实验结果。

又比如,如何看待药品的副作用。任何药品进入人体不可能只有一种作用,对不同器官或在不同时期对人体的作用都有不同,所谓作用(或称正作用)或副作用的差别,其实是我们的主观选择而已,有时副作用可以成为正作用。比如伟哥就是这样。副作用是我们不要的“附带”的那个作用。另外,对药品的毒副作用的认识也应客观和恰当,因为所有药品都会有一定毒副作用,“是药三分毒”。可还有一句话:“有病病受之,无病人受之”,用三氧化二砷治疗白血病就是这个道理。

3. 外环境与内环境

人类在地球上生活了 400 多万年,已逐渐适应了地球的变化,这种适应是单向的,只是人类去适应地球,而非反之亦然。人体处于自然界这种外环境中,需要与地球共生,需要与地球不断交换物质。一旦受到地球的不利影响,人体在适应中不断找到平衡,如果这种平衡被打破,就会出现健康问题。

地球环境从来都在不断变化,但是近年来变化太快。汶川地震刚过,海啸来了;SARS(重症急性呼吸综合征)刚过,禽流感又来了。过去要几千年、几百年,至少是几十年才出现的这些天灾,最近几年内我们全遇上了。这种变化给人体已经带来极大的挑战,比如,有些局部地区已有 1/5 的育龄妇女不孕或不育,也有 1/5 的病人死于肿瘤,即 1/5 该生孩子的却生不出来,1/5 不该死的却死于肿瘤。有人估计,未来 5~10 年中国的肿瘤发病率可能会呈井喷状态。如果这两个 1/5 的比例继续扩大,将会对人类的生存繁衍造成极大的威胁。

自然环境对人体而言是外环境,它的千变万化、它变化的复杂性,将严重影响人体内环境的适应性和协调能力。人体内环境的调节及其对环境的适应与单细胞生物不一样,单细胞生物就是一个细胞的分子变化,比较简单,调节不了就死亡。人体是由大量细胞共同组成的,每一种或每一类细胞通过发育分化,形成了独特的功能,各种独特的功能共同组合完成整体的生命功能。与单细胞生物比较,人体的每一个细胞,其功能发生了特化。特化就是增强了某些,但同时也减少了某些。对减少者来说,那是退化;但对整个细胞来说,这是进化;对整个人体及其生命功能来说,也是进化。人体就像一部复杂的机器,各部件的功能可以通过神经、体液、免疫、内分泌等来进行整体调节,以万变应万变,确保自己的生存与繁衍,确保自己整体结构和功能的不变。其中,年轻人之所以适应能力强,那是因为他们内环境的适应性变化跟得上;老年人为何适应能力也强,那是因为他们在长期的生存中,内环境已获得了适应的经验。而且年轻人的这种适应能力和老年人的这种适应经验,可以通过遗传的方式一代一代传下去。但是,如果自然环境在短时间内变化太快太激烈,或者人体内环境的调节和适应能力跟不上,就会生病甚至死亡。科学认为,内因是变化的根据,外因是变化的条件。但对医学来说,外环境是适应的根据,内环境是适应的条件,当然也可互换之(图 4)。

人体内环境与自然外环境间的平衡,需要中介者来协调。可称为中介者的有很多,目前最受关注的是人体微生态。微生态可以说是大自然的使者,更是人类的朋友,它们直接进入人的体腔,并与人类共生,互相进化(co-evolution)、互相适应(co-adaption)、互相依存(co-dependent)。影响人体内环境与外环境平衡的因素也有很多。比如,PM2.5 带有大量对健康有影响的细颗粒物质,不易被呼吸道纤毛阻挡,沉积在肺泡影响气体交换,甚至可以进入血液循环损害血红蛋白的携氧能力,加重心血管系统负担,甚至诱发肺癌。

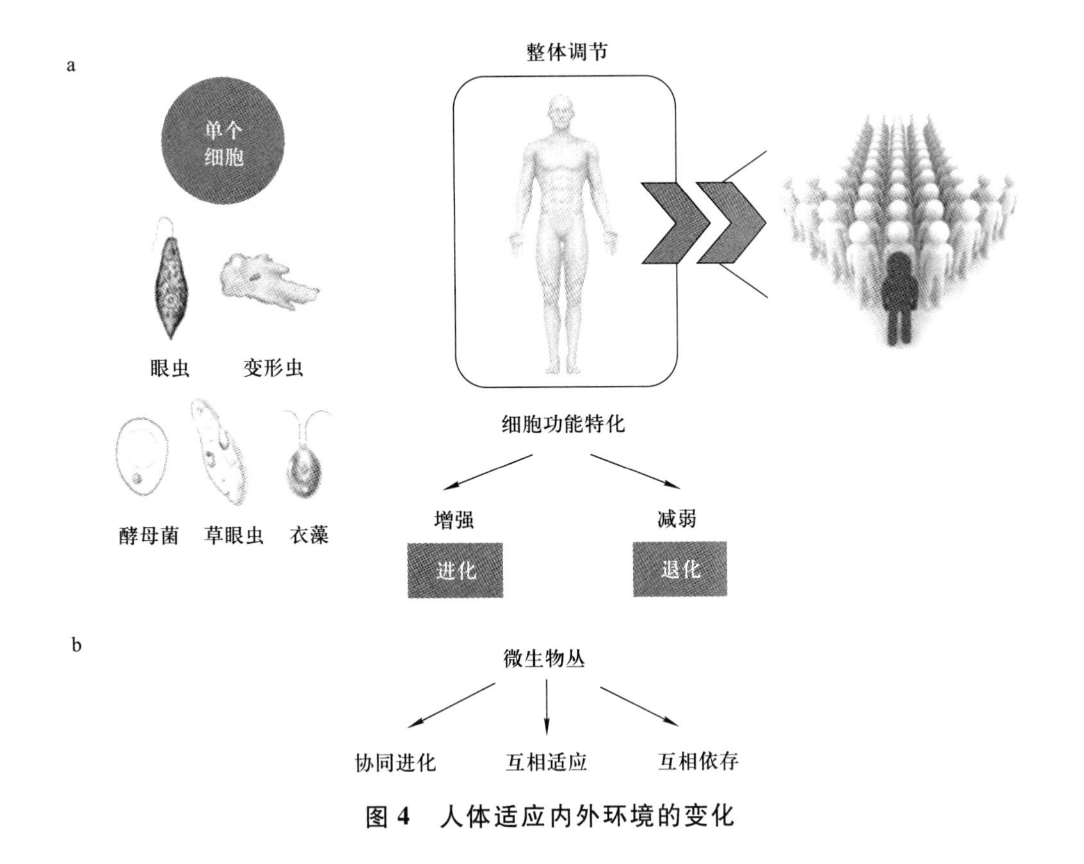

图 4　人体适应内外环境的变化

4. 结构与功能

除生命科学外,其他自然科学研究的多为非生命物质。医学研究的是生命的特殊物质或与生命相关的物质,它不局限于研究物质的结构,更重要的是研究物质的功能。

1) 结构构型的多样性决定了生命功能的复杂性

在地球生态系统中,没有一种物质的结构构型有生物那么巧夺天工。生命活动结构和功能的最小单元是细胞。细胞通过细胞膜与外界不停地进行合成和分解代谢。无论是细胞膜、细胞核或细胞器都有着十分复杂而独特的构型,就是这样的构型及相互间的密切配合,形成了各种各样的生理功能。就像一把钥匙开一把锁,只要构型对了锁就能打开,而不管钥匙是铁制的、铝制的、还是塑料制成的。同样,酶和底物、受体和配体、抗原和抗体、密码子和反密码子就像钥匙和锁一样,它们靠构型的巧妙契合,从而实现了所参与的反应具有高度的特异性和高效性。通过科学方法人工合成的催化剂远远比不过生物体内催化酶的催化效率,就是因为人工合成者其构型难达体内原装的构型。另外,体外用科学方法合成的东西总是存在左旋、右旋,总有互为镜像的手性分子。而生物体内所有的核苷酸、绝大部分的氨基酸以及多数脂肪酸，它们都只有手性分子镜像的一面，其另一面的缺失构成了独特生命现象的对称性残缺，这就使得生命系统的结构和功能远比科学来得复杂（图 5）。就分子而言，在体外进行科学试验时，通常观察到的是单体分子在执行功能，观察到的肯定是 1+1=2；但进入体内后，这些单体功能大分子能够聚集到一起，可以形成各种信号通路，后者通过广泛作用又形成复杂的信息网络，最后的结果可能是 1+1>2 或 1+1<2。另外，为了实现更多的功能，一种分子构型也可再分成若干有极微小变化的亚型或亚类，最后在生物体内的表现为“同分异构”“同构异功”或“同功异构”。“同构异功”指一种结构同时具有多种功能，这取决于所处的环境条件和体内需要。比如糖皮质激素有抗炎、抗休克、免疫抑制、调节糖脂代谢和水盐平衡等多种作用。“同功异构”是指一种功能可由不同结构来实现，如升高血糖，相对应的激素有胰高糖素、肾上腺素、糖皮质激素和生长激素等。具体由谁执行，或由哪几个来执行也取决于当时的环境条件和体内需要。

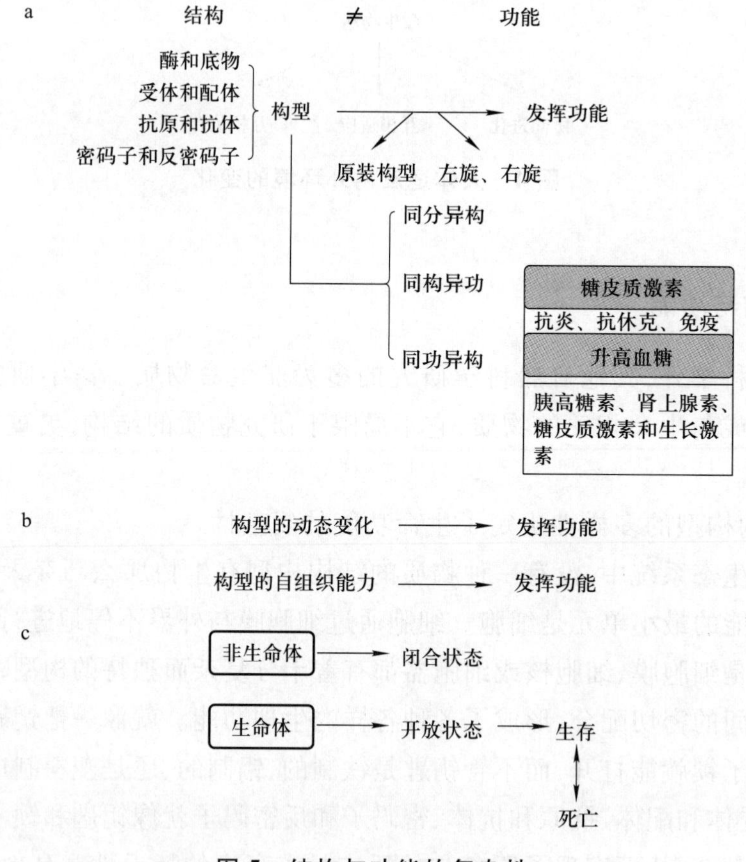

图 5　结构与功能的复杂性

2）有机体结构的构型是动态变化的

不论是宏观或微观，有机体结构的构型是在变化的，比如肺的一呼一吸、心的一跳一停、胃的一缩一张…… 整体或器官水平的运动又是由微观细胞或分子的构型变化来实现的。关于评价人体器官比如心或胃是在舒张时作功还是在收缩时作功,争论很大。医学工作者多认为是收缩在作功,但搞纯科学的人反对,他们认为是舒张时在作功,正像橡皮筋,是拉长时在作功。人死了胃是收缩的,不作功是收缩状态,所以称僵尸。依我看,收缩与舒张都在作功,其发生可能是细胞和分子的构型变化不同而已。细胞和细胞间质每时每刻都在进行新陈代谢,不仅它们的组成成分处于动态的变化之中,各种蛋白质分子的构型在细胞内和细胞间也在不断变化,这种及时的变构使其激活和灭活在瞬间内顺利完成。这与体外科学研究看到的形态不一样,结构构型的改变都不是孤立发生的;在人体内部,构型改变往往涉及多个相关的层次,或是在细胞、或是在组织、或是在器官。在机体与环境之间,构型的改变往往与环境变化相一致,表现出协调性和适应性,比如天冷了皮肤和肌肉收缩,反之则舒张。

总之,人体各层次、各部分的结构,特别是其构型是发挥各自独特功能的基础,这些结构构型的变化形成了各种功能的多样性,而这些变化的动态性又形成了机体内部与外部环境间的适应性及适应的协调性。结构、构型及变化的动态性又受上一层次的调控来完成,它们相互联系、相互转化,共同完成整体功能的需要。

3）生物体具有对自身结构的自组织能力

有否自组织能力是生命与非生命的区别或分水岭。生命组织系统对其结构具有自组织能力。其中包括自我组织、自我修复和自我更新,这种自我组织功能是生命生理活动和适应内外环境的基础。生命的任何系统空间结构,无论多么有序、稳定,当受到内外界环境的影响时都会发生部分改变,这种部分的改变,虽然对整体组织结构的稳定性有影响或威胁,但它可以增加生命的适应性。外界因素对机体结构自组织能力的影响呈现两个极端,一是当外部影响力很大,超过了自组织能力,就对整体结构构成威胁,并导致功能紊乱;二是外部影响未达影响生命的正常程序,则形成的是一种刺激,通过自组织能力可以形成新的组织结构。当然,如果自组织能力反应过强就可形成过多的疤痕,甚至肿瘤。

为了实现这种自组织能力,生物体始终处于一种开放状态。医学研究的生命或生物体具有开放系统的一切要素,所有的生命体都能进行物质能量和信息的交换。这不像科学所研究的非生命体,大都属于闭合系统,闭合系统只有少量的能量交换而没有物质交换。孤立的闭合系统在能量交换时会产生熵增加的现象。熵是描述热力学平衡状态的函数,根据这个函数单向变化的性质可以判断系统实际过程进行的方向。熵也是一个系统混乱程度的指标,增加的过程就是系统混乱程度增大的过程。在科学也就是孤立系统中或条件控制下,一切不可逆过程必然朝着熵不断增加的方向进行，这就是熵增加的原理。但医学是开放系统，随着熵增加带来的混乱必然与生物结构功能的有序性相矛盾。怎么办？生物体必须从外界环境不断吸收以食物形式存在的低熵状态的物质和能量，将其转化成低熵状态并把废物排出体外从而保持自身熵比环境更低的水平。这样才能保持自身的有序状态。生命的最大特征有两个，一是终究要死亡；二是动员一切力量拼命反抗死亡来延长生命的周期，这就是我们所说的抗衰老。生命有机体从发育一开始就出现不断增加熵的趋势，并趋于接近最大值的危险状态——死亡。而生命体要摆脱这种死亡的威胁，要活下去，唯一的办法就是通过机体的新陈代谢不断从周围环境中吸取负熵，以减少增加的熵值，来维持一定时间和空间中的有序结构。

生命结构与功能具有特殊性，我们不能借用自然科学的一般理论简单地套用在医学上来解释生命现象。自然科学的那些理论可能在自然科学领域统统管用，"放之四海而皆准"，但放到医学中可就不灵了。长期以来，还原论的机械生命观深刻地影响着我们对生命本质的认识。这种观点认为，一切生命现象都可以还原成物理、化学反应，生命现象并不复杂，只是认识的层次问题。按照这一理论来解释生命现象，遇到了许多长期不能解释的困惑。全世界迄今所知的最小最简单的生命体是冰岛北部海下发现的一种古细菌，称作 Nanoarch aeum equitans，它也是由许多执行不同功能的组分组成的复合体。举个非常简单的例子，我们把一个玻璃罐摔碎，是很容易的，但你要把它重新还原是很难的，基本上是不可能的。当我们把一个生命系统剖分成各个部分时，我们研究的不过是一个死物，或者是一个已经失去了生命的物体。生命，作为系统的整体的性质，已随着剖分的过程而消失殆尽。目前存在的专科细划、专业细化导致人的整体向部分细划，最终的结果是使生命消失或有助于生命的消失。我们可以用各种物质甚至非常好的物质制成原子弹（整体），但当原子弹爆炸后形成无比威力，你能把这种威力和组成物质还原成原子弹吗？显然是不行的。生命是一个典型的复杂系统，它的特征不是各部分、各层次的简单相加，整体特性也不能简单还原，生命是以整体结构的存在而存在，更是以整体功能的密切配合而存在的，这就是医学与科学之别所在。

更需提及的是，不仅用科学理论去解释生命现象和本质出现了问题，就是用现在的医学理论去解释生命现象也出现了偏颇，这就是人们正在用生命的一般规律或某些规律去解释所有的生命规律，或者是用已知的生命规律去解释未知的生命规律。还以西医学的还原思想为例，在通过还原法对物质本质进行研究时经常忽略了一个重要环节，那就是生命的本质不仅存在层次转化、结构和功能，还存在差别协同和整体优化等规律，还存在其他很多活动的机制。前者得到的规律建立在物质元素的内在联系上，而后者得到的规律是物质组成的系统功能与外界的联系上。现今的西医理论对生命的自组织规律揭示得比较完整，并得到超循环理论、协同学理论、结构耗散理论、系统学理论等自然科学理论的支持，但最大的不足是没有揭示出生命的本质规律，更为重要的是没有将其充分整合。依据这些分散的理论建立起来的现今的医学理论常常不能自圆其说，顾此失彼，这是生命本质的完整性和不可分割性决定的。只根据生命本质的某些规律得出的结论，虽然从科学上讲符合生命本质，但从医学上讲这只是触摸到生命本质的组成部分，而不是生命本质的全部内涵。

总之，医学必须遵循生命的本质规律，才能满足生命的需要，生命活动的本质并不像科学那样只由一种规律所支配或决定，它是由多种规律有机地支配，因此需要多种认知工具，如西医、中医、自然科学、人文科学，从各个角度去全面认识生命现象，只有这样医学难题才能得到真正解决，生命健康才能得到真正保障。

5. 局部与整体

古希腊哲学家希波克拉底说："对于一个医生来说，了解一个患者，比了解一个患者患什么病重要。"

人体是由同一个受精卵发育分化而成的整体，不像机器那样是由不同的零部件组合而成。既然是一个卵子形成的，那这个局部出了问题，别的局部也可能出现同样的问题。同样一种致病机制，作用于某一器官出了问题，那它不会只局限在这个器官，还会导致全身的器官也出现病理变化。因此，几乎所有的疾病都存在局部和全身两种形式，只是孰重孰轻、谁先谁后而已。比如皮肤病多达数千种，其实只有少数几种专属皮肤器官，如单纯性毛囊炎或接触性皮炎等，其他可能都与整体有关，因为这些疾病都需全身治疗，光治局部是难以治愈的，如果治愈了那就是自愈的。

整体往往大于各部分之和，各部分在动态上表现为相互联系、相互影响、相互依存。现代的实验方法，多按科学的要求，分别把各部分的某些要素从整体中抽出来，在分离状态下研究其真相，其实难以反映密不可分的整体状态下的表现形式，好比研究大树，只关注枝叶、根干，忽视了与树的关系，最后得到的结果虽然与此树有关，其实在其他树也是如此。

在临床医学中也是这样，一个人病了，有时是局部影响到全身，死亡是因全身因素而致；但有时是全身疾病在局部的表现。医生通常急于找到局部的病变，由此施治有时是错误的，甚至经常是错误的。局部影响全身的例子有很多，比如急性化脓性阑尾炎，病人有发烧、腹部绞痛，我们不能立即退烧止痛，那样会耽误病情，但有时局部尽管有病变，可引起病人死亡的却是全身的损害。比如，重症胰腺炎,死亡率几达80%,尽管局部有病变,也很重,但不至于引起死亡,导致死亡的其实是全身发生的系统免疫反应综合征(SiRS),是全身多脏器衰竭所致。此时主要是循环中各种炎性因子骤增引起内稳失调。此时首先抓住全身情况治疗,比如血透,病人可以转危为安。眼科的医生告诉我,眼病真正由眼部的组织结构或功能异常引起者只占15%,85%是由全身因素引起的,如果我们只关注眼部疾病,那就是在用15%的能力给100%的病人治病。心律失常也是如此,心律失常真正由心脏病引起的也只有15%,85%是由全身异常所致。心脏像一个净水器,整个池塘水是脏的,净水器再转动也无济于事。一个病人到某一个科看病,同时看了该科五个教授,其结果有很大差别,甚至迥然各异。其实每个医生从局部看都是对的,他只强调自己看那个局部的症状体征或检查结果,但忽视了整体治病。试想,我们把来医院的病人看病后的结果都复审一遍,那么从整体出发完全正确的又有多少呢? 因此,我们在局部看到的现象,尽管是科学的,但只有整合到整体中得出的结果才真实,才叫医学(图6)。

局部　≠　整体

希波克拉底说:“对于一个医生来说,了解一个患者,比了解一个患者患什么病重要。”

图6　局部与整体的关系

6. 微观与宏观

自从列文虎克发明显微镜后,西医学的研究就逐渐从宏观向微观发展,开始从系统、器官、组织、细胞、亚细胞、分子,直至夸克,因为人们要找到生命的真谛,也想找到疾病的本质。诚然,人体是由分子、原子、电子、离子,甚至更为微细的物质组成,通过这些物质的有机组合,并发生相适的物理化学反应,不断地与外界实施物质能量交换,从而形成了生命。

但是,任何事物都是在某个层次或水平上发挥功能或作用的,微观也许是物质的本质,但生命只能在一定层面上表现出来。因此,太细未必能说明生命的本质问题。同样,太细未必能揭示疾病的真正病因。比如我们常用大礼堂开会和宿舍睡觉,二者功能截然不同,但如果你对建筑材料进行细分,分到砖头、沙子还可能有差别,但分到元素层面可能就没差别了。即使有什么差别,也不用去关注,因为毫无意义。又比如我们看山,华山和黄山外观肯定不一样,但如果去研究组成华山的沙子或元素,可能与黄山的就没有差别了,即使有差别也没意思。因为关注层面太低,横看成岭侧成峰,远近高低各不同,不识华山真面目,只缘身在沙子中(图7)。

a

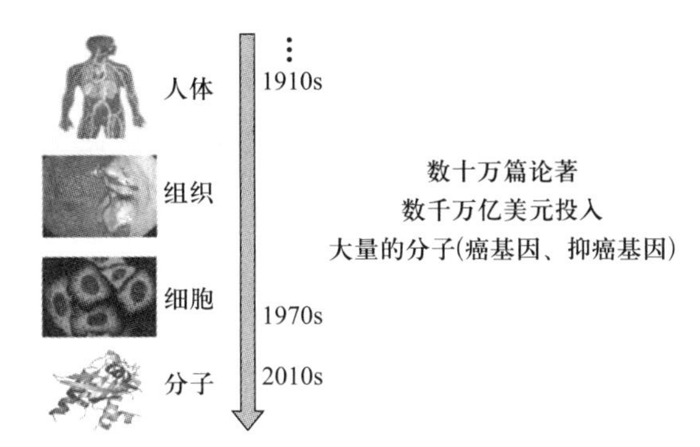

图 7a 百年来肿瘤研究从宏观到微观不断深入

国内外已发现众多胃癌相关分子

b

12-LOX	15-LOX	ACE	AKT	AMACR	AREG	SERP INA	ANXA1	AP1	APC
AT1R	ATBF1	Bcl2	CTEN	BAX	CA125	CA199	CA242	CA724	CAV1
CCL20	CCL9	CCR5	CCR6	CCR7	CD133	CD14	CD24	CDH17	CDX2
CEA	CEACAM5	CEACAM6	CFLAR	CIAPIN1	CK20	CK7	CLDN18	CLDN2	CLDN4
COL11A1	COL1A1	COL1A4	CTGF	CXCL16	CXCR1	CXCR4	CCND1	CCNB1	CYR61
DARPP32	DCR3	DDH	E2F1	CDH1	EGFR	EMA	EPHB1	ERBB2	ERP57
SELE	FABP1	FADD	FAS	FASL	FHL1	FOLFOX6	FOXO1A	GADD45	GAS1
GAST	GD12	GNT	GRP78	GRP94	HA	HER2	HER3	hGC1	HIF1
HLAG	HMGB1	HNF4	HOXA10	IGF1R	IGFBP2	IGFI	IL11	IL11R	IL8
ITGB3	IP038	IQGAP1	ITGB3	KAI1	MK167	KISS1	LBVI	LN	LYVE1
MAGE	MASPIN	MCM2	MCP1	MDM2	MEP1A	MET	MIC1	MK1	MMP2
MMP9	MMP14	MUC1	MUC2	MUG4	MUC5AC	MUC6	MYC	ENSP55	NF κ B
NKG2D	NM23	NOD2	OCT4	p21	p27	p53	PANIN	PDCD6	PDGFRA
PDX1	PGA3	PGK1	PIM3	PKC	PKA	PTP	PLAB	PRL3	PTEN
RAET1E2	RASSF1A	REG4	RUNX3	SFRP2	SHH1	SHP1	SKBR3	SLPI	SOX9
SP1	SPHK1	STAT3	B1RC5	SDC1	TFF1	TGF β1	TIAM1	TLR4	TRIM29
TRIM31	TRKA	TRKB	TS1	TIF1	VEGFA	VEGFC	VEGFD	ZIPK	

图 7b 分子复分子,分子何其多,哪个更管用,谁也不好说

c

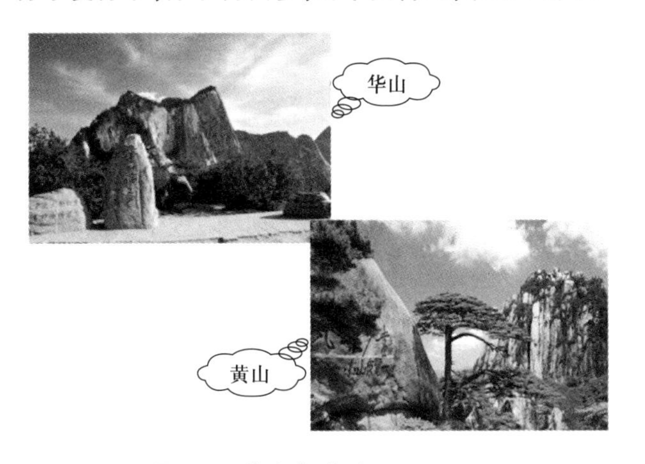

图 7c 黄山与华山

病人是完整的整体,其生理表现或病理表现大多发生在宏观层面上,所以我们一定要关注层次和层面,只有这样才能抓住主要矛盾、治愈疾病。

宏观与微观,二者相互联系,又相互影响,宏观表现的是趋势,在大方向上影响微观的走向,同时又受微观状态的影响。

7. 静态与动态

对物体来说,一般用变化来描述或分析;但对生物体特别是人体,则用进化来描述和分析。变化可以发生在瞬间,而进化是长期变化的结果。进化当然包含变化,但绝不仅仅是变化,其内涵要复杂得多;再者,进化不只包含一种变化,它是多种变化共存并相互影响的结果。我们都习惯了静态地观察事物,或观察静态的事物,这是科学通常的活动方式,因为这样简单,可重复,不需要过多的臆想和推测。然而人体的成长、生命的延续是一个动态的过程,疾病的发生发展更是一个动态的过程。大家都知道,人类的疾病谱,通常都是随着时间和环境的变化而变化的。20 世纪 50—60 年代,我国的主要疾病是感染性疾病;到了 80—90 年代,心脑血管疾病急骤增加;目前是以恶性肿瘤发病居多。同样,一个疾病的发生发展也是动态的过程,从潜伏期、发病期、恢复期,循序渐进,有的人可能在潜伏期就自愈了;有的可能进入发病期,尽管治疗最后还是死了;但有的可以贯穿疾病全程。在静止到动态这个过程中,总是存在相生相克。相生为主,相互向好的方向转化,疾病就好了;相克为主,比如癌基因与抑癌基因,相互间的矛盾,克占了上风,病人可能就死了。如果相生相克,各不相让,始终进行,病人体内处于一种拉锯状态,就会形成迁延不愈的慢性病(图 8)。

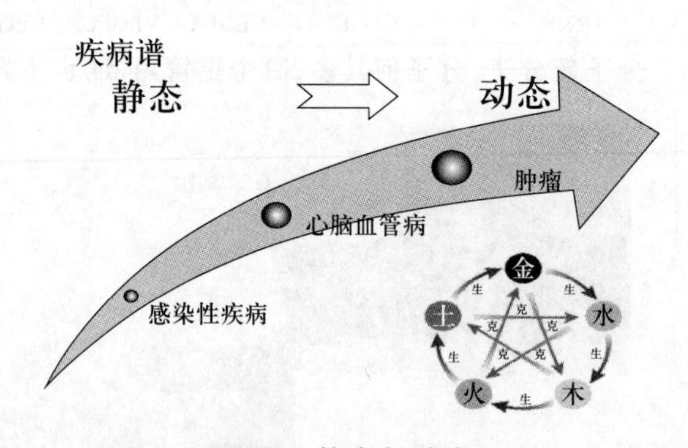

图 8 静态与动态

8. 瞬间与长期

将时间不断分割,到不能再分割时,我们就叫瞬间。长期则为很多瞬间的延续。从科学角度讲,瞬间与长期都是时间的计量单位,科学追求的结果是希望瞬间越来越短的结果,那样的结果越来越正确,离真理越来越近,因在瞬间所见到的是尽可能排除了影响因素、尽可能固定为最有限的条件中的结果。如果时间一长,各种因素就会侵入其中,原来瞬间“纯洁”的状态就会杂乱开来,原来瞬间的结果就会被冲淡而不复存在。但医学研究的对象正好是这种状态随着时间的推移,原始状态必然会发生变化。在医学,长期的结果并不是瞬间结果相加之和,因为各瞬间结果并不一致,也不一定是各瞬间结果循序演变而来,昨天不一样,今天不一样,天天不一样,这就增加了医学基础和临床实践推测最终结果的难度。经常可以听到医生对病人说,如果不发生变化的话或治疗显效的话,你的情况会怎么样怎么样。这对病人乍一听来好像不可思议,还怀疑医生的能力或者给自己留有后路,其实病人是按“科学”的规律在思维问题,而医生是在按医学的规律在思维、在回答病人的“科学问题”。病情从诊察时看到的瞬间表现,向长期发展会变幻莫测,见多了,就有了经验,这就是老医生为何临床经验多,因为他经历多。他经历了大量瞬间的现象及其向长期的发展,于是获得了长期经验,这也是医学要求初学者必须要跟师学习、床旁学习,学者要人跟人,教者要手把手。非常遗憾的是,医学上有成千上万的瞬间结果,都没记录下来,只有那些被记录下来的瞬间结果串联起来,乃至并联起来,最后形成了成果,形成了我们现用的宝贵经验。

我们平时看到的 X 光照片上的异样病灶、病理切片上的异型细胞,或是心电图上的异常 T 波,都是我们见到的瞬间现象,它可能代表某个病的本质,但有时什么也代表不了。如果我们只关注瞬间的现象用定形疗法给人治疗,有可能铸成大错。比如,我的老师在心脏 Holter 刚引入临床时,他戴上试用发现夜间心跳每分钟只有 40 多次。医院领导十分紧张,通过会诊给他安上了起搏器。不幸的是他对起搏器过敏,胸壁皮下导线致局部老有渗出感染,做过十几次手术依然解决不了问题,最后干脆取掉了起搏器。结果啥也没发生,最后还活了 10 多年。因为他的心跳尽管休息时每分钟只有 40 多次,但活动时可以增加到 70~80 次。所以,我们在医学研究和实践中一定要注意疾病的发生是瞬间现象还是长期表现;一定要注意治疗的效果是药物的瞬间作用还是长期的疗效(图 9)。

任何疾病都有其自然发生发展的规律,有些疾病比如肩周炎,无论怎么治疗,它都要到一年才痊愈。又比如带状疱疹,治愈它可以终身免疫,说到底都是一个瞬间与长期的规律。从大一点说,人体的健康也是这样,疾病的发生一般是从常态到病态,然后从病态恢复到常态,这是一个长期的表现,其中包括若干瞬间现象。在疾病期这个瞬间状态,可能用西医治疗好;但若在常态至病态期,为了防止正常人向病态发展,这是一个保健过程,可能用中医药好;疾病治愈后需

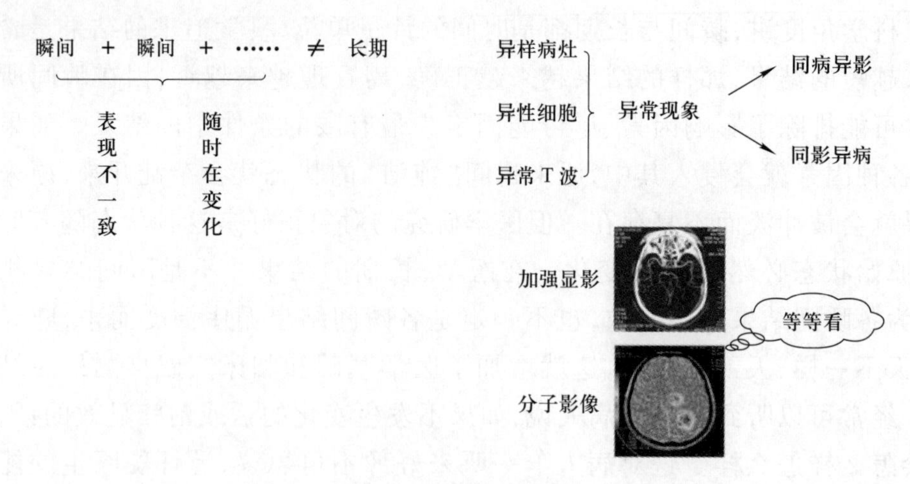

图9 瞬间与长期

要一个从病态恢复到常态的过程,这叫康复,也可能用中医药或物理治疗更好。

9. 直接与间接

人体对周围环境的反应,或人体内部相互间的调节,通常都是以直接或间接两种方式进行,在医学多以间接形式为主。比如,说分子间的反应或调节,那是两个点之间形成一条线,但数千条线可形成一块板,若干层板就形成一个整体。点与点之间的反应或调节那是直接方式,而线与线之间,或板与板之间的反应或调节,那可就是一种间接的方式。科学比较习惯线性关系,总想确定一个分子甚或一个细胞只有一个功能。医学却不是这样的,我在肿瘤多药耐药(MDR)研究中就发现了这个规律。

20多年前,我从国外回来,开始从事MDR的研究工作。大家知道,一万个肿瘤细胞,只要用一种抗癌药,在体外就可以把9999个杀死,可剩下那一个没死的细胞就出现了抗性,如果你还用那种药,10倍、100倍、1000倍,甚至直接把癌细胞扔到药瓶子里也死不了;有的癌细胞你不用点抗癌药,反倒不长了,因为它成瘾了。从敏感细胞变成耐药细胞,其中究竟发生了什么变化?我们想到了基因的变化,我们申请到了一个国家自然科学基金重点项目,花了4年时间,发表了几篇好文章,找到了几十个基因。并希望从中找到肇事基因,结果我们失败了,因为找到的基因只是相关基因,不是一种Yes或No或直接的关系。与不耐药的细胞比,只是基因的上调或下调,即调节高低的关系。

接下来我们又想到了蛋白质,因为细胞的任何功能都要由蛋白质来执行。我们又申请到了一项国家自然科学基金重点项目,花了4年时间,发了几篇好文章,找到了几十个蛋白,并希望从中找到肇事蛋白。结果我们又失败了,因为找到的蛋白质只是相关蛋白，不是一种 Yes 或 No 或直接关系。与不耐药细胞比，只是蛋白的高表达或低表达，即表达多少的关系。

由于基因和蛋白的研究都未得到有与无的关系，而且所见基因与蛋白还不是相互编码的关系，于是我们想到了二者间的调节物质，比如 miRNA。我们又获得了一个国家自然科学基金重点项目，花了 4 年功夫，发表了几篇好文章，找出了几十个 miRNA，并希望从中找到管用的分子。结果发现也不是一种 Yes 或 No 或直接关系。与不耐药的细胞比，只是调节的方式不同，即直接或间接的关系。

我们在观察其他表型的分子变化过程中发现，人体的细胞，无论发生什么变化，其实都是基因调节高低、蛋白表达多少、调节方式呈直接或间接的问题，根本没有一个崭新的分子出现。但是在正常蛋白分子合成过程中发现了修饰的变化，特别是糖基化修饰，即耐药分子糖基化与正常时的相应分子有细微差别，要么糖加多了，要么糖加少了，要么糖加错了。而负责糖基化的一般是两类酶，一个是糖基转移酶，一个是糖苷酶，二者共同协调蛋白分子的糖基化。耐药细胞说到底出现了这两类酶的紊乱从而引发蛋白分子糖基化的异常改变。我们在研究中发现了十余种耐药蛋白特殊的糖基化及 3 种糖基化酶，也发表了几篇好文章，但是它们之间调节的关系如何，至今不知。我们今年又获得了一个国家自然科学基金重点项目，我们将继续研究下去。

回顾这 10 多年 MDR 的研究工作，我们一直试图找到基因、蛋白或 miRNA 与耐药这种表型的直接关系，但结果没找到，也找不到，因为可能就不存在（图 10）。它们之间是一个十分复杂的间接关系。只有认识了这种间接关系，我们才能在正确的研究道路上前进。因此，用科学的方法或直接的方法去研究医学中存在的大量的处于间接关系的问题是不可取的、是难以成功的，甚至得出的结果和结论是错误的。因为直接反应的多为医学的表象，而间接反应的通常才

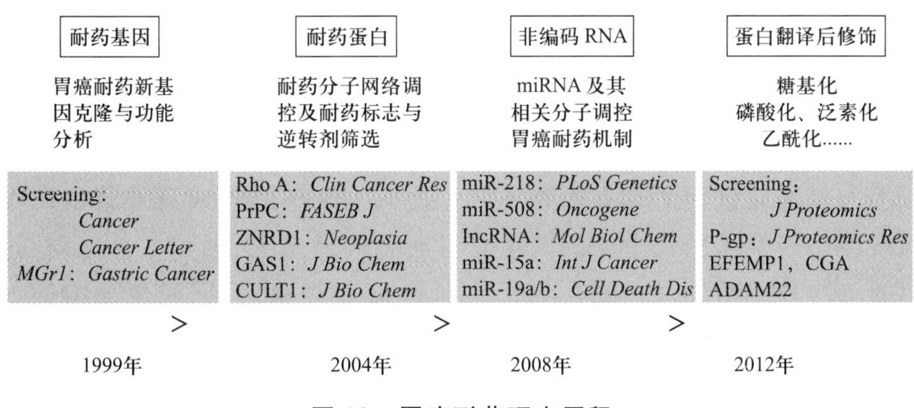

图 10　胃癌耐药研究历程

是医学的本质。

10. 必然性与偶然性

自然科学追求常理，即必然性。但医学实践除了关注必然性外，还充满了偶然性，这是因为医学的研究对象和研究目的都具其独特性（图 11）。诺贝尔奖得主，法国分子生物学家雅克·莫诺说："生物学界的偶然性正是每一次革新和所有创造的唯一源泉。"

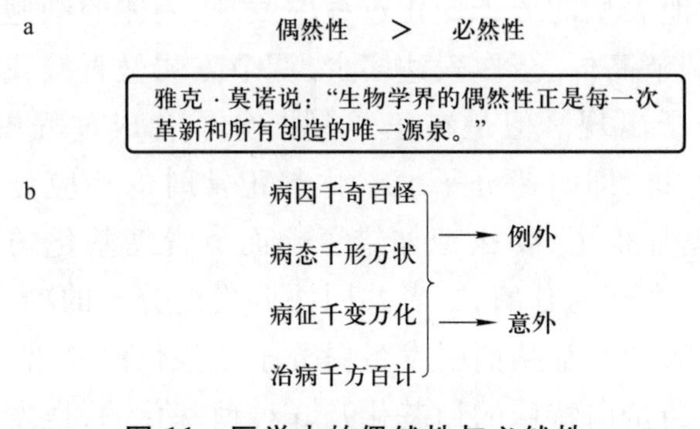

图 11 医学中的偶然性与必然性

1）医学教科书或专著记录的数以万计的疾病中，多数病因不详，近年发生的许多新发传染病，医生见所未见、闻所未闻，偶然出现，有时让医生甚至政府管理部门防不胜防。

2）疾病的表现特征可随人群变化、环境变化、社会变化而变化。比如，乙肝病毒基因每年按 25% 突变，这种突变就是偶然性，原来用抗病毒药物可以治好，突变了的病毒用药无效。

3）一个新疾病发生，尽管我们认识不了，但要救命，就得治疗，这种治疗恰似摸着石头过河，结果有的治好了，有的没治好，其实治好没治好都可视为偶然性。

4）临床上经常发现病态千奇百怪、病毒千变万化、病人千差万别，用大家认可的常见的治疗方法，应该治好却有治不好的（例外），用大家认可的常规麻醉方法或手术疗法应该治活却有治死了的（意外），这些例外或意外就是医疗过程中的偶然性。一个从医几十年的医生总有遇到例外之人、遇到意外之时，这是难以避免的。这种偶然性一方面可给医生行医带来经验，但同时也会给病人带来损失，轻者是经济损失，重者是血的代价甚至生命。

医学中这种必然性和偶然性的相互交织、相互依存构成了医学的混沌性，有人说医学就是混沌之学。自然科学痴迷于对事物的量化，尽可能精确地描述和研究事物，其结果可达 100% 或 0%。但在临床医学领域，100% 的结果和 0% 的结果都是错误的，也就是不存在绝对的 Yes 和 No。总存在精准以外的现象和结果，这就是混沌观，也就是一些人认为医学不精确、不科学或是玄学的缘故。混沌一词在中国古代哲学概念中指的是天地未分时宇宙所处的状态，而混沌的科学概念来自美国科学家寺天岩和约克，后来人们就用混沌理论来解释不能用线性的科学办法来解释的非线性现象或系统。

我们可以把颜色分成白色和黑色，但自然界里灰色要多得多，或者没有一种主色的存在形式。科学和科学家一定要追求到一个白与黑，要黑白分明，其实纯粹的白与黑本来就很少。白的越白，黑的越黑，各到极致就会自然消失，只剩下了灰。人们意识不到白和黑的消失，还以为是回到了灰，所以常叫物极必反。能认识灰，分清灰，把灰的事情处理好，这是最难的，医学就是这样，这就是医学比科学难的又一原因所在。

人体是一个十分复杂的生物系统，用逻辑方法、线性理论这些常用的科学方法无法完全解释其中的种种变化，这已得到公认。比如在人体内发现了细菌感染，放到体外培养发现其对某种抗生素敏感，可将这个抗生素用到人体内却不显效。反之，在体外发现细菌抗药，但用到体内有效，这两个极端的例子都是出现的偶然性，都是科学得到的结果与医学相悖的实证，所以用线性量化的科学思维方法来指导医学实践难以得到常在的必然性结果，反倒成了经常的偶然性。偶然本不该经常，但到了复杂的人体系统，各因素相互依存、相互影响；时而相生、时而相克；在一定条件下又发生相互转换。怎么办？古代人的哲学思想，要顺其自然，认为混沌才是自然的。而泾渭分明反而是非自然或反自然的。中医的整体观或阴阳五行学说就是一种混沌观或认识和解决混沌中出现问题的思想。因此，有些人狭义地认为中医不科学，其实西医也不科学，它本来就不应该是科学，至少不应该是纯粹的科学，只要是真理就成，因为太科学就不真理。

11. 生理与心理

生理指生物体整体的生命活动和各器官的功能。心理是人脑对客观物质世界的主观反应。在人体，生理与心理相互影响，超过了一方的承受力就会导致生理上的疾病或心理上的疾病（图 12）。

1）生理疾病对心理的影响

病人的身体因疾病可发生变化，他的心理（或情感），也会对疾病发生反应。由于病人的心理受到了疾病的影响，他的态度和行为也会相继发生变化。比如，患者知道自己得了癌症，而且知道癌症目前没有好的治疗方法，得了癌症就等于判了死刑，于是整日感到沮丧，茶饭不思，惶惶不可终日，言行举止与前判若两人，对家人朋友表现出极不友好，本来能生存数月甚至数年的，不几天就病亡了，

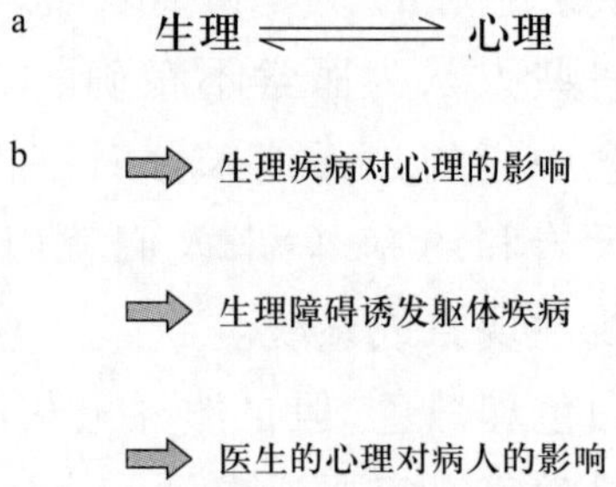

a　**生理 ⇌ 心理**

b　⇨ 生理疾病对心理的影响

⇨ 生理障碍诱发躯体疾病

⇨ 医生的心理对病人的影响

图 12　心理与生理的联系

有些还出现自杀现象。所以，病人的心理状态影响疾病的预后和转归。

2）心理障碍诱发躯体疾病

人类的心理活动是多种多样的，有的有助于健康，有的有损于健康。不良心理不仅可以影响生活，重者还可导致疾病。比如面对压力、危险、矛盾会产生焦虑、恐惧和愤怒等情绪，通过交感—肾上腺等活动引起心血管反应，血压和血糖升高，进一步可发展成冠心病、脑卒中或糖尿病等。又比如，人在悲观、情绪低落或无望时，胃肠道分泌减少，免疫力会降低，进一步还会发展成癌症等。长期恐惧也可使胃酸分泌增加发生溃疡病。

同样的疾病作用于不同的人，其心理活动是不一样的，同样的心理障碍对不同人的身体打击也是不一样的。心理疾病本身就是医学的一道难题。心理疾病是指一个人由于精神紧张，或受到不良刺激或干扰，在思想上、情感上或行为上，与社会生活规范轨道发生了偏离。这种偏离的程度越厉害，心理疾病就越重。心理疾病的发病机理相当复杂，诊断就更为困难。不同病人在不同的医生，甚至同一医生对同一病人在不同时间的诊断乃至处理都可能不同，完全凭经验办事，有时根本没有科学那样的标准，而世界卫生组织要求的健康的标准不仅局限在躯体，而且要包括心理健康，这就是医学的难处。

3）医生的心理对病人的影响

医生自己也是有思想有独立心理活动的人。医生的心理活动，包括对疾病的认知、对病人和疾病的态度、对预后的预测及与病人的交流能力等都会影响病人的预后。在临床上很多病人喜欢找教授专家看病，因为他们更相信教授专家的诊治水平。年轻医生与科主任说同样的话，病人更愿意相信科主任的。据说有一个牛皮癣患者，10 个医生给他开的都是同一种止痒药，可只有一个开的有效，就是病人信任的那一个。这就是俗话说的“信则灵”，其实完全是心理作用。这就提示我们医生除了能用好药、开好刀、治好病外，还要有良好的沟通能力。希波克拉底说“医生的法宝有三样：语言、药物和手术刀”。他把语言放在了第一位。目前医疗环境、医患关系紧张,其实有很多都是由于医生的沟通和少数病人的心理障碍造成的,解决这道难题的根本办法是医生要将生理与心理整合成双刃剑,才能在复杂的生理与心理疾病的处理中游刃有余。

12. 客观与主观

自然科学追寻事物本质的客观反应,这种客观反应在相同条件下是永恒不变的。但医学除了追求生命物质的客观反应外,还涉及对事物的看法,即主观反应。这个主观反应既来自病人,还来自医生。而且这种主客观反应可以相互转换,构成了其间的复杂性(图 13)。比如,由于病人的认知能力不够或医生的知识水平不足,不能认识某些症状或体征的客观存在,而用主观的思维去考虑或处置,此时就很容易犯主观主义的错误。又比如,由不同的环境或不同的时段,受到某些刺激或打击,病人或医生都可能把客观存在的体征或症状放大加强,最后成了脱离客观的主观主义错误。要解决这个问题,怎么办?

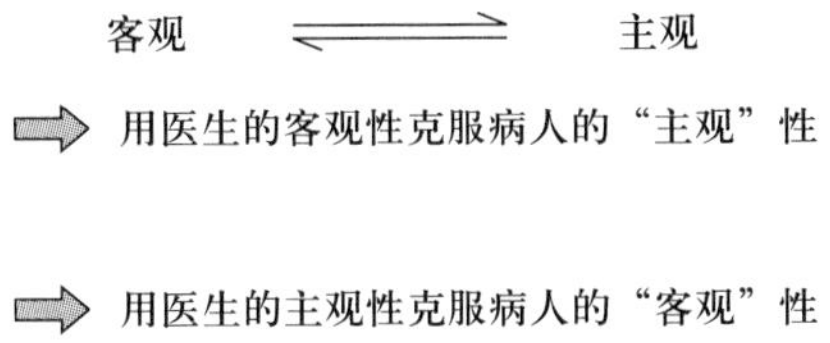

客观 ⇌ 主观

➡ 用医生的客观性克服病人的"主观"性

➡ 用医生的主观性克服病人的"客观"性

图 13 客观与主观并用

1) 用医生的客观性克服病人的"主观"性

疾病可以引起病人各种不舒服的感觉,如痛、麻、痒、胀等,这也是病人求医的动机。但是由于各种生理和心理因素,同一刺激在不同病人的感受和忍受程度是不一样的,这是病人的主观感觉。几乎每一个人在不同生理状态对各种不舒服的感觉都是不同的,比如战士在战场上受了重伤,却毫无知觉,继续冲锋陷阵。又比如同是急性阑尾炎,绝大多数表现为转移性右下腹痛,但婴幼儿表现可能是啼哭、拒奶甚至嗜睡,老年人对疼痛感觉迟钝,甚至化脓穿孔、生命垂危还不感觉疼痛,因此主观感受是因人而异的。

人是情感动物,在受到突发打击时常会产生主观不舒服的感觉。比如有些功能性消化不良的病人有明显主观症状,甚至生不如死,但各种检查都为正常。对这样的病人,常规治疗往往没有效果,给点抗抑郁药就好了。这就要求医生,面对病人错误的"主观表现"一定要保持冷静的客观性,用医生的客观性克服病人的主观性。

2) 用医生的主观性克服病人的"客观"性

这里所指的医生的主观性是主动观察。行医如断案,考验的是医生的知识和经验，受医生阅历的影响。尽管我们都学过内科、外科、检验科……

但是，“书里”和“书外”的世界是完全不一样的，书里的知识是死的，而我们每天见到的病人是活的，其表现千奇百怪、千变万化，很多症状和体征只有亲自见过才能真正理解，才能明白书中描述的内涵。比如皮肤科的皮疹，对刚毕业的初学者看起来都差不多，但资深医生一看就知道其中的不同。又如包虫病病人，在牧区很常见，那里的医生很警惕，一看就能确诊；如放到大城市医院，反倒诊断不出来，还以为是肝囊肿，抽液治疗越抽越坏，最后满肚子都是包虫。

科学追求严谨，甚或可用严谨的公式表示，1+1=2 是永恒不变的真理。但医学是模糊的，病人来到医生面前表现的是一种疾病状态，有很多症状和体征。这种状态是否可称作 2？如果可以，即 $x+y+z\cdots=2$，那么组成 2 的加数 $x+y+z$ 究竟等于几，这就是客观与主观间不断交换、互补、求实的结果。如何用主观来把握客观？又如何用客观来校正主观？这有点像拳击中的你进我退、购物中的讨价还价，十八般武艺你来我往，大战十八个回合方知功败垂成，这就是医学实践、与科学不一样的医学实践。

13. 数据与事实

人体、疾病、环境的复杂性加上时间的变化相互耦合、相互作用，可以产生海量数据。医学上得到这些数据易，但正确分析解读这些数据难。因为用科学的方法研究这些数据并与人体的生理和病理相联系具有天生的高难度和高复杂度。

从宏观层面，随着医学检验技术、成像技术的引入和医院信息化水平的提高，各种检验数据（血、尿、便、唾液、分泌物等）、X 射线、超声波、CT 和磁共振图像、组织标本、电子健康档案、医疗服务记录等从方方面面记录了每个患者各种健康相关信息。从微观层面，基因组学和蛋白质组学产生了海量数据，基础研究从基因、蛋白和代谢物等不同水平描述了人体细胞内不同分子水平的活动信息。宏观与微观相加，医学已经进入大数据时代。

这些浩如烟海、极为复杂的数据，从不同角度为疾病的研究和诊疗提供了信息支撑和辅助决策，但同时也给医学工作者，特别是临床医生带来了无尽的困扰和挑战。过去是没有数据不行，现在是有了数据更不行。谁都知道，科学是注重数据、注重证据，要数据说话、证据说话，数据就是证据；而医学则不然，因为数据不一定是证据，临床医生每天碰到的是“数据复数据，数据何其多，哪个更真实，谁也不好说”。因为数据不是人体，数据不是疾病，数据不一定是诊断证据，数据也不一定是治疗效果。多数数据不一定是事实，因为它不是反映生物体的主流，也未反映事物的本质，任何数据揭示的生物结果都有例外。医学工作者在用医学数据诊疗疾病或从事研究时一定要综合判断，慎思而为，因为数据可能反映事实，也可能偏离事实，从而误导医生的判断，主要表现在以下几个方面。

1）错判因与果

人们在做临床流行病学数据分析时，通常把一些发生在某个疾病之前的因素看成诱因甚至病因，比如吸烟是因，肺癌是果，这是对的。有时同一疾病将轻者看成因，将重者看成果，比如慢性支气管炎与肺心病，这在一般情况下也是对的。但从整个医学角度讲，这并不尽然。在实际情况下，有些数据就难以清晰地显示哪些因素是诱发疾病的，哪些因素是疾病导致的，经常会出现常识导致的误判。比如《新英格兰医学杂志》发表过一篇文章，报道糖尿病与胰腺癌存在相关性。常识会使我们武断下结论，是糖尿病引起了胰腺癌。但事实上，数据中的很多糖尿病患者都是近期发病的，就是说发生在胰腺癌之后，是胰腺癌引起了糖尿病，是胰腺癌继发性地破坏了胰腺中产生胰岛素的胰岛 β 细胞导致了糖尿病，所以胰腺癌是因，糖尿病是果。

2）误信伪数据

纷繁复杂的医学数据中有真实数据，但也包含了放大的数据，甚至脏数据。这些数据混在一起容易导致过吻合、伪相关和微阳性等结果。2014 年 JAMA 的一篇文章报道，他们将已发表的随机临床数据与 Meta 分析结果进行对比，发现 35%的 Meta 分析得出的结论与原始研究文章的结论不同，而这些研究结果直接影响到临床试验的评价。在目前发表的医学论文中，进行重复验证的研究少之又少，许多已发表的临床试验数据很可能是经不住验证的假阳性结果。其实在早期医学实践中，比如孙思邈发现吃得太精易得脚气病，吃麦麸糠壳可以治愈，那时并不知道维生素 B 族；吃得太差易得夜盲症，吃生猪肝可以治愈，那时也不知道维生素 A。为什么先人通过现象观察到的老东西，成了现在的新东西（现在还有意义），而我们现在通过科学数据发现的新东西将来成不了老东西？过去那些老医学家为什么上千年后还有名，而现在的好多名医将来留不住名？这是因为我们只是向前人学到了什么，而他们是为我们后人留下了什么。

3）偏差时时有

数据分析的结果和事实之间可能存在偏差，这些偏差有可能是人为造成的，也可能是系统偏差，例如有人发现喝咖啡与胰腺癌发病之间高度相关，可能是胰腺癌的病因。但深入分析发现，对照组中有很大一部分病人患有胃溃疡，因怕病情加重，几乎不喝咖啡，所以二者其实并无关系。有报道称，个子矮的人活得长。理由是像日本这样平均身高较低的国家，人的寿命比较长，但把日本国内身高低的与高的相比，甚至同为双胞胎的比较，结果并不是这样。我们不能把世界上凡是相关的两个因素都看成因果关系。世界上的事物都联系一下，只有两种关系：

相关和不相关。如果我们把两种相关的就叫做因果关系，这在科学上可能是合理的，但在医学上则会犯很多错误或很大错误。比如屋内有个人，屋外有棵树，人长树也长，你说有因果关系吗？不论人长不长树也会长，甚至人死了树还在长。所以，在医学上要确定 A 和 B 有因果关系，必须满足三条：① A 和 B 必须同时存在；② 引入 A 必须出现 B；③ 去掉 A 后 B 会自动消失。

4）假象处处在

基础医学研究产生数据越来越快，数据越来越大。基因芯片刚问世时，一次实验可测几万个基因的表达水平或突变位点，大家都用其检测肺癌发生和转移的基因，结果全世界都大失所望。事实证明这只是基因组学研究繁荣下的一种假象，大家花了不少钱，费了不少劲，所得结果千奇百怪、各不相同。有两个小组在不同时间对同一批标本进行研究，得到 170 多个乳腺癌的相关基因，经过对比只有 3 个相同，结果还不理想。大家公认，靠单一组学数据是无法全面揭示疾病机制的，用中国古话说，“一叶障目，不识泰山”，或者“横看成岭侧成峰”“不识肿瘤真面目，只缘身在分子中”。因此，必须结合多种数据构建多因素分析模型，才能从更多系统的层面上挖掘出疾病数据，从而给出靠谱的判断。

一个人的细胞数远远超过上万亿，每个细胞又由成千上万的基因、蛋白或代谢物组成。人体就像一个黑匣子，任何一个小问题、小刺激都会导致人体作出一系列复杂的反应，这种反应超过平衡的极限就会生病。诊断疾病需要医学数据分析，但必须是扎实可信的数据，而且需要稳定可靠的分析模型才能获得可靠可重复的结果。这对于科学来讲可能已足够了，但对医学来说，这还不行，因为即使这样的结果还需要有经验的临床医生来解读分析和判断。我们只能用科学的方法来利用数据，尽可能地逼近医学的事实，但决不能直接与医学的事实画等号。

如果用一个公式来表达的话，数据是什么？数据对于人体意味着什么？数据的用途又在于什么？那就是成千上万个分子×成千上万个细胞×成千上万秒时间/个体=无穷大的结果。这个无穷大的结果只有通过计算机计算，然后再经过人脑判断，最后才能成为医学事实，这就是医学上数据与事实间的关系（图 14）。

14. 证据与经验

科学是对世界各种现象的描述，并对其变化规律进行总结。科学研究是将物质严格控制在一定空间和一定时间条件下进行的，因此，科学知识具有普遍性，科学方法具有客观性，科学理论具有严谨性。科学研究追求最为重要的是证据，没有证据就没有也不能进行科学理论的总结。

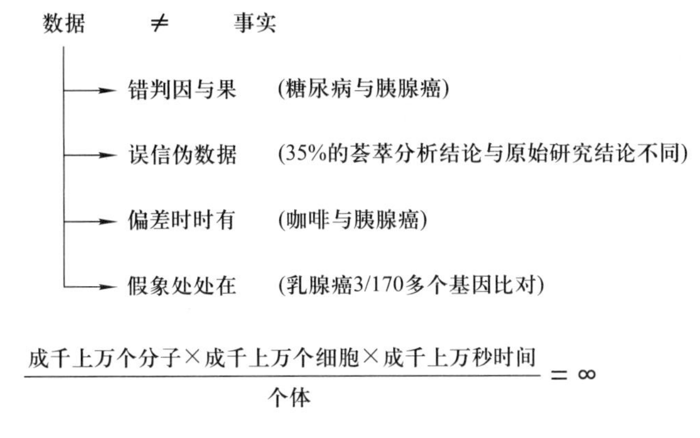

图 14 数据与事实有别

医学除了上述要求外，强调得更为重要的是在与不同患者交往过程中的经验总结。这种经验可能缺乏普用性，甚至缺乏科学要求的严谨性，因为它因人而异、因地而异、因时而异。有时甚至不符合逻辑，上升不到规律，不能放之四海而皆准，但是经验很有用。“纸上得来终觉浅，绝知此事要躬行。”经验即经历过的灵验的方略。科学强调客观存在的证据，而医学除此之外，还强调主观获取的经验。因此，按科学的方法学医从医都会遇到困难。“Experience is the child of thought, and thought is the child of action, we cannot learn men from books.”要想成为好医生，必须同老师脚跟脚地看、手把手地学，因为医学所需的经验，从书本上是看不到学不来的，这是医学家与科学家，比如数学家之间显著的区别。经验是各种正确证据在不同个体中的随机组合和随时组合，因此，目前所形成的所有经验都因人、因地、因时而异。知证据者不一定有经验，有经验者必知证据。

1）获得医学经验难于收集证据

收集证据是科学家验证科学假说最为重要的一步，他可以通过多种多样的科学实验来收集证据，从而推论科学的结论。收集证据可用简单的实验模型替代，比如为了探索两个不同重量的铁球哪个下落速度快，伽利略采用了在比萨斜塔上同时扔下两个铁球，看哪个先落地即可。这样的实验所需材料少（两个铁球），步骤简单（爬上铁塔），观察结果单一（哪个先落地），结论也显而易见。综上所述，科学家收集证据的过程可谓简单或单一。

但要获得医学经验就没那么容易了。医生要通过长期观察或与病人反复交流才能对病因作出初步判断；然后通过对患者的望闻问切或视触叩听追寻疾病的蛛丝马迹；然后通过一定的医疗设备的检查来印证自己的判断；再通过对疾病的尝试用药并观察病人的反应来评估治疗效果。这些复杂的过程统统归到了经验的范畴。在获得经验的过程中，需要的材料繁多——从病人的血、尿、便到黏膜活检……操作过程精细——单是各项消化内镜的熟练操作就需要至少3年以上的训练,更不用说要求更高的手术演示操作;观察结果庞杂——从病变的形态、性质等特征到病人的饮食、睡眠等全身状况。上述种种都说明医学比科学单纯收集证据要难得多。加之从不同病人身上获得实用的医学经验既是医学家的珍贵所在,也是医学家的难题。很多情况下是通过血的教训获得的。因此,经验既是医生的财富,又是病人的无私贡献。

2) 整理医学经验难于分析证据

我国培养一名医学博士至少需要11年,明显长于其他专业的学生,而培养一名优秀的医生则需要毕业后永久的学习和积累经验。医学经验源于医生同病人的交流和自己的总结,将自己的工作或经验记录下来已经很难,整理自己的经验归纳成为规律让他人也可借鉴更是难上加难。因此,我国医学教科书和专著基本上都是拷贝国外的,书中属于国人的寥寥无几。相比之下,科学家回顾证据则要简单得多——单纯地记录下来实验结果并用相应公式分析就行了。

举个例子,李时珍35岁就开始编写《本草纲目》,以《证内本草》为蓝本,参考了800多部书籍,从嘉靖四十四年(1565年)起还多次离家外出考察,足迹遍及湖广、江西,翻越许多名山大川。经过27年的长期努力才完成《本草纲目》初稿,时年已61岁,以后又经过10年做了三次修改,前后共计40年,终于完成这部巨著。现代的药学研究,同样充满了艰辛和困难,在体外成功发现1万个化合物,只有250个左右能进入动物体内,继后只有50个左右能进入人体研究,真正成药者仅一个,是万里挑一,且要耗资16亿美元,耗时16年。其中耗费了多少人力、物力、时间可想而知,这在其他任何科学都很少是这样的。因此,要从浩如烟海的证据和数据中整理出正确的治疗方法,使之成为经验,这是一个非常困难的事情。

3) 应用医学经验难于应用证据

在科学研究中,将收集到手的科学证据归纳总结,得到的科学规律可以应用到任何同类事物上,如牛顿被苹果砸中脑袋,总结出万有引力定律,同样适用于梨或西瓜。但是在医学研究中,总结的医学经验能否或如何应用到其他病人身上,这可是令医生头疼的难题。大多数病人适用于某种药物,能否把这种药物用到全部患同样疾病的病人身上呢?答案是否定的。青霉素过敏的比例只占人群的1%~10%,发生过敏性休克并死亡者只占万分之0.4以下,但每年仍有数万人死于青霉素过敏,因此如果没有皮试的人及过敏后的抢救措施,引发的代价将是多么得惊人。又比如近年研制出来的肿瘤靶向药物,西妥昔单抗可与EGF受体结合,从而抑制酪氨酸激酶(TK)阻断细胞内信号传导途径,与化疗药同用,达到提高结肠癌的治疗效果。遗憾的是只有22.9%的患者有效,对近80%的患者不仅无效，而且如果盲目用药反而增加经济负担。因此，怎样将22.9%的病人筛选出来针对性地用药，做到有的放矢，这就需要经验。不同的病人放到不同的医生去治，可能有的活了，有的死了，能治活的医生就需要经验。同样，一个病人来了，可能有八个症状，有经验的医生抓住一个主要症状一治，病人就好了；没有经验的医生八个症状都治了，结果病人死了。能抓住主要症状者靠的就是经验。

4）循证医学可出经验但不一定管用

循证医学作为一种科学方法是无可厚非的，但将其引入医学出现了不少问题。循证医学的核心是靠证据，可这个证据是不同医生从不同病人在不同地方和不同时间获取的，尽管有随机方法将其校正，事实上很难确保所取证据的均一或均衡性。如果用这些不一致的证据相加再用百分比求出的结果很难成为医生的经验。现在的循证之证是基于目前某个方面或某个角度的发现，大家都把它看成正确的或正面的发现。但一个事物有正面就有反面，还有侧面，正面是正对自己的那一面，科学常强调这一面。而医学有多方面表现，只强调正的一面就是片面。用片面作证推算出来的东西不但不能成为经验，反倒放大了片面使结果更加片面，会将医生引入歧途。另外，循证医学只是对已有的治疗方法作出评价，用所获或所观察到的那些证据告诉医生或患者，哪种疗法有效或几种都有效的方法中哪一种会更好，但它不能发现新的治疗方法。循证医学有点像法官，法官在审案中只负责根据公诉人提供的证据，对已经找到的嫌疑犯作出有罪或无罪的判断，而去茫茫人海中察找真凶不是法官的职责。这样的职能分工也是经常发生冤假错案的原因，要么证据不正确，要么证据正确而嫌疑人不正确，要么证据适合所有人。这是循证法官的局限性，也是循证医学的局限性。

Cochrane 协作网是世界上公认的最可靠的提供循证医学证据的网站。截至2005年8月，在该网站所有2435个循证医学的系统评价中，只有30%的证据能对相关的临床问题给予肯定或否定的答案，其余70%则不能确定，显示模棱两可。比如，全世界因为腰背痛请病假者占所有病假条的1/3以上，但用循证医学对128种最便宜到最昂贵的治疗方法进行评估没有一种有效。这说明两点，一是确实没好疗法，二是循证医学本身有问题，因为有很多腰背痛患者确实从某些疗法中获益（图15）。

综上所述，经验对医学是十分重要的，遵循经验是目前医学解决问题的主要方法。人类如果要完全依靠证据去战胜疾病，那么目前能够治愈的疾病少得可怜。人类在制成火药前并不知道元素周期表；曹冲在称象时并不知道阿基米德的浮力定律；孙思邈用麦麸和糠壳治好了脚气病，但不知道维生素B族。有时是经验在前，证据在后，有经验而无学问胜于有学问而无经验，在医学上很多经验性的东西到现在还说不清楚，但有效、有用，这就是医学与科学间的差别。

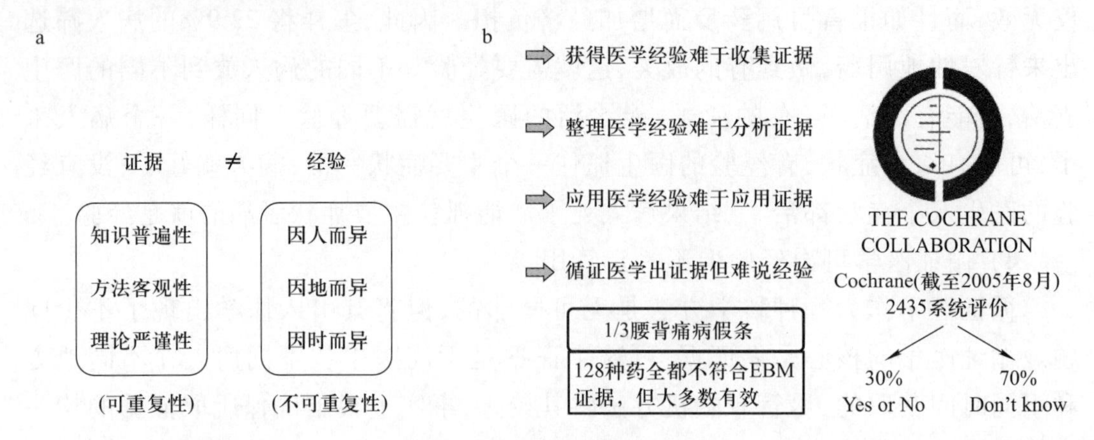

图 15　证据与经验的关联

15. 因果与相关

科学通常强调事物的因果关系,医学既高度关注因果关系,同时又强调相关关系。在医学实践中,因果与相关两种关系难辨彼此,容易混淆。一般来说相关关系包括了因果关系,但相关关系决不是因果关系。

因果关系不难理解,一般是满足两个条件:① 两个变量要符合因果逻辑;② 改变“因”变量的特征,必将导致“果”变量特征发生相应改变。就医学上的因果关系,通俗一点讲,要确定 A 与 B 有因果关系,必须同时具备三个条件:① A 和 B 要同时存在;② 有 A 必然导致 B;③ 取消 A,B 自然消失。

相关关系,特别是医学研究或医学实践中的相关关系,与因果关系相比,要难理解得多。按科学的解释是连续结构数学分析中的定义;即如果存在两个或两个以上的变量,它们之间呈现出定义所容许的趋同或者相异的变化趋势,这就是相关,否则就不相关。常见的描述方法有:① 概率法,出现事件 A 看有多大概率出现事件 B;② 数理统计法,具有有意义的相关系数的两个随机变量、残差平方和小于阈值的回归方程;③ 函数拟合法,最小二乘法函数拟合、龙格库塔函数拟合等等。

在医学实践中,确有不少因果关系,但存在最多的还是相关关系。比如在教科书中,几乎每一种疾病都列出了数种甚至 10 种以上的病因。本来一种疾病,如果病因明确,应只 1~2 种,这就是因果关系。为什么举出 10 多种呢? 其实很多是相关关系。但随着研究的进展,有的相关关系可能会被确定为因果关系;有的会被排除;有的相关关系又会不断地被纳入其中。在以经验为主导或以问题为驱动的医学研究中,从相关关系中去发掘因果关系,是十分常见的,而且是非常好用的方法。据说有两个科学家,一个不断做实验,获得了大量数据,但至死也没找到一个病的因果关系;另一个不做实验,而是把那个同事留下的大量数据进行相关分析,最后获得了重要发现。在临床实践中,我们看到的病是“果”,医生或研究者的任务是去探寻“因”,即收集因果关系可能存在的证据,并据其作出合理推论,再通过实验验证这个推论从而证实其间存在的因果关系。

但是,由于医学的复杂性和个人有限的认知能力,很容易有时是很愿意把相关关系看成因果关系。医学的因果关系可能有、但不一定都有传递性。比如A是因,B是果;B是因,C是果;在科学,A—C之间通常有传递性;而在医学上则不然,A—C之间可能毫无因果关系。不能看到A、C相关就误认为其有因果关系,这也是医学上要强调元因果的缘故。在医学上,由于一个事物影响因素太多,我们还可能发现因果关系中还有因果存在,这就是元因果(图16)。比如从统计数据上看,肝硬化与抽烟有关,因为抽烟的人肝硬化多,其实是肝硬化的人爱喝酒,爱喝酒的人又爱抽烟,肝硬化与抽烟其实并无因果关系。在医学上这样的情况大量存在,表面的相关其实无法推出因果关系,但受认识水平限制,推出了很多因果关系。比如绝经期妇女用雌激素替代疗法后,心血管病发病率降低,故认为二者有因果关系,后来发现是因为用得起激素的人原来是社会经济条件好,而且有空闲时间经常锻炼身体,其实是后两个因素的作用。即使这样,也是暂时正确,说不定将来还会发现更重要的因素。

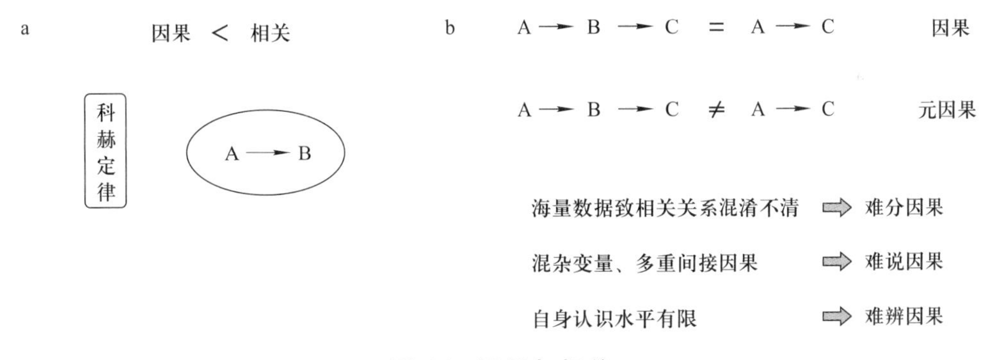

图16 因果与相关

在医学研究中,为何判断因果关系如此难?这是因为:① 海量数据致相关关系混淆不清,使之难分孰因孰果;② 混杂变量,多重间接因果使之难说孰因孰果;③ 自身认识水平有限,使之难辨孰因孰果。医学的确与其他科学,比如数学、力学极为不同,各因素之间并非黑白分明,且相互转换,多数都是处于中间状态的相关关系,可称“灰色关系”。

因果关系和相关关系都是事物中各因素间的联系。就医学来讲,因果是局部的,相关是整体的;因果是直接的,相关是间接的;因果是暂时的,相关是长期的;因果是狭义的,相关是广义的。在医学研究和医学实践中处理因果关系比较容易,因为是真刀真枪、有的放矢。但处理相关关系是困难的,因为是目标不明、雾里看花。治疗疾病是处理因果关系,把病人看好。而处理好相关关系可以加强保健,使健康人不得病、少得病,或得病轻;处理好相关关系还可以加速康复,使病人治愈后尽快恢复健康,或完全恢复健康。

16. 科学与伦理

科学除了考虑自身对其他领域的影响甚至危害之外,一般不受其他因素的影响和限制。但医学的研究对象是人,人除了自然属性外,还有社会属性和思维属性。换言之,科学研究的对象是静止的(固定的非生命体)和均一的,而医学研究的对象是动态的(活的生命体)和复杂的,而且不允许对其有任何明显的伤害甚至致残,无论是生理的或心理的。因此,必须要以道德规范作为导向,并受到约束。任何一项人体内的实验都必须经伦理委员会批准,才能进行。也就是说不是想怎么做就可怎么做,想怎么干就怎么干的,而在多数的科学研究中不是这样。

科学经常遇到双刃剑,同时又被视为双刃剑。科学的进步,一方面为人类文明带来巨大的帮助,比如粮食增产、蛋肉增多、使人均寿命延长;另一方面又给人类文明带来巨大挑战,甚至是危害,比如营养过剩导致冠心病、糖尿病发病率猛增。又比如经济生产突飞猛进,人类的住房多了,住房条件好了,更利于人体健康,但 PM2.5 增多,可能导致肿瘤骤增。有人估计,未来 5~10 年中国肿瘤的发病将呈井喷状态。爱因斯坦早就说过:“科学是一种强有力的工具,怎样用它,究竟是给人带来幸福,还是带来灾难,全取决于人自己,而不取决于工具。刀子在人类生活中是有用的,但它也能用来杀人。”

医学本身的进展中也充满了科学与伦理间的矛盾。表现在某时某事按科学上的要求是严格的、正确的,且满足了科学的要求,但从伦理上却行不通,甚至从人道主义上看是残酷的;某时某事在科学上是合格的,但在伦理上是不合理的,于是在医学上是不合法的。比如,器官移植中存在的第一个大问题是器官短缺。科学上要解决这个问题,是将人基因移植到猪的身上,因为猪的基因与人更相似,而且长得快,10 个月就可利用,成为“转基因器官”的第一候选动物,这在科学上是合适的。但若将猪的器官移植到人身上,岂不成“人面猪脑”或“人面兽心”了吗?这在伦理上是通不过的。器官移植存在的第二个大问题是免疫排斥反应。为了克服这个问题,近年国内外都在开展具有亲缘关系的部分活体移植术,比如进行父子之间的小肠移植,将父亲的部分小肠移植给子女,那么接受移植后的受者与其原来的兄弟姐妹是什么关系呢?他是否成了父亲或叔叔?他的子女是父亲的儿女还是孙辈？又比如，国外有一个男性先后接受过4个人的不同器官的移植，那么对他的妻子来说，这个人还是不是他原来完整的丈夫？如果移植的是别人的生殖器官，那这个妻子是否遭到别人强奸呢？这在科学上是做得到的，但在伦理上是不可用或不好用的。同理，通过人工授精出现的"生物父亲"或"代理母亲"，也有类似的伦理问题。又比如，接受异体手移植的受者，当他用移植手偷盗或者杀害别人时，你能判断究竟是谁在犯罪呢？是供者还是受者呢？

大家都希望长寿，但人体正常细胞由于端粒酶有限，到一定状况时细胞就停止分裂。肿瘤细胞因有丰足的端粒酶可使端粒不断加长而使细胞不断分裂。能否将正常细胞的端粒控制机制引入癌细胞来治疗肿瘤或将癌细胞的端粒加长机制引入正常细胞使人长生不老呢？这在科学上是完全做得到的，但医学伦理上是不行的，因为有可能使正常人长出肿瘤来。

还可举出很多类似的例子，有很多事作为科学，甚至生命科学的研究是可行的，但就医学的要求是不行的。因此，做医生难、做杰出医生更难。他们的创新要受到伦理的影响，要受到伦理委员会严格限制，这种限制几乎到了苛刻的程度，同时他们还要受到国家药审或法律的影响，甚至受到宗教神学的影响。他们不能像科学家一样想干什么就可以干什么，而且干成什么。对人有益的科学家可干，对人（当然是敌人）不利、有害，甚至是灭顶之灾的事他们也在干，比如制造原子弹。又比如，第二次世界大战中日本为了制造细菌武器，拿中国活人做实验。医学和医生必须实行人道主义，而科学家可以选择实行革命的人道主义（图17）。什么是革命的人道主义？就是最大限度地保护自己，最大可能地杀伤敌人，将敌人的命都革了。

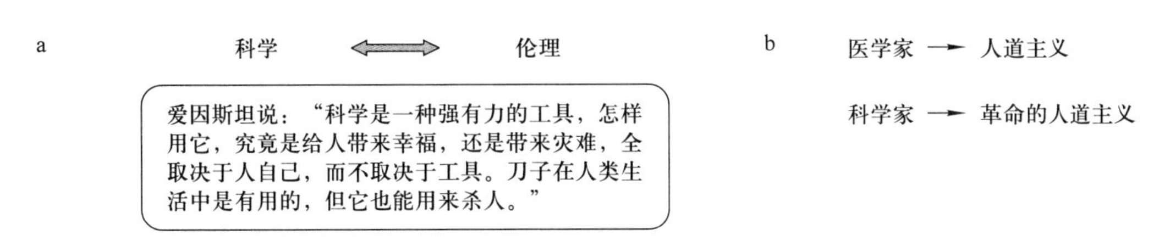

图17　科学与伦理

17. 理论与实践

理论与实践的相互结合是医学发展不可或缺的环节，也是医学实践必须经历的过程。医学实践的进行必须有正确的理论来指导，而理论的正确必须由实践来检验。医学特别强调实践，可以说比任何一门科学都强调实践的重要性。

医学理论是从临床实践中抽象出来形成的,它代表人体的基本规律,可以用来指导实践,且具有普遍意义。但是,医学理论对医学实践决不是通通有效的。医学的难度通常表现在那些偏离这些基本规律的个体或疾病的诊断处理,这也会时常暴露出临床医生水平的差异。观察和掌握一般规律,我们可以用之形成共识或指南。但后者只是基本要求或常识,只是对一般基层医生或一线的青年医生有用。但到大医院来就诊的患者一般是小医院或年轻医生已用通用指南治过而没治好的,也就是说经过指南治疗筛选出来的病例,如果我们还用一般的指南去重复治疗,效果肯定不好。这些病例是指南以外的,我们可称其例外的病例,也是最容易发生意外的病例,这就需要我们用更加高级的实验去尝试和独到经验去解决病人的问题,继之再形成新的指南,更适合疑难病人的指南,然后加以推广。为何资深医生遇到的例外少、发生的意外少呢?因为他们经历多、实践多,所见病人的诊治也就在意料之中。

另外,基础医学成果一定要向临床应用方向走,临床遇到的问题要放到基础研究中去,这就叫转化医学,但是转化医学搞了 17 年,美国人总结“进展缓慢,收效甚微”。所以这不是一件小事,也不是一件易事,理论究竟怎么向临床这个方向走,哪些理论已经成熟可以走了,哪些还不成熟,还需孵化,研究这些问题确实是一篇大文章。

理论是共同认识,实践能取得经验,怎么把认识变成经验?研究理论是因为我们对事物的本质不了解,是因为我们无知,发现本质形成理论称为已知,但已知是局限的,也不一定有用,只有将理论与实践相结合,才能真正去探寻未知,才能在病人面前说明道理,找到治病的良方。

理论与实践相当于两个圈,把两个圈相交,二者重叠越多,提示理论越正确,实践越有效(图 18)。就某个药品对某类疾病的治疗效果,用什么方式最为可靠,目前我们还是有效+自愈+无效/异质+异体,将来应该是有效/异质+异体,意即找到病人中的适应证,这是未来临床研究的最高境界。该公式分母中的异体性为同一群体中不同个体的情况不同,异质性指同一个体对疾病治疗的反应与

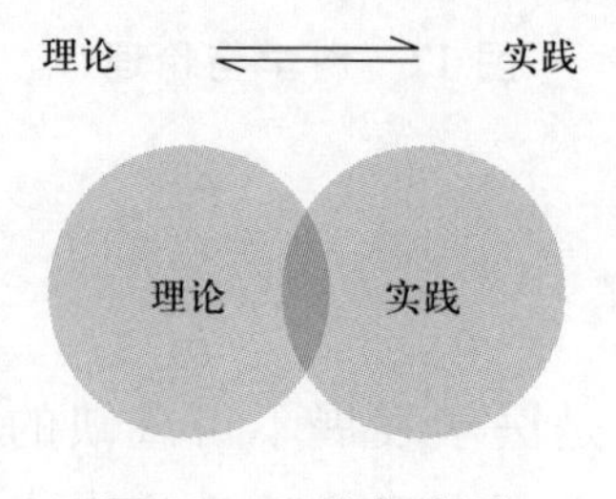

图 18　理论与实践

别的个体不同。要解决上述复杂的问题,需要的是理论与实践的紧密结合,并不断推进,螺旋上升。正确的理论只是现在的认识水平,需经过不断的实践,最后理论才能与真理更接近。

三、医学与科学的辩证关系

以上谈了医学与科学的不同,其实还不止这 17 个方面,比如,还有表象与实质、治愈与自愈…… 我不打算照此这样总结下去,也不打算继续分析下去。我必须就此打住,因为这是一个总结不尽、分析不完的问题。如果你支持我的观点,你还可以依此做些努力,向广度进军,争取横向到边。如果你反对我的观点,你也可以就此做些努力,向深度发力,争取纵深到底。因为问题越辨越清,道理越说越明。到头来你会发觉我们原来战斗在同一条战线上,最终的结果一定是果不其然。

列举前面 17 个方面,我的本意不是想一言以概之曰:医学不是科学。一因国人通常把"科学"二字当真理来解,说医学不是科学,就似医学不是真理,而是谬论,甚则邪说。这不仅我自己难以说服自己,而且必将成为众矢之的,甚被万炮齐轰,还是收敛一点、保守一点为佳;二因医学中包含了大量科学或科学的元素,比如物理的、化学的、数学的、生物的…… 所以,说医学不是科学,一是我不愿、二是我不敢、三是我不能(图 19)。

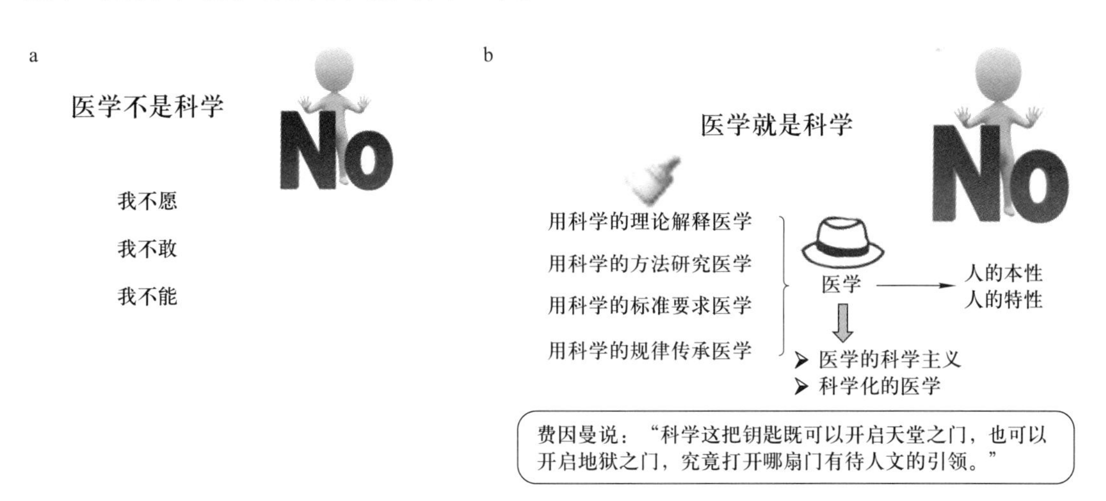

图 19　医学与科学的辩证关系

但要说医学就是科学,这是我坚决反对的。科学的巨大进步,把科学推上了至高无上的地位,导致了科学主义的出现,于是乎什么学科都把自己往科学上靠,似乎一戴上科学的帽子,就会更接近真理,就会名正而言顺。但医学自从戴上科学的帽子后,其实好多问题不仅解决不了,反而导致医学与人的疏离,甚至越来越远。“医学就是科学”,尽管它已成为当下大众的普识,也是近百年来一次又一次,一步又一步,逐渐形成并锁定的习惯性概念。正是这种普识与概念,导致时下医学实践出现了难堪的现状:我们不仅在用科学的理论解释医学、用科学的方法研究医学、用科学的标准要求医学,也是在用科学的规律传承医学。最终的结果是,医学的本质将被科学修改;医学的特性将被科学转变,复杂的医学将被单纯的科学取代,医务工作者将成为科研工作者;医学院将成为科学院;病人不再是医生关怀呵护的人群而将成为科学家实验研究的对象。这将是一种难以接受甚至难以承受的事实。这既不是医学发源的初衷,更不是医学发展的目的。大家都知道,医学的本质是人学,若抽去了人的本性,医学就失去了灵魂;若抽去了人的特性,只剩下其中的科学,那就成了科学主义。它所带来的严重后果将不堪设想。正像有人说过“高科技离医学越来越近,医学离病人就越来越远,医患之间的问题就会越来越严重”。这是我们医学领域包括科学领域都不愿意看到的事实。曾经,科学脱胎于自然哲学,其后获得了巨大发展;现在,医学出现科学化,导致了不少难解的问题;将来,医学如果能从科学回归医学本源,必将引起医学发展史上的一场革命。科学对医学的发展究竟该起什么作用?诺贝尔奖获得者费因曼说过“科学这把钥匙既可以开启天堂之门,也可以开启地狱之门,究竟打开哪扇门,有待人文的引领”。狭义上讲,人文就是医学中除去科学以外的所有重要的成分。它与科学犹如车之双轮、鸟之两翼,共同推动医学的健康发展。正因为如此,我认为将来的医学实践,包括医学教育,应高度关注如下几个问题。

1. 我们可用科学的理论帮扶医学,但不能用之束缚医学

科学的理论是世界各种事物的普遍规律,有其普遍性。人体存在于世界之中,是世界的一分子,当然也受这种普遍规律的规范和影响。但这并不尽然,如果把科学发现的理论死搬硬套地纳入医学体系,必将影响医学研究和医学实践,不是误导之,便是束缚之。比如转化医学,其本意是基础研究成果向临床应用转化,这是一种正确的科学的思维方法,本身是积极的和先进的。但如果把现今在科学研究中或医学基础研究中发现的各种科学的数据、分子全部用到临床去诊治病人或预防疾病,必将铸成大错特错,甚至引发灾难。因为科学的理论,也包括它的数据,它观察到的现象,正如前面所述,多数是瞬间的、局部的、静态的、微观的…… 而医学实践遇到的实况却是长期的、整体的、动态的、宏观的…… 二者相差甚远。正如美国学者所说的那样“转化医学在美国搞了 17 年,目前只有两个结果:一是进展缓慢;一是收效甚微。”其实转化医学这种想法是对的,有人说是在炒概念、玩花架,这是不对的。那么为什么进展缓慢、收效甚微呢?实质就是科学与医学之间的区别。因为科学具有普遍性,而医学常有例外和意外发生。

2. 我们可用科学的方法研究医学,但不能用之误解医学

应用科学的研究方法,或科学的计算方法,我们曾破解了很多医学上的奥秘,也极大地促进了医学的进步。但是,在历史上,由于应用科学研究方法不当或者是对其结果解读不当,或更多的是由于科学研究方法或计算方法的局限性,惹出过不少医间笑话,甚至是严重后果。因为用科学的方法观察到的结果,多数是个体的、体外的、结构的、微观的…… 而医学实践遇到的实况却是群体的、体内的、功能的、宏观的…… 二者相差甚远。我们不能把科学当作“文档的格式刷”,一切学问通过科学格式刷一刷,就都成了科学的属性。照此办理,最终医学成了科学,本属医学的重要东西统统被刷掉了,这必将铸成大错特错。例如,循证医学是很正确的科学分析方法,但是由于其局限性,引入临床试验就出了不少问题。比如,经循证医学证实理想的药品,尽管上市后年销售收入达数百亿美元,可因偶然发现致命的毒副作用而在一夜之间被撤离市场。

3. 我们可用科学的数据(或技术)助诊疾病,但不能用之取代医生

最近几十年临床医学的发展最瞩目的两个方面是科学或基础医学的成果用到了临床领域:一个是检验医学;一个是影像医学。一个从细胞深入到了分子基因水平;一个从一维发展到了四维影像,从而使医学诊断水平大为提高。但同时引发了大量年轻医生难抑的依赖性,严重影响高水平医学人才的培养。因为用科学的技术得到的数据多数是瞬间的、直接的、生理的、客观的…… 而医学实践遇到的实况却是长期的、间接的、心理的、主观性的…… 二者相差甚远。实际上,科学的结果及其引发的影像技术和检验医学的进步,再先进、再快速、再精准也是不能代替医生的。它们只能提供一个参考。它们提供的正常值都有一个范围,比如血糖的正常值是 4~7 mmol/L,但对正常值是 7 的人来说,4 就是低血糖了,反之就是高血糖了。

4. 我们可用科学的共识形成指南,但不能用之以偏概全

应该说所有疗法,或所有药品都是经过科学的方法研究出来的,其疗效都是经过科学的方法计算出来的,但决不是所有疗法或所有药品对所有的人都是有效的。因为我们用科学的疗法治疗病人,判别疗效多数依据数据、证据、因果、必然性…… 而医学实践遇到的实况却是依据事实、经验、相关、偶然性…… 二者相差甚远。我们医生每天坐诊,在诊桌前的是千百个不同的病人,在诊桌后药柜上摆放的是千百种药品,这千百种药品都是经科学研究发现有确切疗效的药品。

但我们既不能让一个病人吃千百种药品,也不能用一种药品治千百个病人,怎么能将正确的药品发给正确的病人呢?这是相当困难的!这就是医生的作用所在,这也是有经验医生与年轻医生的区别所在。难怪国外有人说,“There is no safe drug, but safe doctor.”尤其要提到的是,很多药品引发的疗效,其实不是药品本身所为,而是病人自愈所致。同样一群病人,给予同样的药品治疗,有不治也愈的,叫“自愈”;有治也不愈的,叫“治不愈”。法轮功和张悟本之流之所以施骗术诱惑了很多民众,正是利用了医学中科学成分的局限性。因为对自愈的群体,你是用药才愈,而他是不用药也愈,谁强?他“强”。对于治不愈的群体,你是治也不愈,但用了药;他呢,虽然治也不愈,但没用药,谁强?还是他“强”。所以,通过科学的基础实验或科学的临床试验获得的结果在大多数医生中获得的共识甚至是指南,那只是对一定比例的病人治疗有效。那是只适用于基层医生或年轻医生的基本要求。任何指南都不能包罗万象、包治百病或包治百分之百的病人,总有一部分病人无效。特别是来到大医院的病人,多数是在基层医院用指南未治好者,因而指南以外那类病人的百分比会增高。因此,我们不要过度迷信用科学方法制定的那些指南,更不能以偏概全。

四、结　语

医学与科学属于两个不同的“范式”(paradigm),有不可通约性。科学确定的是一种世界观和自然观,而医学确定的是一种生命观和健康观。科学需要“仰望宇宙之大,俯察品类之理”;医学需要“纵观人类之盛,细寻治病之策”。医学的有些做法不一定科学,但只要生命尚存、健康尚在就行。二者相当于两股道上奔驰的列车,一列不能涵盖一列,一列更不能取代一列。尽管有时有交集,但通过交点或交接地带后就需要在各自的方向上继续奔驰,最终达到一个共同的目标——为人类利益服务(图 20)。但是,由于两条轨道在宽度、材质上有差别,列车各自使用的动力模式不一样,速度也不相同,因而需要各走各的道,不能交换,更不能重走在一条道上,否则就到不了共同的终极目标。

既然,医学具有特殊性和复杂性,它既不像纯粹的科学,但它又离不开科学;那么医学和科学究竟是什么关系呢?我个人认为就像降落伞与跳伞员的关系。科学像降落伞的伞罩,医学像跳伞员,怎么才能实现平安着陆呢?① 首先要把伞罩打开,充分发挥伞罩的面积带来的浮力,打不开抱成一团会摔死人;② 伞罩打开了,全部部位都去抓,那抓不过来,也不必要,但抓少了,只抓住一个部位也会被摔死;③ 成功着陆最重要的是那 17 根绳子,就像我在前面讲的 17 种关系。这 17 根绳子把伞罩与跳伞员联系起来,联结起来,最后就平安着陆了(图 21)。

最近,我们一直在提倡整合医学,英文叫 Holistic Integrative Medicine

a

一、用科学理论帮扶医学，但不能用之束缚医学

转化医学

二、用科学方法研究医学，但不能用之误解医学

循证医学

三、用科学数据助诊疾病，但不能用之取代医生

检验医学
影像医学 ——→ 临床医学

四、用科学共识形成指南，但不能用之以偏概全

b

(世界观　自然观)

科学——仰望宇宙之大，俯察品类之理

医学——纵观人类之盛，细寻治病之策

(生命观　健康观)

c

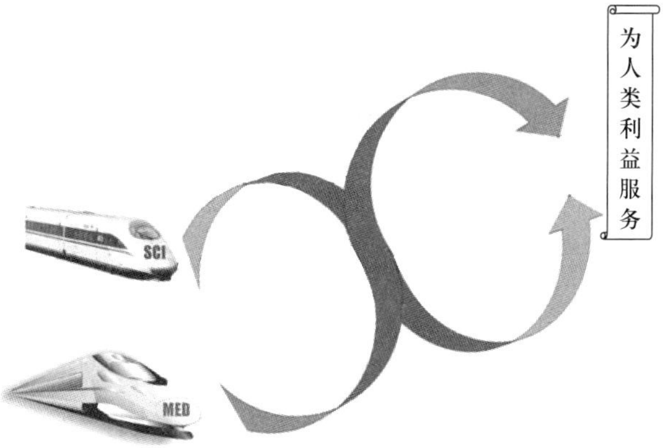

为人类利益服务

SCI

MED

图 20　科学助推医学

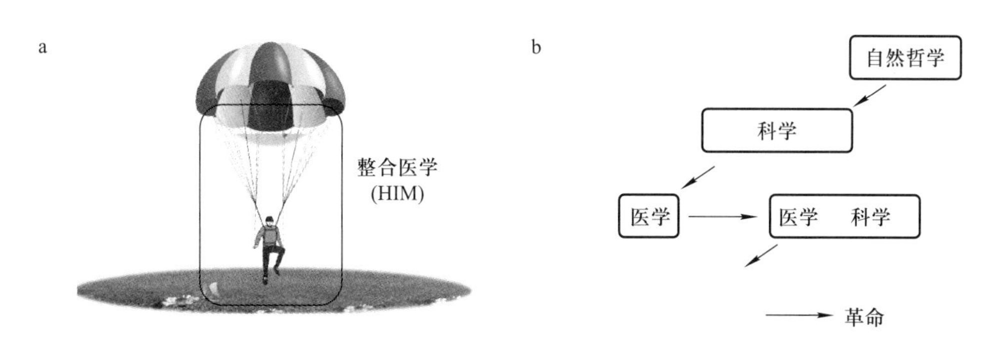

图 21　医学与科学的关系

（HIM）。整合医学就像这17根绳子，把个体与群体、局部与整体、瞬间与长期、生理与心理…… 这17种关系，与迄今科学发现的浩如烟海的数据和知识，从整体出发，为整体需要，有选择地、有机地整合成新的医学知识体系，并用于医学实践。我曾经在“整合医学初探”“整合医学再探”“整合医学纵论”和“Holistic Integrative Medicine”等四篇文章中反复说过：“整合医学不仅要求我们把现在已知各生物因素加以整合，而且要将心理因素、社会因素和环境因素等也加以整合”，“不仅要求我们将现存与生命相关领域最先进的科学发现加以整合，而且要求我们将现存与医疗相关各专科最有效的临床经验加以整合”，“不仅要以呈线性表现的自然科学的单元思维考虑问题，而且要以呈非线性表现的哲学的多元思维来分析问题”。“通过这种单元思维向多元思维的提升，通过这四个整合的再整合，从而构建更全面、更系统、更合理、更符合生命规律、更适合人体健康维护和疾病诊断、治疗和预防的新的医学知识体系。”最终使人类的健康能真正得到保证和保障，进而真正地“认识我们自己”，这就是本文和本人的所思、所想和所愿。

（引自《医学争鸣》2015，6(2)：1-19.稍有改动）

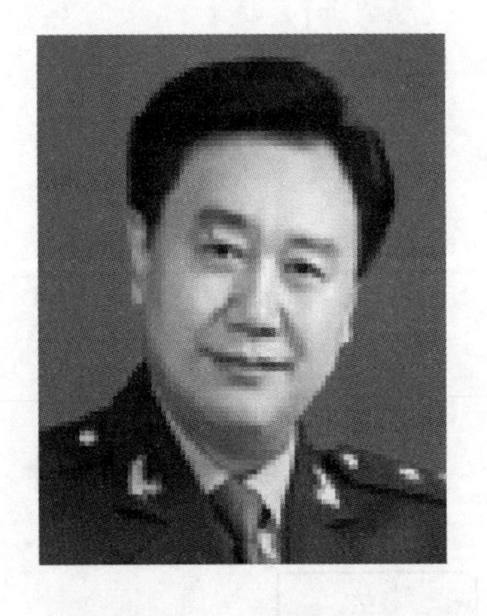

樊代明　中国工程院院士、副院长，美国医学科学院院士，第四军医大学原校长，中华消化病学分会原主任委员，西京消化病医院院长，肿瘤生物学国家重点实验室主任，国家药物临床试验机构主任，教育部首批长江学者奖励计划特聘教授，国家杰出青年基金获得者，国家“973”项目首席科学家，国家科技奖励委员会委员，2013年世界胃肠病大会主席。中国共产党十四大代表，十一届全国人大代表，全国优秀共产党员，全国优秀科技工作者。兼任中国抗癌协会副理事长、亚太胃肠病学会副主席、世界消化病学会常务理事兼科学计划委员会主席等学术职务。先后受聘为*Engineering Science*主编，*BMC Cancer*、*Journal of Digestive Diseases*和*Clinical Cancer Drugs*副主编，*Gut*等6个国际杂志的编委，是*Nature Reviews Gastroenterology & Hepatology*在中国大陆的唯一编委。

长期从事消化系疾病的临床与基础研究工作，特别是在胃癌的研究中作出突出成绩。先后承担国家“863”“973”、国家攻关项目、国家重大新药创制、国家自然科学基金、中国工程院重大咨询项目等课题。获国家科技进步奖一、二、三等奖各1项，国家技术发明奖三等奖1项，军队科技进步奖一等奖2项，陕西省科学技术奖一等奖2项，国家发明专利27项，实用新型专利13项，国家新药证书1项，法国医学科学院塞维雅奖，何梁何利科技进步奖，陕西省科技最高成就奖，求是实用工程奖，中国青年科学家奖，中国人民解放军专业技术重大贡献奖，全军科技创新群体奖。主编专著21本，其中《治学之道——精》和《医学发展——考》两本均为长达210余万字、厚近1500页的大型著作。担任基础医学精读系列丛书（10册）和肿瘤研究前沿（14册）的总主编，还是全国高等医学教育数字化教材（53册）的总主编。在*Lancet*、*Nature Reviews Gastroenterology & Hepatology*、*Nature Clinical Practice Oncology*、*Gut*等国外著名杂志发表SCI论文531篇，总影响因子2271.6分，最高达39分，论文被引用逾10 000次。培养博士、硕士研究生共158名，其中获全国优秀博士论文5名，获全军优秀博士论文9名。2010年，被中央军委荣记一等功。

健康服务业与养生养老

王陇德

北京大学公共卫生学院

一、引 言

本报告从以下三个方面做一些探讨:首先是健康服务业的定义和内涵,其次是在我国健康服务业发展中存在什么样的主要问题,最后就养生保健的政策问题谈一些思考和看法。

二、健康服务业的定义和内涵

2013 年国务院发布的《关于促进健康服务业发展的若干意见》文件中,讲得比较明确,健康服务业的内涵外延是以维护和促进人民群众身心健康为目标,主要包括医疗服务、健康管理与促进、健康保险以及相关服务等多个领域。

如果把健康服务业细分,可分为医疗服务与产品、非医疗服务与产品、健康保险金融服务(图 1),涉及几十个领域。做好健康服务业可以大量地开发群众中潜在的需求,可以造就大量的工作岗位,可以推广大量科学的产品,所以在新

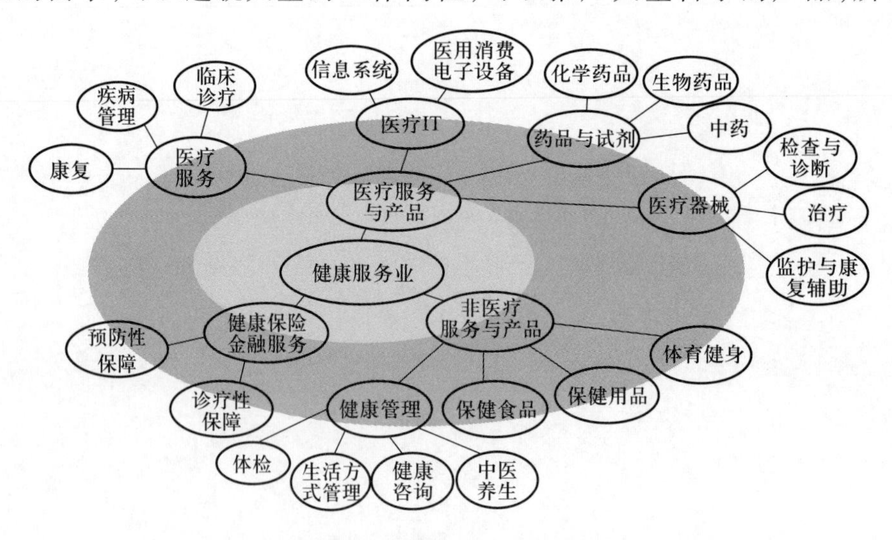

图 1 健康服务业内涵

常态下是推进社会经济发展非常重要的抓手。

三、我国健康服务业中存在的主要问题

1. 首先是相关政策不完善，国家投入不足

健康教育应该说是开发健康需求非常重要的方面，但我们这方面重视不够，缺乏指导，所以国民健康素养很低。在慢性病的防控工作中，我们还是以医疗服务为主，而不重视预防保健等重大问题。本报告主要就健康服务业，特别是医疗卫生服务与养生养老方面的政策进一步谈谈。

关于相关政策不完善，投入不足。比如医疗机构的公共卫生职责方面很不清晰，特别是国家支持不够，在 SARS（重度急性呼吸综合征）、H7N9 等的应对中，医疗机构作出了大量的努力，但是国家财政、政府财政给医疗机构的补贴，给它的消耗补足方面还差得很远。在国民健康促进方面，体检可以说是一个重要原则、重要的手段，但我们现在的医保政策体检仅仅覆盖 65 岁以上的老人。很多危险因素实际上在中年时期就已经和老年组水平相当了，但是中年组的体检医保从来不报销。脑卒中是中国国民的第一类死因，特别是中国人的高血压可以大大增加卒中的发生风险，美国 100 年控制卒中的经验表明，控制高血压是第一个手段，是最主要的手段，但我们很多这方面的政策不明晰。公共卫生主要的原则很清楚，政府买单，但是什么样的工作政府可以买单，政府买什么样的单还是不清楚。政府卫生投入不足，我们经常谈卫生支出占 GDP 多少，最主要的应该是卫生投入占政府支出的比例是多少。和发达国家比较，发达国家卫生支出占政府支出的比例都是很高的，而我们到 2009 年才占 12.1%，人均政府卫生费用支出是非常低的（表 1）。

表 1　部分国家的政府卫生投入比较（2009）

	卫生总费用占GDP百分比	卫生总费用构成		政府卫生支出占政府总支出百分比	人均卫生费用/美元	人均政府卫生支出/美元
		政府卫生支出占比	个人卫生支出占比			
美国	17.6%	47.7%	52.3%	19.6%	7960	3795
日本	9.5%	82.3%	17.7%	18.4%	3754	3090
法国	11.9%	77.9%	22.1%	16.3%	4840	3772
英国	9.8%	84.1%	15.9%	16.0%	3440	2895
泰国	4.2%	74.6%	25.4%	13.3%	160	119
中国	5.1%	52.5%	47.5%	12.1%	191	100

2. 忽视健康教育

中央政府一直到2012年才真正设立健康教育的专项资金，而目前大多数地方政府仍然没有设。健康教育是把知识教给老百姓，这对于健康促进有非常重要的作用，但是，现在很多健康教育都交给了市场。图2是2015年9月12日的《参考消息》的一个版面，在推广新书：《心脑三高全治好》。国家的主流媒体都在误导老百姓。北京电视台很有名的一个节目"养生堂"，靠广告来支付费用，企业参与、企业支持就免不了有推广产品的嫌疑。正是因为对健康教育重视不够，因此国家卫生和计划生育委员会三次国民健康素养调查均显示，10个人里仅仅有1个人具备总体健康素养（表2）。慢病预防素养的状况亦如此，这也是慢病快速上升非常重要的原因。

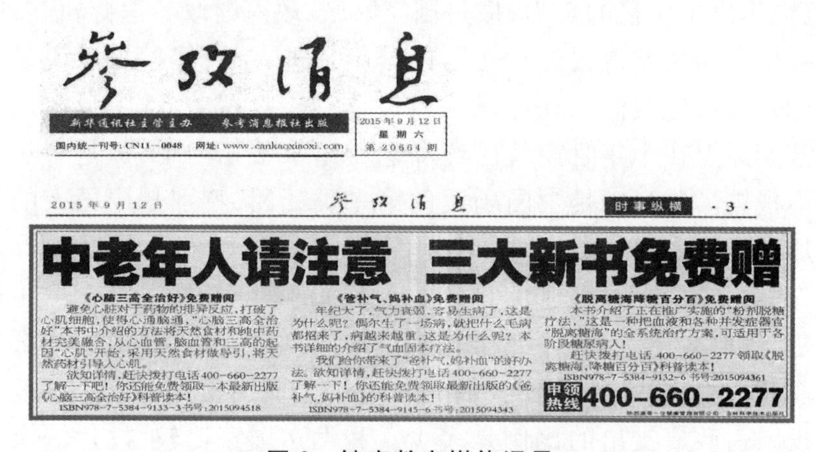

参考消息

新华通讯社主管主办 参考消息报社出版

国内统一刊号：CN11－0048 网址：www.cankaoxiaoxi.com

2015年9月12日 星期六 第20664期

2015年9月12日 参考消息 时事纵横 ·3·

中老年人请注意 三大新书免费赠

《心脑三高全治好》免费赠阅

避免心脏对于药物的排异反应，打破了心肌细胞，使得心通脑通，"心脑三高全治好"本书中介绍的方法将天然食材和纯中药材完美融合，从心血管，脑血管和三高的起因"心肌"开始，采用天然食材做导引，将天然药材引导入心肌。

欲知详情，赶快拨打电话400－660－2277了解一下吧！你还能免费领取一本最新出版《心脑三高全治好》科普读本！

ISBN978－7－5384－9133－3书号：2015094518

《爸补气、妈补血》免费赠阅

年纪大了，气力衰弱，容易生病了，这是为什么呢？偶尔生了一场病，就把什么毛病都招来了，病越来越重，这是为什么呢？本书详细的介绍了气血固本疗法。

我们给你带来了"爸补气，妈补血"的好办法。欲知详情，赶快拨打电话400－660－2277了解一下！你还能免费领取最新出版的《爸补气，妈补血》的科普读本！

ISBN978－7－5384－9145－6书号：2015094343

《脱离糖海降糖百分百》免费赠阅

本书介绍了正在推广实施的"粉剂脱糖疗法，"这是一种把血液和各种并发症器官"脱离糖海"的全系统治疗方案，可适用于各阶段糖尿病人！

赶快拨打电话400－660－2277领取《脱离糖海，降糖百分百》科普读本！

ISBN978－7－5384－9132－6 书号：2015094361

申领热线 400－660－2277

图2 健康教育媒体误导

3. 应对慢病，仍以医疗诊治为主，不重视预防

并于应对慢病方面，仍然是以医疗为主，而不重视预防保健。到底采取什么防控策略，把关口前移摆在什么位置，多学科合作应该怎样重视，高危筛查、目标干预应该怎么实施，等等都不清楚，没有明确的工作体系。慢病防控和传染病防控是不一样的，传染病防控大多可以采取群体的行为，而慢病防控主要还得针对个体。经常提个体化、精准医疗，等等，慢病防控不能仅由中国疾病预防控制中心（CDC）一家去做，慢病防控的很多技术措施是在医疗机构实施的，所以医疗机构必须作为慢病防控技术措施实施的主体，但是我们的医疗机构都在等着病人上门。比如中风防控，一提到中风大家就联想到神经内科，神经内科的大夫在等着病人中风，病人中风了我来给你治疗。即便是现在，对于中风病人的复发没有明确的规定要去评估。所以，我们的工作体系上存在很多问题，适宜技术没有得到广泛推广。比如颈动脉狭窄是中风的主要原因，在美国每年通过大量的社区筛查，要做 15 万~20 万例颈动脉狭窄手术。而据统计 2009 年我国仅做了 247 例；美国有 3000 多个医生可以实施颈动脉狭窄手术，我国合格的医生 2009 年全国只有 8 个。大量的颈动脉严重狭窄的患者中风，是技术人才缺乏和适宜技术普及率低所致。

表 2 我国居民健康素养水平不容乐观

指标	2008 年	2012 年	2013 年
总体健康素养	6.48%	8.80%	9.48%
三个方面			
基本知识和理念	14.97%	18.96%	20.42%
健康生活方式与行为	6.93%	11.22%	10.62%
基本技能	20.39%	12.29%	12.47%
六类问题			
科学健康观	29.97%	31.87%	32.12%
传染病防治	15.86%	17.53%	17.12%
慢性病防治	4.66%	9.07%	11.59%
安全与急救	18.70%	42.80%	43.53%
基本医疗	7.43%	9.56%	8.30%
健康信息	—	18.16%	18.46%

来源：http://www.nhfpc.gov.cn/xcs/s3582/201412/971753f8b9504caba5e081cb88cf6a58.shtml（2013 年我国居民健康素养水平提高至 9.48%）。国家卫计委网站，2014 年。

4. 老龄化快速发展

目前应对老龄化、老年服务的人员缺乏。据有关方面估算我们需要 1000 万的老年护理人员，但现在仅仅有 30 万，经过合格培训的才有 10 万人；大量的养老床位闲置，但养老床位总体又很少。全国人民代表大会常务委员会内务司法委员会做了养老服务调查，认为今后 5 年老年人会快速增加，而且具有早、猛、快的特点。如果上述这些问题我们不尽早起步解决，将来会极大地影响社会的稳定。

人口老龄化呈现“早、猛、快”的特点。

(1)“早”是指未富先老

发达国家一般是在人均 GDP 达到 1 万美元左右进入人口老龄化社会,我国进入人口老龄化社会时人均 GDP 不足 1000 美元。

(2)“猛”是指人口老龄化来势凶猛

截至 2014 年年底,我国 60 岁以上老年人口有 2.12 亿,占人口总数的 15.5%;

失能、半失能老年人以及无子女家庭剧增,各种老龄问题在短期内同步呈现。

(3)“快”是指受我国三次人口出生高峰影响,人口老龄化呈现快速发展态势

今后 20 年,60 岁以上老年人口将以年均近 1000 万的速度增长。

四、关于我国养生保健和养老服务业发展的思考及建议

2014 年习近平总书记在江苏调研时明确指出:没有全民健康就没有全面小康! 李克强总理在 2015 年全国人大会议上也提到,健康是群众的基本需求,要不断提高群众的医疗卫生服务水平,打造健康中国。这些都说明国家领导人对于健康和小康关系的认识和对健康问题的重视。美国经济学家保罗·皮尔泽明确提出,疾病所制造出来的经济问题必须靠保健产业的经济发展来解决,而且健康服务业是财富第五波,可以创造大量的服务机会和财富。

搞好健康服务业最重要的还是要按照党的十八届三中全会决议里提到的全面深化改革,核心问题是处理好政府和市场的关系问题,即在养生保健和养老保健中政府和市场的关系怎么处理。

政府应该是制定政策,增加投入,推广知识宣教,开展慢病防控关口前移,创建一个慢病防控的组织体系,改革医保管理。从市场角度来讲主要是开发技术,研制产品,提供服务。政府和市场合作开展人才培养、互联网+和大数据等工作。

1. 政府的职责

政府应该关注什么? 2011 年联合国召开的成员国政府高级别会议的主题是怎样预防和控制慢病。一致认为慢病是 21 世纪人类的严重挑战之一,并且会后发布了一个政治宣言,在政治宣言里明确提出卫生的工作应该纳入政府各个部门的政策之中,同时也应该发挥全社会的作用(表 3)。

在制定政策方面,国家应该重视将卫生工作纳入社会发展的规划里,财政要有明确的预算,同时要鼓励社会力量举办养老服务机构,最重要的是明确政府对社会举办的养老服务机构的补贴。现在社会举办的养老机构的床位空置率达

48%,为什么？因为很多社会办的养老机构收费太高。费用应该由谁来支付？应该区分清楚个人、社会和市场的责任。要鼓励企业家、社会人士来办公益性养老服务事业,要给他们一定的利润,否则有多少人愿意办！人家投了资结果一点利润都没有,这样的事业能发展吗！对于社会投资办养老机构,社会个人收入费用加上从医保和养老收入的费用应该仅仅够支付成本,利润应该按照一般举办工业企业的平均利润率由政府补贴,这样才能调动社会的积极性,推动社会办养老机构的发展。

表 3 应对慢病挑战:整个政府和全社会的努力

33.确认通过所有会员国和其他相关的利益攸关方在地方、国家、区域和全球各级采取集体和多部门的行动……加强合作……非传染性疾病流行率、发病率和死亡率在很大程度上可以得到预防和控制
36. 确认有效预防和控制非传染性疾病需要政府一级发挥领导作用和采取多部门的卫生举措,包括在卫生、劳务、就业、工业和贸易、金融及社会和经济发展等部门的所有政策和整个政府举措中酌情融入卫生工作
37. 肯定个人、家庭、社区、政府间组织和宗教机构、民间社会、学术界、媒体、志愿社团以及酌情包括私营部门和业界所有相关的利益攸关方所做的贡献和发挥的重要作用
42. 承认需要在所有政府各级订立多部门的卫生方针……

来源:第 66 届联合国大会《关于预防和控制非传染性疾病问题高级别会议的政治宣言》,2011 年 9 月。

政府要增加投入。世界卫生组织、世界银行业等国际组织经过总结柬埔寨、孟加拉国等十国的经验发现,政府向非政府组织购买医疗卫生服务是扩大医疗服务范围、提高医疗服务质量的一种有效方式,政府增加投入应该覆盖其中的相关内容。美国创建了居家支持系统,这是给低收入人群设置的新项目,每天补助 80 美元,照顾自己家中没有人看护的老人;加拿大安大略省卫生部宣布,未来三年安大略省将拨出 7.5 亿加元(约合人民币 38 亿元)为在家住院的老人进行补贴。德国政府也明确了相关政策,卫生部正在研究制定怎样给家里的亲属补贴以照顾老人,像国家的养老保障主要应该覆盖高龄失能以及贫困的老人,照顾这些弱势人群国家是应该托底的。

知识宣教方面,一个重要的方面是普及健康教育。政府应该全额支付公益宣传的费用,公益宣传不能被商业化的行为左右。

2015 年在全国人大会议上中央电视台的主持人张泽群就《中华人民共和国广告法》的修改提了建议,特别提到了政府应该从广告经营收入中返还文化事业建设费,免除公益广告的税收,成立公益广告发展基金,我和他联名提出了这样一个建议。公益广告应该由政府全额支付，不能让商业运作参与，这样才能避免对老百姓的误导，避免为了宣传产品而做公益广告。看看德国的做法，德国联邦和州政府的法律规定，不管是公立还是私立的电视台，每天至少应该有 10%以上的时间播出涉及健康话题的节目，同时节目必须要经过审批，防止对群众的误导，并且不允许插播广告。而我们的公益宣传都是由广告在支持。

慢病防控中预防老年人的慢病应该关口前移。图 3 显示的是在全国做的脑卒中防控项目调查结果。近 200 万 40 岁以上人群的资料分析表明，主要的危险因素中年人已经等同于老年人，而且有些危险因素中年人甚至高于老年人，如吸烟率、运动锻炼。目前卒中的年轻化趋势非常明显，40~64 岁的卒中患者占了全部卒中患者近 50%，而且高危人群大部分是中年人（图 4、5），筛查和干预中年人的风险因素对于老年人的健康促进有绝对性的意义。

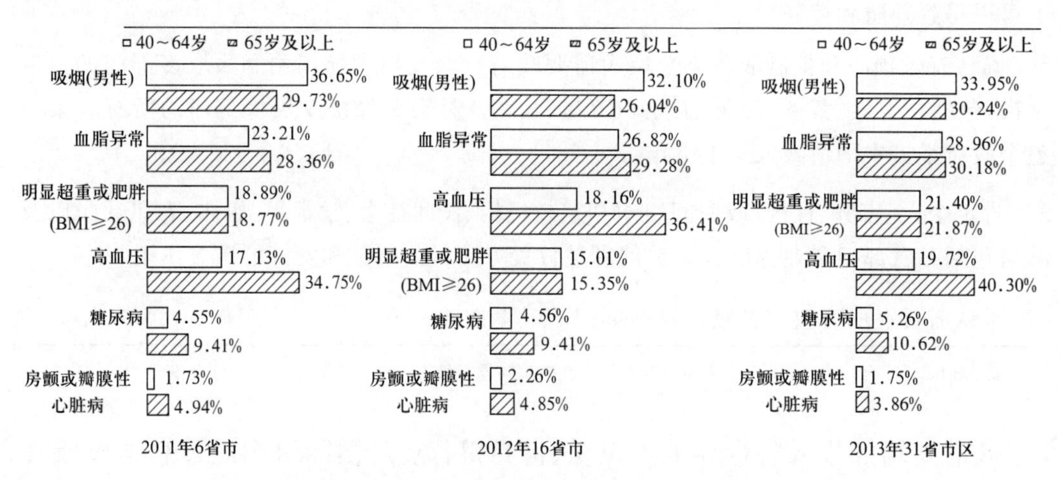

图 3　全国脑卒中调查，40 岁以上人群危险因素对比分析

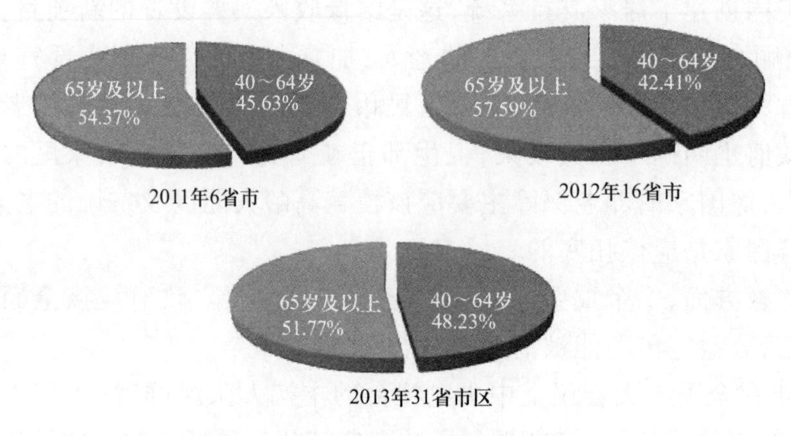

图 4　脑卒中患者劳动力人口比重

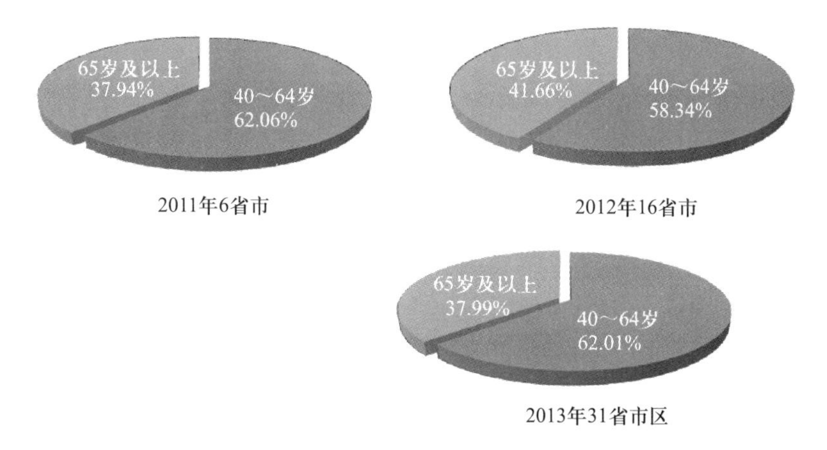

图 5　高危人群劳动力人口比重

数据来源：中国卒中数据中心

关于组织体系，政府要建立慢病防控的工作体系，特别强调要重新调整临床医务人员的职能和知识技能标准，要重新调整岗位职责。现在很多临床医生不懂疾病预防知识，不了解重点慢病的控制知识和技能，这对慢病的控制是非常不利的。医保的管理也是重大领域，医保在国际上大多数国家都是由卫生部门来管理的，我们的医保是分开管理的。医保管理部门的主要职责只是控制不超支，这不符合医保的主要目的，医保需要给国民提供符合社会经济发展水平的医疗保障，像国际上许多的国家（普及了 171 个国家），医保 72%是由卫生部门管理的。所以我们应该调整医保管理的主管部门，充分发挥医保的作用。

2. 市场职责

市场的职责内容很多，特别强调一定要改变办医体制，现在国内几乎大部分都是公立医疗机构，但如果按国外专家的看法，根本不是公立医疗机构，这些所谓政府办的医疗机构其收入的大部分是由工作人员从市场和服务中得来的。而国外政府办的公立医疗机构很少，它是由政府全额支付，所以才能保证公立医疗机构的公益性。比如美国、法国、德国、日本等，社会办的医疗机构都占到了 70%左右，日本基层医疗机构 94%是社会办的。所以我们要调整组织体系、办医体制，让社会的资金力量举办医疗机构，而政府真正不管医疗服务，各办各的事情。

市场的职责主要体现在下面几方面。

（1）开发技术：信息技术、人工智能和物联网与养老服务融合；

（2）研发产品：可穿戴设备（小型化、智能化、低耗电、性能稳定……）；

（3）设立机构：民办医疗机构、大学、养老或医养结合中心；

（4）对居家养老者提供系统服务：餐饮、医疗保健、日间照料等。

3. 政府和市场合作

政府和市场的合作，包括人才培养、互联网+、大数据等，特别强调政府应该积极主动地改变自己的服务管理。比如在互联网+方面，有一段时间政府总是觉得这个不符合我们的医疗规定，那个不符合我们的医疗规定，这不是积极的态度。政府应该研究目前的管理哪些是现代先进技术可以推进的，管理要适应先进技术的发展，这样才能真正做好健康服务工作。

最后用全国人大常委会陈竺副委员长的一句话作为报告的结尾：对健康的投入不应该视为社会的消费性支出，而要作为国家最重要的战略性投资。健康产业对国民经济的贡献是蕴含无限前景、极具价值的“绿色 GDP”，我国政府应该积极引导健康产业的持续发展。

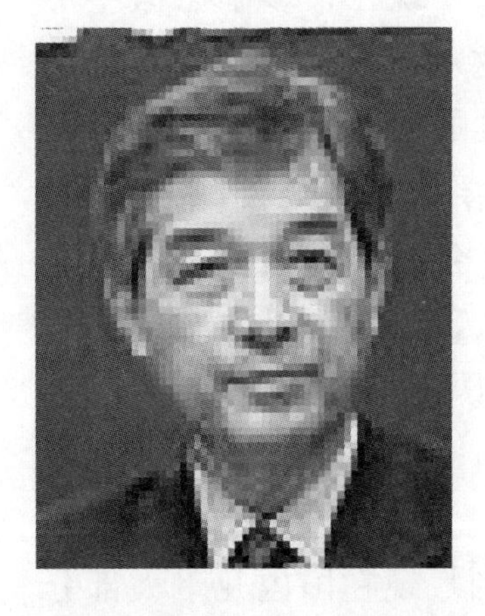

王陇德 1947 年 1 月出生于甘肃兰州，原籍河南开封。1969 年毕业于兰州大学医学部；1982 年毕业于中国医学科学院，获医学硕士学位。1980 年作为交换学者，赴美国纽约大学西奈山医学院进修。1982 年归国后，一直从事卫生行政管理工作，历任甘肃省卫生厅副处长、副厅长和厅长，中华人民共和国卫生部党组副书记、副部长。2009 年当选为中国工程院工程管理学部院士。现为北京大学公共卫生学院院长。兼任第十二届全国人大常委、中华预防医学会会长、中国老年保健医学研究会会长、世界卫生组织结核病控制技术和策略专家组成员、UNAIDS 亚太地区艾滋病控制和发展领导论坛指导委员、卫生部“健康中国 2020 战略研究组”首席专家、中国疾病预防控制中心健康教育首席专家等职。

长期在公共卫生领域从事行政管理、流行病学和公众健康促进专业研究工作。提出并领导组建了全国医疗机构传染病和突发公共卫生事件网络直报系统，提高了我国传染病控制工作的质量和水平，有效应对了近年发生的传染病突发公共卫生事件；研究提出了以控制传染源为主的血吸虫病控制新策略，并组织试点成功，此策略可解决我国湖区血吸虫病反复感染、无法彻底控制的难题，已在全国推广；推进慢病防控策略向“预防为主”转移，提出并组织实施了全国“脑中风筛查及防控工程”。在 *The New England Journal of Medicine*、*The Lancet*、

AIDS、《中华医学杂志》等期刊发表学术论文 100 余篇，主编多部专著。

曾获国家科学技术进步奖二等奖 1 项(2005 年)，中华预防医学会科学技术奖一等奖 1 项(2009 年)、二等奖 1 项(2008 年)。2007 年，因在中国艾滋病和结核病控制领域作出的突出贡献，获得了联合国艾滋病规划署颁发的“应对艾滋病杰出领导和持续贡献”奖以及世界卫生组织颁发的结核病控制“高川”奖。

还曾获得“全国卫生系统优秀留学回国人员”(1990 年)、“全国卫生防疫防治工作先进个人”(1993 年)、“中华预防医学会公共卫生与预防医学发展贡献奖”(2008 年)等荣誉。

干细胞健康产业的现状、希望和挑战

王存玉

美国加州大学洛杉矶分校

一、干细胞分类

有三种干细胞,第一种是上皮的干细胞,可以存在于脂肪、骨骼、脑组织中。这种干细胞很容易存在于骨髓干细胞或血液中,但若要将它分化成 T 细胞,问题就会比较大。所以如果将这种干细胞向单个细胞分化,其分化率在当前来说是比较具有挑战性的问题,这是关键的一点。

第二种是近来比较热门的诱导多功能干细胞(induced pluripotent stem cell, iPS)(图 1),主要是由日本和美国的科学家发现的。把普通的细胞加了几个转化因子诱导而来。中国的科学家已经做了比较前沿的工作,但是这个细胞我不是很看好。发明这个干细胞的日本学者做了若干年研究,关于这个发明工作我做了部分的总结。这个日本学者因此项工作获得了诺贝尔奖,日本政府在他获奖之前做了很多攻关。从客观的角度来说,他的这个工作是不值得得诺贝尔奖的。在 20 世纪七八十年代早期我们做肿瘤学研究,把普通正常的“心肌细胞”变成肿瘤细胞就是加了两三个细胞因子,概率是一样的(图 1)。大家不要过分崇拜诺贝尔奖。这方面产业化的进程比较快,但有一个关键的问题到现在还没有解决:从这个细胞分化来的细胞放到人身上去会不会长肿瘤?这是目前很大的挑战。

第三种是成体干细胞(图 2)。说是干细胞,实际上就是成人组织的群体细胞,基本上每个器官都有相对应的情景细胞。

二、干细胞治疗的现状

干细胞治疗开展比较多的,是用胚胎干细胞治疗黄斑变性。产业化的发展趋势不是靠公立医院来驱动,而是单独的风险投资公司以赚取利润为目的进行投资,同时要有治疗效果来推动。另外可以用胚胎干细胞治疗糖尿病、脑疾病、脊髓损伤,其中的大部分都处在临床试验Ⅰ期和Ⅱ期之间,还没有到Ⅲ期、Ⅳ期(表 1)。

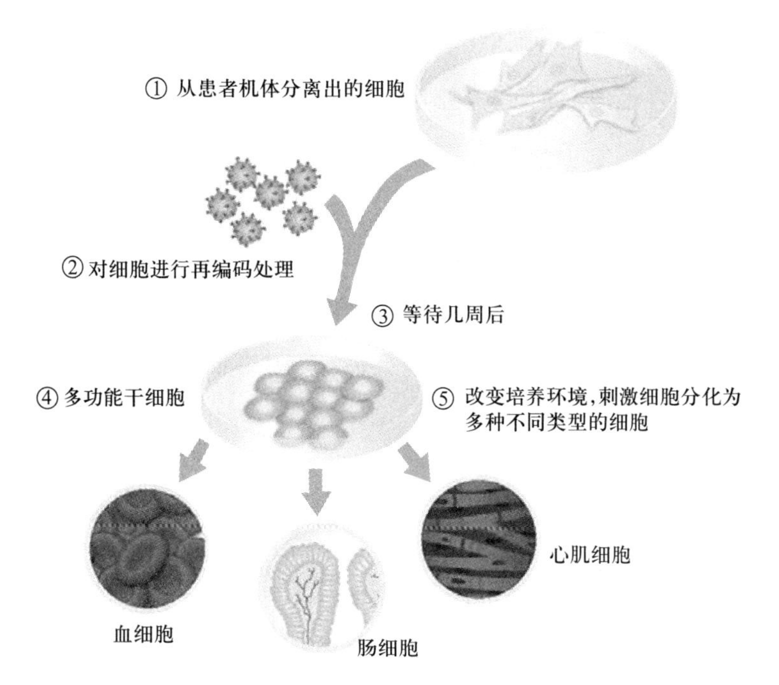

图 1　创建诱导多功能干细胞

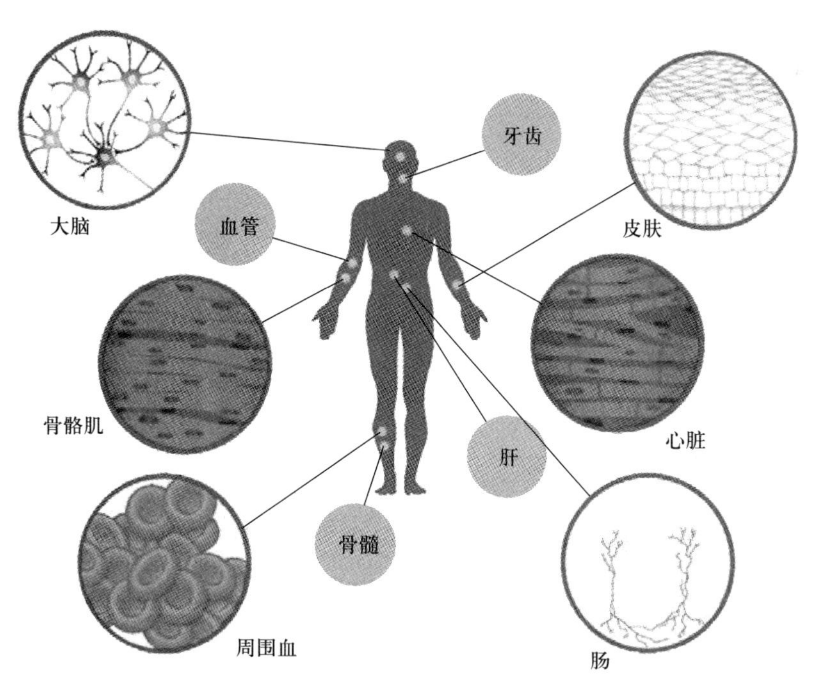

图 2　成体干细胞在人体的分布

表 1 干细胞临床试验

资助方（公司地址）	靶向的疾病	细胞治疗	病人数量	临床研究
Chabiotech Co.Ltd.(S.Korea)	黄斑变性	来源于人类胚胎干细胞的视网膜色素上皮细胞	12	Ⅰ/Ⅱ期
	干性黄斑变性和Stargardt 病	来源于人类胚胎干细胞的视网膜色素上皮细胞	16	Ⅰ/Ⅱ期
Ocata Therapeutics (MA, USA)	黄斑变性	来源于人类胚胎干细胞的视网膜色素上皮细胞	16	Ⅰ/Ⅱ期
	近视黄斑变性	来源于人类胚胎干细胞的视网膜色素上皮细胞	未知	Ⅰ/Ⅱ期
Pfizer(UK)	黄斑变性	来源于人类胚胎干细胞的视网膜色素上皮细胞	10	Ⅰ期
Cell Cure Neurosciences Ltd. (Israel)	黄斑变性	来源于人类胚胎干细胞的视网膜色素上皮细胞	15	Ⅰ/Ⅱ期
ViaCyte (CA, USA)	Ⅰ型糖尿病	来源于人类胚胎干细胞的胰岛内胚层细胞	40	Ⅰ/Ⅱ期
Assistance Publique-Hopitaux de Paris (France)	心力衰竭	来源于人类胚胎干细胞的 $CD15^{+}IsI\text{-}1^{+}$ 祖细胞	6	Ⅰ期
International Stem Cell Corp.(Australia)	帕金森病	人孤雌胚胎干细胞	未知	Ⅰ/Ⅱ期
Asterias Biotherapeutics (CA,USA)	脊髓损伤	来源于人类胚胎干细胞的少突先驱胶质细胞	13	Ⅰ/Ⅱ期

利用胚胎干细胞治疗眼科疾病方面,黄斑变性比较多,在未来几年病例做得多了以后会标准化。在眼睛里有一种细胞称作视网膜色素上皮细胞,它的功能非常复杂,对视力起很大的作用(图 3)。美国有一个统计,年龄超过 66 岁的人群,10%以上可能发生视网膜黄斑变性。

目前,我们在研究方面走到了哪一步? 在体外把胚胎干细胞加上各种生长因子后进行培养,然后直接注射到眼睛里。眼睛是很特殊的环境,不会起异常反

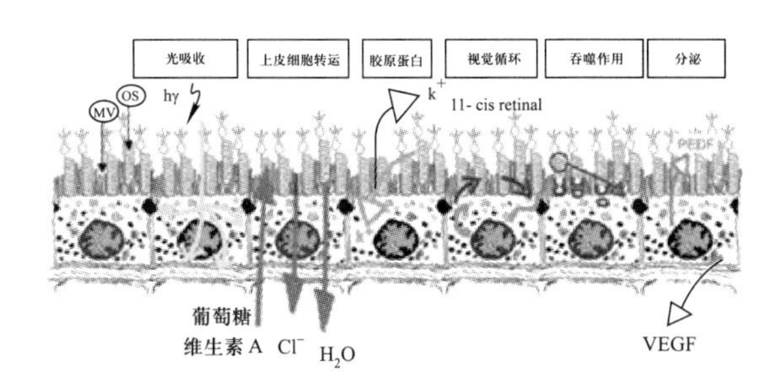

图 3　视网膜色素上皮(RPE)细胞具有多种功能

功能障碍、变性和 RPE 细胞的缺失是眼部贝斯特氏症、视网膜色素变性、与年龄相关的黄斑变性的突出特征

应。图 4 显示的是我们大学 2011 年做的工作,病人接受干细胞治疗以后没有什么副反应,视力有了恢复。加州大学在体外培养视网膜细胞方面已经有非常成熟的方法了。北京同仁医院有大量这样的病人,如果有兴趣合作,我可以帮忙让加州大学把方法移过来,双方加强合作。这方面的工作如果开展起来可以指导中国的干细胞治疗,对眼科健康产业化会有帮助。

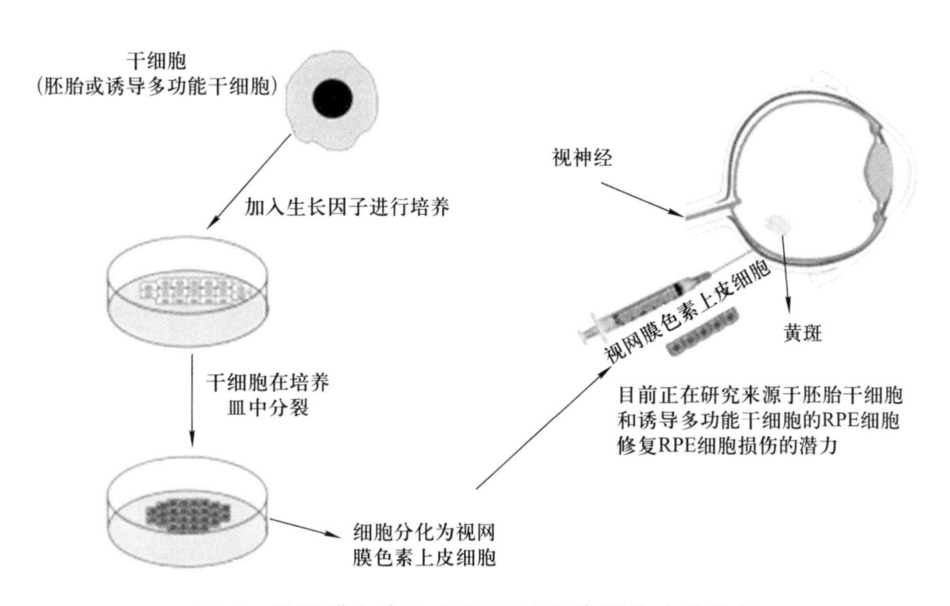

图 4　视网膜色素上皮(RPE)细胞置换疗法途径

现在做得比较多的临床试验是神经干细胞(表 2),美国很多公司在做,还有公司和医院联合做,并不是单独哪个医院做。医院可以驱使公司实现产业化。在中国,政府从另外一个角度为了推动干细胞的工作往前走,最好的研究和治疗都在公立性医院开展,但是若能放开一块让医院和公司合作,这样将更有利于产业往前走。

表 2 神经干细胞临床试验

资助方（公司地址）	靶向的疾病	细胞治疗方法	病人数量	临床研究
City of Hope (CA,USA)	复发性高级别胶质瘤	大肠杆菌胞嘧啶脱氨酶表达神经干细胞	24	Ⅰ期
	复发性高级别胶质瘤	羧酸酯酶表达神经干细胞	53	Ⅰ期
Neuralstem Inc. (MD,USA)	肌萎缩侧索硬化症	胎儿神经干细胞	18	Ⅰ期
	肌萎缩侧索硬化症	胎儿神经干细胞	18	Ⅱ期
	慢性脊髓损伤	胎儿神经干细胞	4	Ⅰ期
ReNeuron Ltd.(UK)	中风	人神经干细胞	12	Ⅰ期
	中风	人神经干细胞	41	Ⅱ期
	下肢缺血性疾病	人神经干细胞	9	Ⅰ期
Stem Cells Inc. (CA, USA)	神经元蜡样质脂褐质沉积症	人中枢神经干细胞	6	Ⅰ期
	颈脊髓损伤	人中枢神经干细胞	50	Ⅱ期
	黄斑变性	人中枢神经干细胞	15	Ⅰ/Ⅱ期
	胸脊髓损伤	人中枢神经干细胞	12	Ⅰ/Ⅱ期
	佩-梅病	人中枢神经干细胞	4	Ⅰ期
Transeuro (UK)	帕金森病	胎儿多巴胺细胞	40	Ⅰ期
Wroclaw Medical University (Poland)	脊髓损伤	自体嗅鞘细胞	10	Ⅰ期

胎盘干细胞临床试验做得也比较多(表 3),相当一部分是公司参与的。医院的医生开展研究,医生将研究成果申请专利以后,得到保护。医生可以在外面成立一个公司,用这个公司做干细胞的临床试验和产业化,寻找利用风险投资公司的资金。胎盘干细胞可以治疗脑中风和免疫性疾病等。

表 3 胎盘干细胞临床试验

资助方（公司地址）	靶向的疾病	细胞治疗方法	病人数量	临床研究
Celgene Corporation（NJ，USA）	中风（已终止）	胎盘细胞	44	Ⅱ期
	肺结节病（已终止）	胎盘细胞	4	Ⅰ期
	炎症性肠病（克罗恩病）	胎盘细胞	14	Ⅰ期
	多发性硬化	胎盘细胞		Ⅰ期
	外周动脉疾病	胎盘细胞	24	Ⅰ期
	类风湿性关节炎	胎盘细胞	26	Ⅱ期
Karolinska Institute（Sweden）	急性移植物抗宿主病	蜕膜基质细胞（间充质干细胞）	30	Ⅰ/Ⅱ期
	出血性膀胱炎	蜕膜基质细胞（间充质干细胞）	12	Ⅰ/Ⅱ期
Prince Charles Hospital/Mater Medical Research Institute（Australia）	特发性肺纤维化	胎盘间充质干细胞	8	Ⅰ期
New York Medical College（NY，USA）	免疫系统疾病	胎盘干细胞	30	Ⅰ期

另外一个成体干细胞的研究我现在仍在做，原始的名字叫骨髓间充质干细胞，后来发现不仅仅是骨髓，脂肪组织、肌肉组织里也存在这一类细胞，称作间充质干细胞。获取这种细胞相对比较容易，现在做得最乱、最杂，目前临床治疗的状况还不是完全成熟（图 5、6）。

三、干细胞产业化

干细胞是一个新兴产业，中国起步并不晚，完全可以赶上去与西方国家平起平坐。如果浏览美国政府的网站，有几百种与干细胞相关的新兴产业，其中相当一部分是从中国来的。不论是什么疾病都用干细胞治疗，这是很大的问题。根据我自己的体会，有几个疾病的治疗是比较成熟的，如移植物抗宿主病，健康的

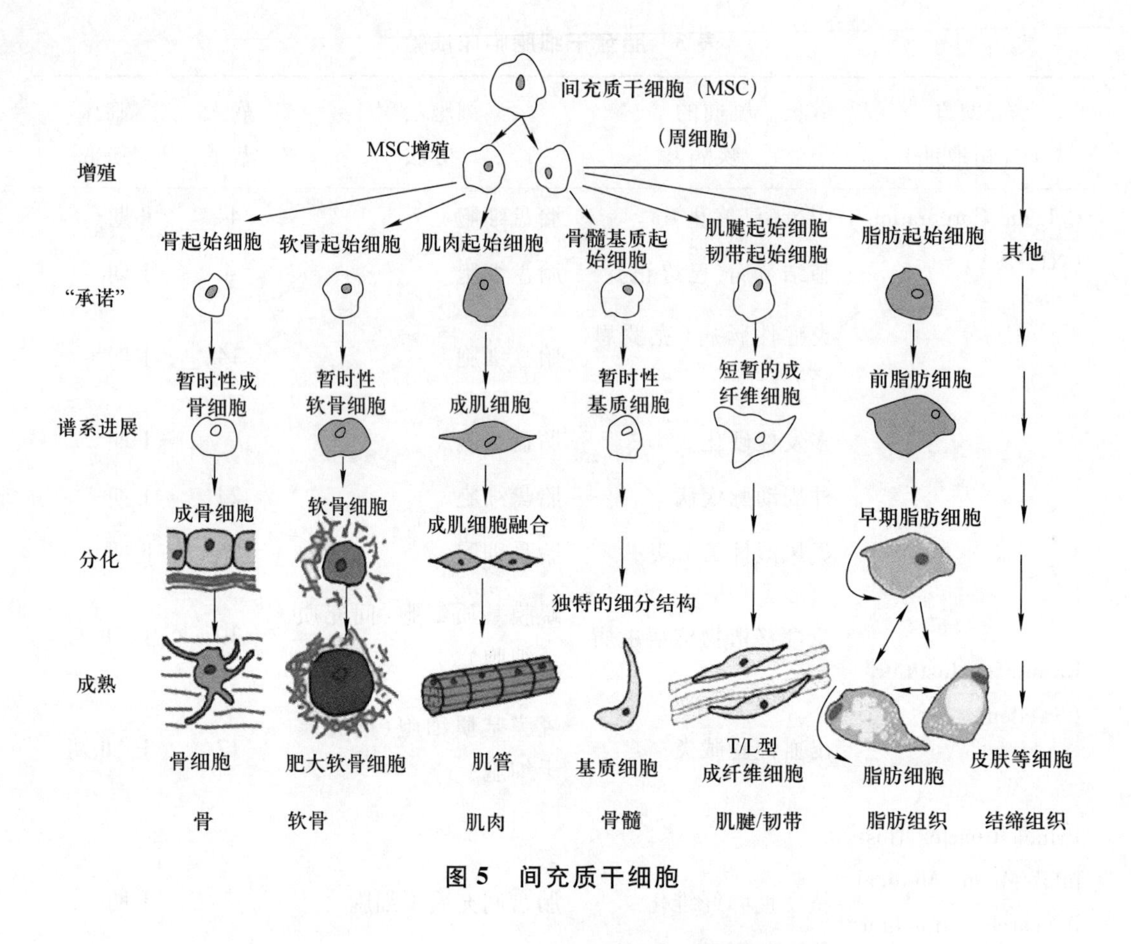

图5　间充质干细胞

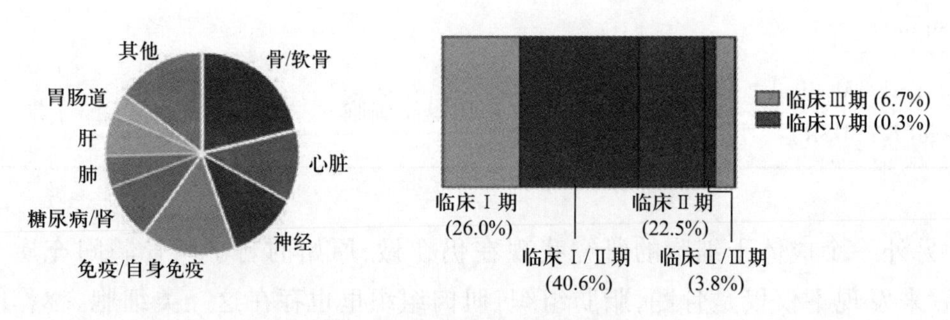

图6　间充质干细胞临床试验

干细胞相对可以控制得比较好。根据我所看到的文献，对心肌损伤的效果不是很好，方法学方面有待改进。干细胞治疗最关键的一点是哪个部位有损伤就应该用那个部位的干细胞。还有一些研究针对糖尿病、肝脏疾病，虽然临床试验有一些效果，但是在病人身上使用有没有效果，还不敢肯定（图7）。

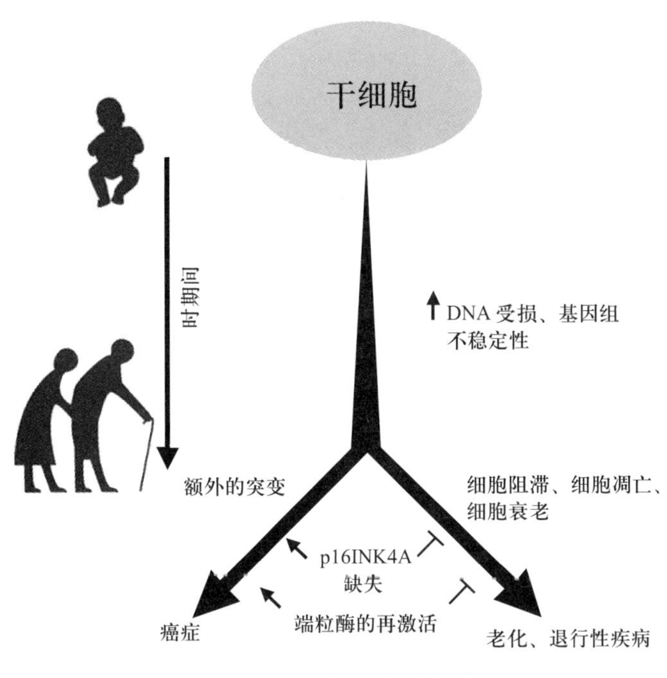

图 7 干细胞在医疗健康产业

现在大部分干细胞的治疗效果还不是很明显,要使它成为一个好的产业需要大家的共同努力。关于治疗的标准,往往制定政策的人与真正做干细胞研究的人脱节。制定政策的人不懂产业化,不懂干细胞的本质,他们制定政策时有一个心理,就是怕出事,出事以后就一刀切。用胚胎干细胞治疗时可能病人患癌症的风险率会升高,怎么预防?包括骨髓间充质干细胞治疗开展得比较多,有研究证明骨髓间充质干细胞的副作用是促进肿瘤的生长、发展、转移。另外用胚胎干细胞时怎么能严格地调控它的分化,一直是临床的重大挑战。

讲到产业化,很重要的一个方面是怎么用干细胞预防衰老,是不是有长生不老药?老年人经常问:是不是注射一种干细胞就可以防止衰老?反过来说,是不是有防衰老的药存在?前一段时间哈佛大学的学者找到了一种因子 GDF11,他们发现把它注射到成年的老鼠身上可以防止其衰老;过了一年以后,发现这个实验做得不对,GDF11 在年老的老鼠身上反而表达升高了,如果注射进去会加速老鼠衰老,这就是当前干细胞研究存在的挑战(图 8)。

关于国内的脐带干细胞血库,有一个关键的问题:没有一个公司愿意投资把脐带干细胞里的细胞和血液成分搞清楚(图 9)。如果找长生不老药没有地方去,肯定在脐带干细胞里,这是当前产业化所面临的挑战。

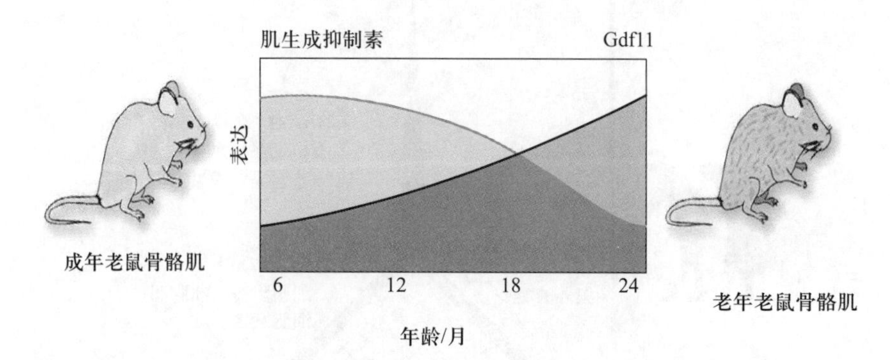

图8 干细胞研究的一个挑战:GDF11防止成年老鼠衰老,同时又加速老年老鼠衰老

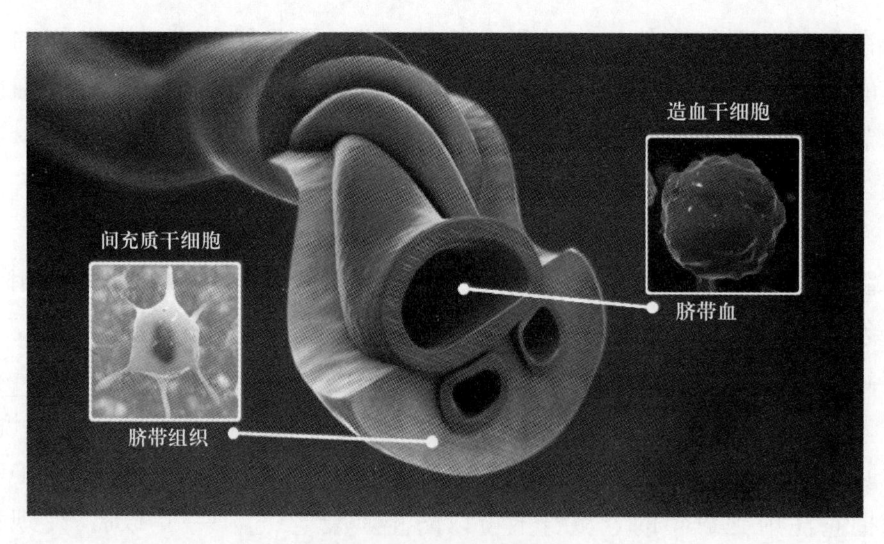

图9 脐带血库与衰老?

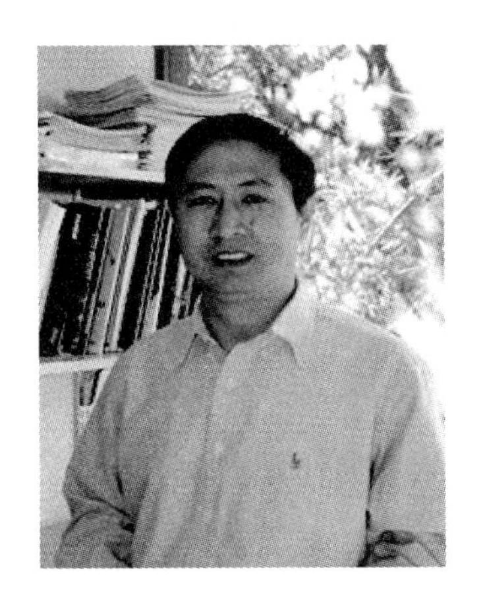

王存玉 王存玉,1963年出生于江苏泰州兴化,现任美国加州大学洛杉矶分校口腔生物学和医学系主任、教授,美国国家医学院院士,中国工程院院士。

1985年毕业于南京医科大学口腔系;1989年获北京医科大学(现北京大学医学部)临床医学博士学位后,在北京口腔医院工作;1990-1995年在美国波士顿福塞斯(Forsyth)研究所做博士后研究;1995-1998年在美国北卡罗来纳大学攻读分子生物学和遗传学博士,同时接受住院医生培训;1999-2007年在密歇根大学任教;2007年至今,任加州大学洛杉矶分校口腔生物学和医学系主任、讲席教授。2011年当选美国国家医学院院士;2013年当选中国工程院外籍院士。

近年来在Wnt信号传导与细胞凋亡以及肿瘤的发生、发展的关系、成人干细胞永生化等领域进行了一系列的国际前沿性研究,取得了国际同行公认的创新性研究成就。曾获得IADR的"年轻调查者"奖和"Gie Award"(JDR最佳论文奖)。他领导的实验室在干细胞、肿瘤、炎症研究领域多次获得美国国家卫生研究院的资助。在国际一流期刊如:*Science*, *Nature Medicine*, *Nature Cell Biology*, *Nature Biotechnology*, *Cancer Cell* 等发表了50多篇论文。

王存玉博士还受聘担任北京大学口腔医学院长江学者讲座教授,香港大学、上海交通大学、南京医科大学客座教授。多次应邀回国、回母校讲学,与母校共同申请科研基金项目,为母校培养人才,积极为母校的科研工作出谋划策,并直接进行指导工作,是十分优秀的合作者。在他的积极关心和支持下,国内口腔医学科研思路、科研方法和科研实力在国际范围得到提升。

健康服务与科技推动

程　京

清华大学医学院生物医学工程系,生物芯片北京国家工程研究中心,
博奥生物集团有限公司

一、引　言

我谈一下健康服务业和科技互为依靠、相互推动的实操。在这方面我们启动的时间不是很长,也就是三四年的时间,边摸索边学习,尤其是今天在首都医科大学做报告,更是忐忑不安。我本人不是学医的,是学电气工程的,但和医学(医院)有着不解的渊源。从小在医院的大环境长大,本来一直想逃离医的世界,没想到全世界转了一圈回来,跑到了中国工程院,成为医药卫生学部的一名院士。既然逃不掉也就不回避。

从西医到中医、从工程到科技,我们试图把它们融合到一块。现在又想办法了解,对于健康来讲,包括肉体健康和精神健康,怎样进行调理和维护?艺术和精神有什么内在的联系,用科学的仪器怎么分析?找出它们内在的关系或者靶向作用,或许以后可以与药品并驾齐驱,为健康做好服务。

1. 日益恶化的健康数据

在2003-2013年期间,中国慢病方面举两个例子:高血压和糖尿病的发病率分别增长了4倍和6倍,而GDP的增长远远达不到这个数字。如何在经济稍微有点增长的时候把疾病控制住是我们面临的重大挑战。

2. 不健康的观念导致健康危机出现

现实是,尽管我们做了健康生活方式的宣传,但是每逢同学聚会、家人聚会,或者春节聚餐,一定要有大鱼大肉和大酒。不管我们是否情愿,去年和前年北京的雾霾我们深受其害。不知不觉间我们所面临的慢性病人数的增长耸人听闻,糖尿病患者已经达到了1亿。人口老龄化也在快速发展,原来得到的数据是60岁以上的老年人口有1.5亿,今天听王陇德院士的报告已经达到2亿左右了

(2014年),我们面临的挑战确实是巨大的。

二、变化中的健康管理:随身检与常规体检

在巨大的挑战面前大家都在谈“大”,大健康服务业、大数据。仔细看一看大健康服务业和大数据会有什么样的关系。过去面临最多的是数据大,而不是大数据真正的结构。王陇德院士讲到了大数据最大的特点就是数据流必须是连续的。数据大的特点是数据离散,比如体检一年一次,假定我们活100岁,从生下来开始做也就是100个数据点,想把有规律性的东西描绘出来是很困难的,依靠算法也是不准的。比如图1中一个人50岁时查出来是正常的。往右边看用数据监控每个人产生的连续数据流情况就会发生变化:如果一个月查一次,一年就有12次,可能会有一次出现异常;如果每周检一次,一年52周,就会发现有两次异常;如果每天都检,会发现一年中有10次异常。早期异常信息的捕捉对于我们做好健康管理和干预是非常有帮助的(图1)。

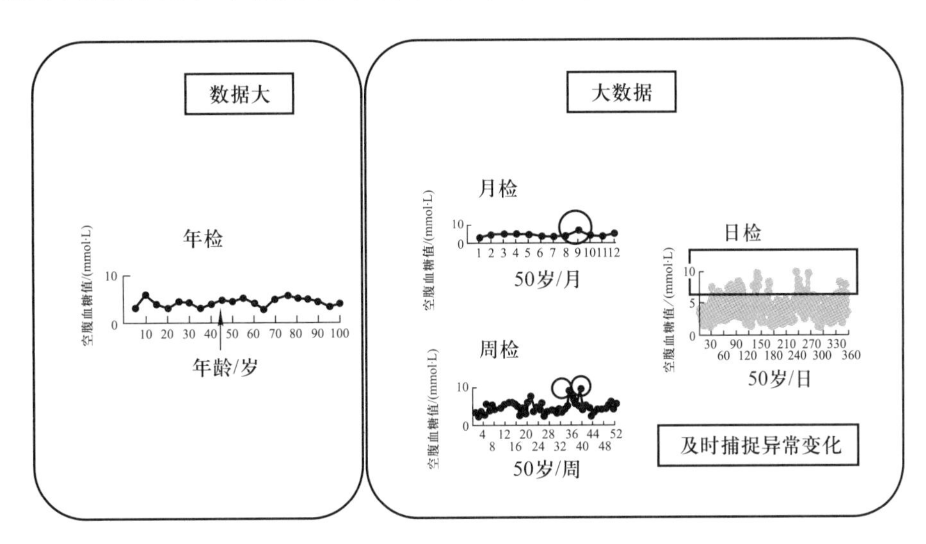

图1 变化中的健康管理:随身检与常规体检

再比如图2中,左边体检拍个核磁共振、X光或者CT,要获得这样的数据结果需要支付的费用非常高昂,而且有相当部分的影像设备对于人体是有害的;而右边的影像对于人体无害,可以天天拍,从而可以在疾病发生之前早早就获得各种迹象特征。

1. 影响健康的主要因素——WHO观点

根据世界卫生组织(WHO),影响健康的因素有内因和外因,内因占的比重比较小,15%左右,是遗传因素;剩下的85%是外因,其中生活方式占60%,气候

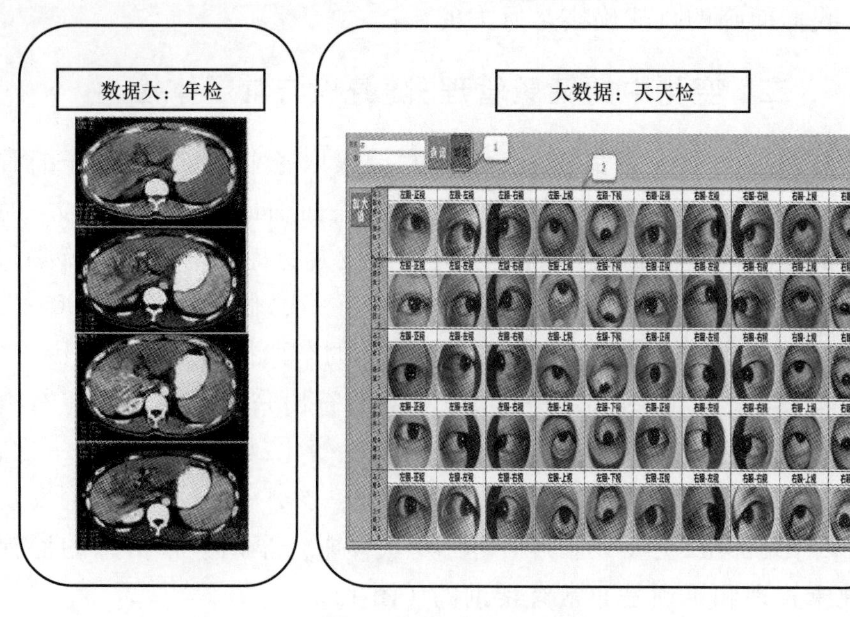

图 2 数据大与大数据

因素占 7%（图 3）。对于后天各种情况的关注我们应该加倍努力；虽然内因占的比重小，但外因是通过内因起作用的，所以必须要关注。

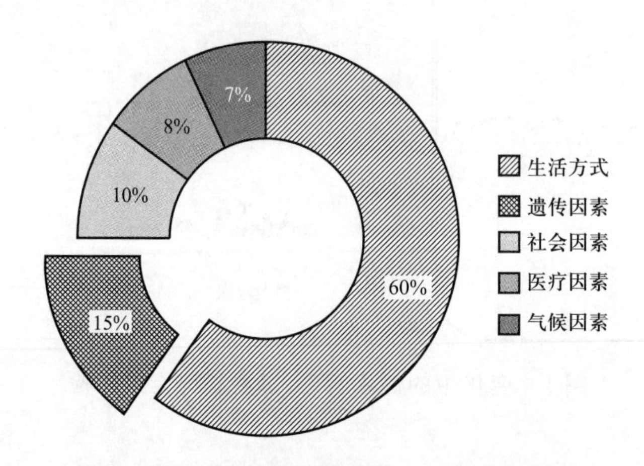

图 3 影响健康的主要因素——WHO 观点

根据美国人写的《2030 年全球趋势》，预测未来国际领先的健康管理创新中心可能出现的地方是在亚洲、是在中国。如果我们不努力，可能这个国家就漂移到我们的邻国印度了，因为它是发展中国家，而且中产阶级人口规模将大幅增长，日本已经不在这个行列。

既然是这样，有病治病肯定解决不了国家挑战和全球挑战。未来应该往哪儿走，如何做到少花钱、少生病，而且还要少烦恼，提高幸福指数，这是非常值得我们思考的问题。

2. 全人全程健康监控和管理

生物芯片北京国家工程研究中心专门抽调出来一些人马做健康相关的新技术和新产品的开发,现在我们提出从出生前到去世后全程健康的监控和管理,从而做到生得健康,想病不易,在我们离开这个世界的时候也没病没灾(图 4)。

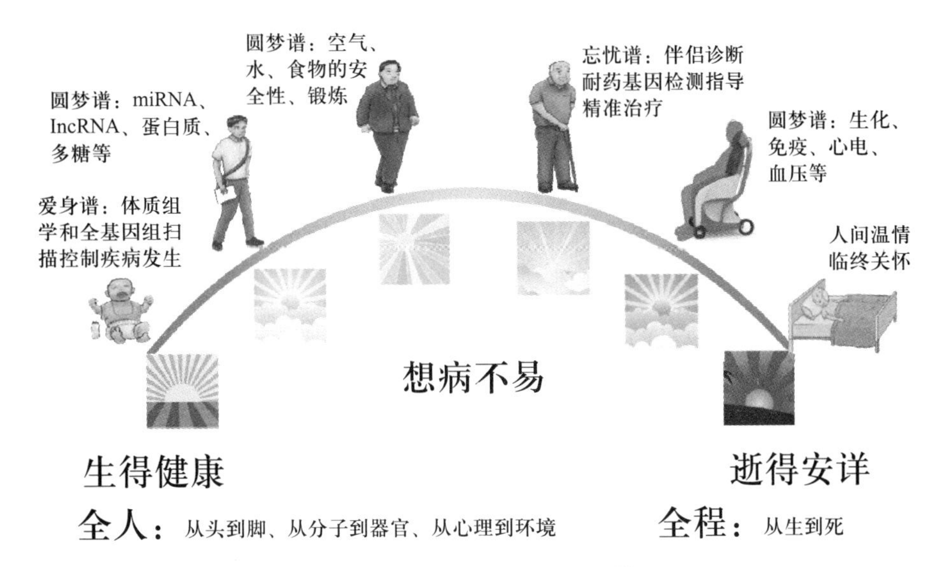

图 4 全人全程健康监控和管理

值得一提的是,北京过去 3 年在市政府的支持下,以同仁医院作为技术牵头单位,联合 6 家顶级三甲医院对北京市所有的新生儿做了为期 3 年多的听力筛查,用的就是全世界独一无二的基因芯片,在北京筛查了将近 80 万的新生儿,在全国已经做到了 120 万,避免了将近 4 万儿童和成人因为错误用药、生活方式不对可能导致的听力永久丧失,是非常好的干预过程。

既然有这么多的因素里里外外影响健康,我们系统地把它们做一个归类,主要是基于目前有哪些技术手段可以使用、我们可以开发什么技术方法来考虑的。从检测角度提了 8 个方面的检测(图 5),从个体到我们所处的环境,比如室内空气的监测,从可感知的具象物质到像情绪这样抽象的东西。检测完了之后需要做的是调理(图 6),使疾病远离我们,使身体不适、不平衡回到平衡,最后达到 4 个增强的目的(图 7),使寿命延长。中国人是这样,外国人也如此。

要充分地把中医发扬光大,工程技术方面有哪些需要提高和补充的地方,我们会施以援手。从人的体质分类来讲,通过北京中医药大学王琦教授的推动已

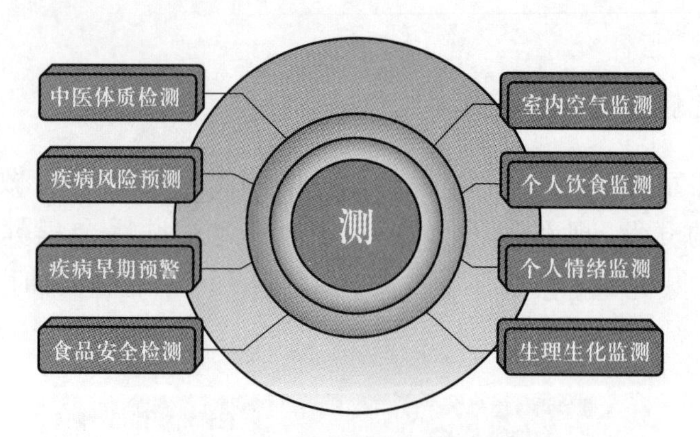

图 5 身-心-环境的动态监测

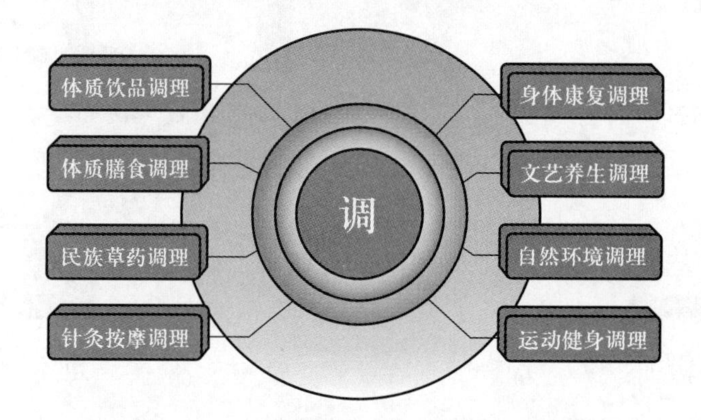

图 6 全人全程动态调理——依测而调

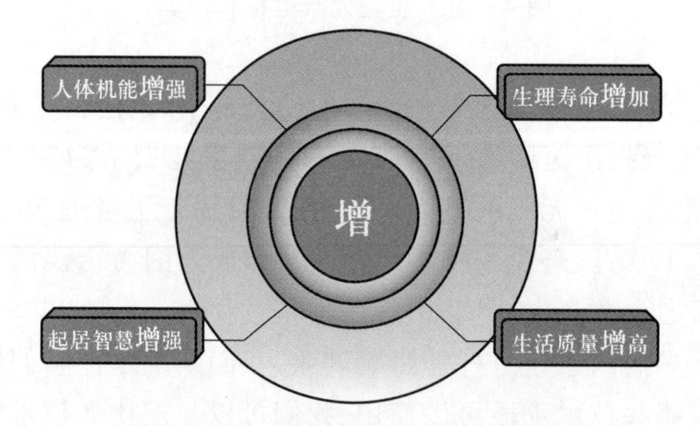

图 7 全人全程身体心智健康增强

经简化为 9 类（表 1），在这 9 类里只有第一类平和体质属于比较健康平衡的，其他 8 类都是属于不平衡的体质或者偏颇体质，容易患各种疾病。从标注的圆点来看，8 类里 5 类体质的人容易患糖尿病（标●），容易患原发性肝癌的体质人群，与糖尿病对应的 5 类体质里有 3 类是重叠在一块的。

表 1 体质学说与疾病易感性

体质分类	平和体质	气虚体质●	阳虚体质●	阴虚体质●	痰湿体质●	湿热体质	气郁体质	血瘀体质●	特禀体质
特性	健康派	气短派	怕冷派	缺水派	痰派	长痘派	郁闷派	长斑派	过敏派
调理总则	常规调理	补中益气	温阳补气	滋阴降火	化痰利湿	清热利湿	疏肝解郁	活血化瘀	养血祛风
发病倾向	**消化系统疾病**：慢性胃炎 **妇科疾病**：多囊卵巢综合征	**心脑疾病**：血脂异常、痛风、冠心病 **肿瘤**：非小细胞肺癌、原发性肝癌、乳腺癌 **消化系统疾病**：非酒精性脂肪肝、肠胃癌、慢性萎缩性胃炎、胆石症、消化性溃疡、溃疡性结肠炎等 **肾脏疾病**：慢性肾脏病 **妇科疾病**：子宫肌瘤 **免疫代谢疾病**：糖尿病及其并发症、支气管哮喘、甲状腺结节、慢性荨麻疹、寻常型银屑病 **其他**：老年抑郁症、失眠	**心脑疾病**：冠心病、血脂异常、痛风 **肿瘤**：大肠癌、原发性肝癌、肠胃癌、非小细胞肺癌、乳腺癌 **呼吸系统疾病**：慢性阻塞性肺病 **消化系统疾病**：溃疡性结肠炎、消化性溃疡、慢性胃炎 **肾脏疾病**：泌尿系结石、尿毒症 **妇科疾病**：多囊卵巢综合征 **免疫代谢疾病**：哮喘、类风湿关节炎、白癜风、2型糖尿病、甲状腺结节 **其他**：颈椎病、老年抑郁症	**心脑疾病**：高血压、血脂异常、脑卒中 **肿瘤**：乳腺癌 **呼吸系统疾病**：慢性阻塞性肺病 **消化系统疾病**：慢性胃炎 **肾脏疾病**：泌尿系结石、IgA肾病 **妇科疾病**：多囊卵巢综合征 **免疫代谢疾病**：2型糖尿病、儿童过敏性紫癜、甲状腺结节、系统性红斑狼疮、过敏性鼻炎、慢性荨麻疹、寻常型银屑病 **其他**：小儿多发性抽动症、视网膜病变、Leber遗传性视神经病变、原发性痛经、老年抑郁症、焦虑症等	**心脑疾病**：血脂异常、痛风、冠心病、中风、非酒精性单纯性脂肪肝 **肿瘤**：乳腺癌 **呼吸系统疾病**：慢性阻塞性肺病 **消化系统疾病**：胆囊息肉、克罗恩病、慢性乙型肝炎、消化性溃疡 **妇科疾病**：多囊卵巢综合征、子宫内膜息肉 **免疫代谢类**：2型糖尿病、膝关节骨性关节炎、哮喘 **其他**：小儿多发性抽动症、腰椎间盘突出、颈椎病、尿毒症等	**心脑疾病**：血脂异常、痛风、脂肪肝 **肿瘤**：原发性肝癌 **消化系统疾病**：慢性萎缩性胃炎、胆囊息肉、克罗恩病、腺瘤性结直肠息肉 **肾脏疾病**：IgA肾病、泌尿系结石 **妇科疾病**：子宫肌瘤、子宫内膜异位症 **免疫代谢类**：寻常型银屑病、慢性荨麻疹 **其他**：慢性前列腺炎、失眠、视网膜静脉阻塞、腰椎间盘突出	**心脑疾病**：高血压 **肿瘤**：大肠癌 **呼吸系统疾病**：慢性阻塞性肺病 **消化系统疾病**：肠易激综合征、慢性胃炎、慢性肝炎、消化性溃疡 **妇科疾病**：多囊卵巢综合征、乳腺癌、乳腺增生、子宫内膜息肉、原发性痛经 **免疫代谢类**：寻常型银屑病、甲亢、甲状腺结节、过敏性鼻炎、慢性荨麻疹、膝关节骨性关节炎 **其他**：偏头痛、抑郁症、斑秃、慢性前列腺炎	**心脑疾病**：血脂异常、高血压、冠心病、痛风、中风 **肿瘤**：原发性肝癌、乳腺癌、大肠癌 **呼吸系统疾病**：慢性阻塞性肺病 **消化系统疾病**：乙型肝炎、酒精性肝硬化 **肾脏疾病类**：慢性肾脏病 **妇科疾病**：子宫肌瘤、子宫腺肌症、多囊卵巢综合征 **免疫代谢类**：2型糖尿病、甲状腺结节、类风湿关节炎、膝关节骨性关节炎 **其他类**：偏头痛、腰椎间盘突出、颈椎病	**心脑疾病**：冠心病 **肾脏疾病**：紫癜性肾炎 **免疫代谢类**：过敏性鼻炎、哮喘、慢性荨麻疹 **其他**：焦虑症

针对不同体质的人，中医已经做了大量的统计，哪些类别容易得什么病，落实到个人身上，从遗传内因来讲需要用今天的技术确认一下，是不是在每个人身上的风险都一样高。我们在国家“863”项目的支持下开发出来一次可以对13大类150种疾病做风险分析的基因芯片（图8、9），假定我们抽了血，对DNA分析做了疾病风险评估，得出结论：某人患肝癌风险比较高，糖尿病风险也比较高，这是一出生就可以测的；同时，冠心病的风险也比较高，这是最早的预测。

疾病种类	疾病数/种	疾病种类	疾病数/种
肿瘤疾病	28	泌尿系统疾病	7
心脑血管疾病	20	生殖系统疾病	7
呼吸系统疾病	6	皮肤系统疾病	6
消化系统疾病	15	精神心理疾病	10
血液系统疾病	6	眼、耳疾病	13
代谢类疾病	6	骨骼、肌肉疾病	7
免疫类疾病	19		

爱身谱® 2.0可检测13大类、150种疾病
“十二五”国家科技部“863”成果

图 8　博奥颐和爱身谱疾病风险分析芯片 2.0

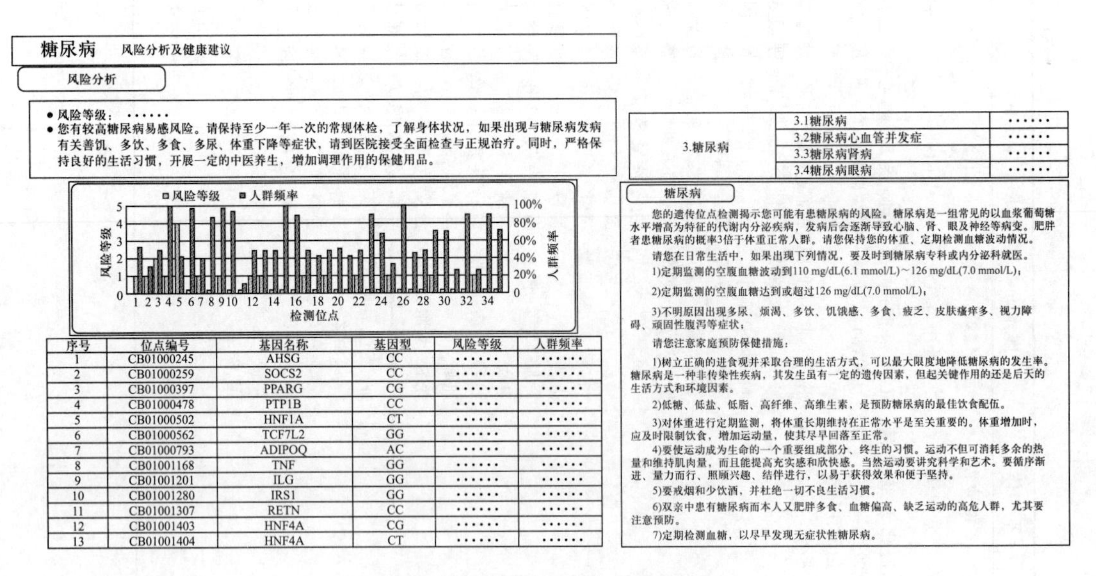
糖尿病　风险分析及健康建议

风险分析

- 风险等级：……
- 您有较高糖尿病易感风险。请保持至少一年一次的常规体检，了解身体状况，如果出现与糖尿病发病有关善饥、多饮、多食、多尿、体重下降等症状，请到医院接受全面检查与正规治疗。同时，严格保持良好的生活习惯，开展一定的中医养生，增加调理作用的保健用品。

序号	位点编号	基因名称	基因型	风险等级	人群频率
1	CB01000245	AHSG	CC	……	……
2	CB01000259	SOCS2	CC	……	……
3	CB01000397	PPARG	CG	……	……
4	CB01000478	PTP1B	CC	……	……
5	CB01000502	HNF1A	CT	……	……
6	CB01000562	TCF7L2	GG	……	……
7	CB01000793	ADIPOQ	AC	……	……
8	CB01001168	TNF	GG	……	……
9	CB01001201	ILG	GG	……	……
10	CB01001280	IRS1	GG	……	……
11	CB01001307	RETN	CC	……	……
12	CB01001403	HNF4A	CG	……	……
13	CB01001404	HNF4A	CT	……	……

3.糖尿病	3.1糖尿病	……
	3.2糖尿病心血管并发症	……
	3.3糖尿病肾病	……
	3.4糖尿病眼病	……

糖尿病

您的遗传位点检测揭示您可能有患糖尿病的风险。糖尿病是一组常见的以血浆葡萄糖水平增高为特征的代谢内分泌疾病，发病后会逐渐导致心脑、肾、眼及神经等病变。肥胖者患糖尿病的概率3倍于体重正常人群。请您保持您的体重、定期检测血糖波动情况。

请您在日常生活中，如果出现下列情况，要及时到糖尿病专科或内分泌科就医。

1)定期监测的空腹血糖波动到110 mg/dL(6.1 mmol/L)～126 mg/dL(7.0 mmol/L)；

2)定期监测的空腹血糖达到或超过126 mg/dL(7.0 mmol/L)；

3)不明原因出现多尿、烦渴、多饮、饥饿感、多食、疲乏、皮肤瘙痒多、视力障碍、顽固性腹泻等症状；

请您注意家庭预防保健措施：

1)树立正确的进食观并采取合理的生活方式，可以最大限度地降低糖尿病的发生率。糖尿病是一种非传染性疾病，其发生虽有一定的遗传因素，但起关键作用的还是后天的生活方式和环境因素。

2)低糖、低盐、低脂、高纤维、高维生素，是预防糖尿病的最佳饮食配伍。

3)对体重进行定期监测，将体重长期维持在正常水平是至关重要的。体重增加时，应及时限制饮食，增加运动量，使其尽早回落至正常。

4)要使运动成为生命的一个重要组成部分、终生的习惯。运动不但可消耗多余的热量和维持肌肉量，而且能提高充实感和欣快感。当然运动要讲究科学和艺术。要循序渐进、量力而行、照顾兴趣、结伴进行，以易于获得效果和便于坚持。

5)要戒烟和少饮酒，并杜绝一切不良生活习惯。

6)双亲中患有糖尿病而本人又肥胖多食、血糖偏高、缺乏运动的高危人群，尤其要注意预防。

7)定期检测血糖，以尽早发现无症状性糖尿病。

图 9　疾病风险评测分析报告

之后，我们要关注很多事情。上面提到的数据相当大一部分来自与我们合作的全国的医科院校，用大量病人的标本做了芯片分析，并且在国际权威的杂志上发表。

那么，在后续过程中怎样努力做，从而让病人少花钱、少受罪，中医可以帮我们很多的忙。图 10 显示的是我们与北京广安门医院的老中医开展的合作项目，从目诊的角度，能不能把我们现在掌握的工程科学技术用上去。对于中医来讲已经做了非常好的统计和分区，比如把眼睛分成不同的区域，不同区域血管的分布、眼睛的颜色可以提示我们在五脏六腑哪些地方已经开始出现病变了。对于我们来讲就是知识的转移，把头脑里的知识转移到计算机里，建立专家系统，把平常靠眼睛看的东西变成影像，可以客观地记录和分析。博奥有一个专门的团队对这样的系统进行研究。每天早晨起床后只需对眼睛拍 10 个照片，机器会引导你往哪个方向看，这些数据是连续的数据，不可能一下就出现巨变，一定有个过程，当我们看到有异常时就该考虑下一步的事情。对于肝癌患者来讲有 7 个证型，都是有统计学意义的。比如脉象、舌诊，可以进一步地获得更确凿的证据，比如蜘蛛状痣，很多都提示肝癌的可能性或者肝部异常病变已经出现(图 11—13)。

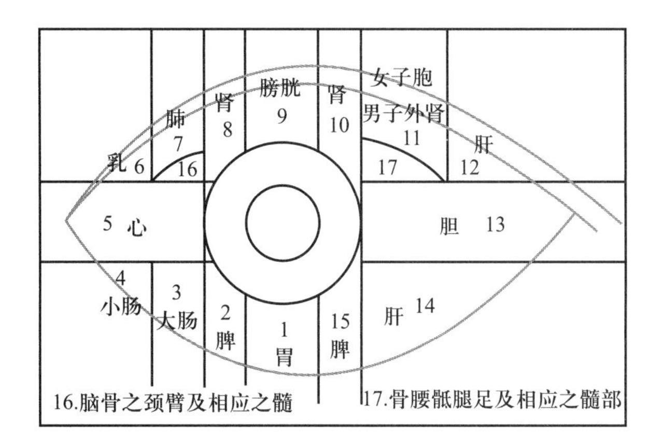

图 10 中医：望目辨证 监控健康

根据目诊结果客观化、可视化检测人体眼部特征，监测人体健康状态

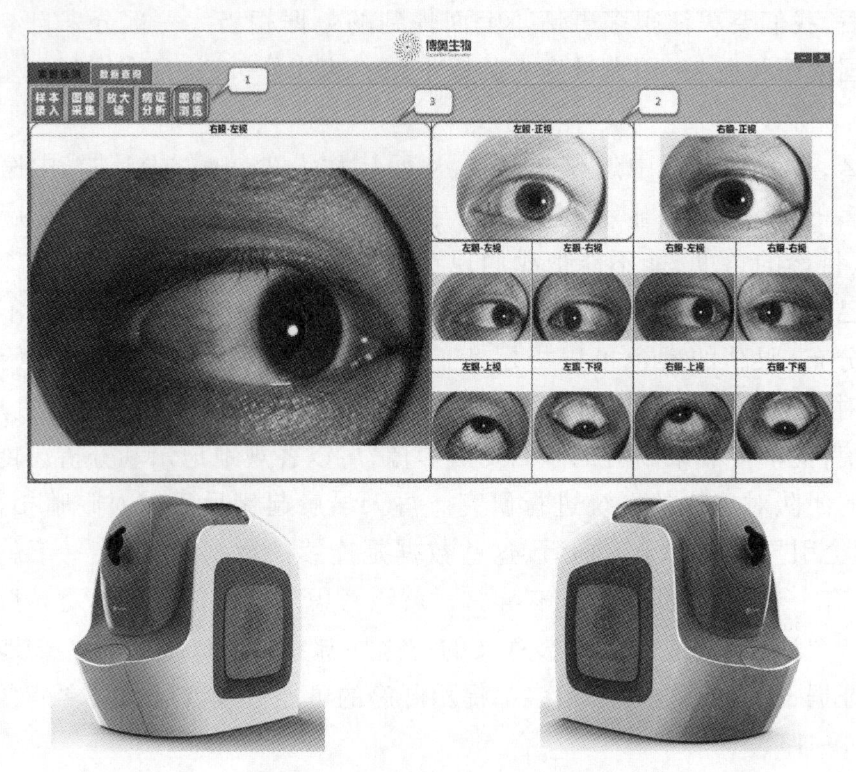

图 11　博奥中医目诊专家系统

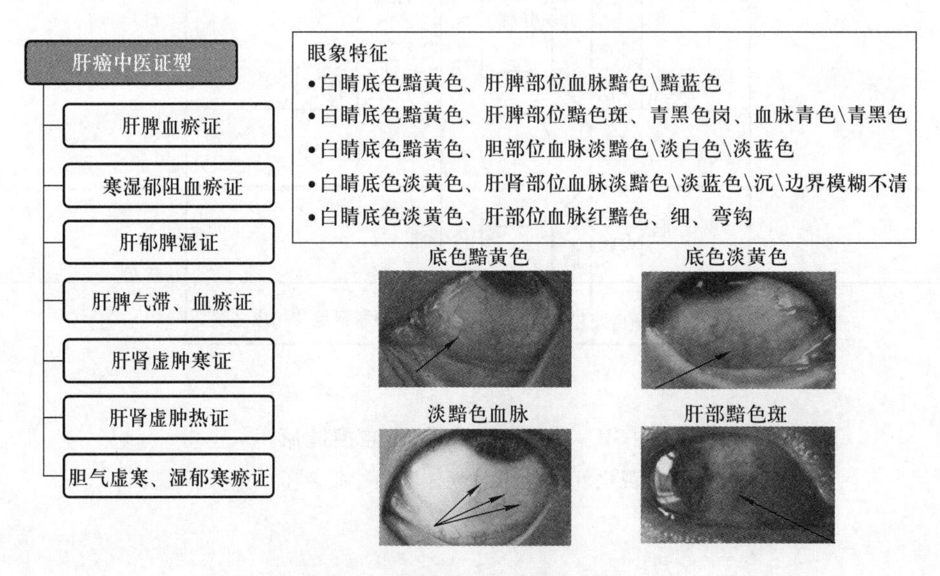

图 12　肝癌患者的眼象特征

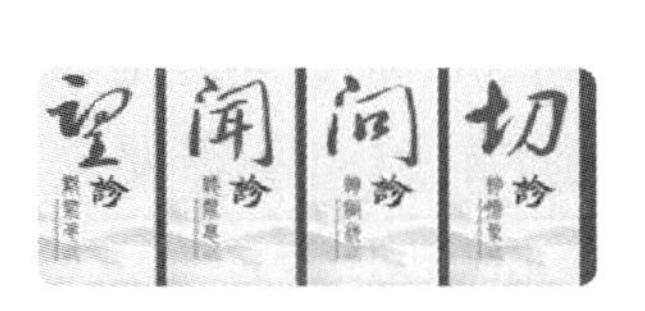

脉象
•弦脉、滑脉、细脉
舌象
•舌色黯、舌苔厚腻
眼象
•见上一页
其他
•肝掌、蜘蛛痣

原发性肝癌患者，在舌头的左右两侧边缘呈现紫或青色，成条纹或不规则形状的斑块黑点，界限分明易于辨识，名之“肝瘿线”。

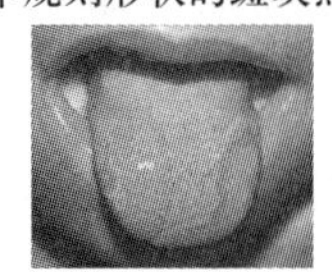

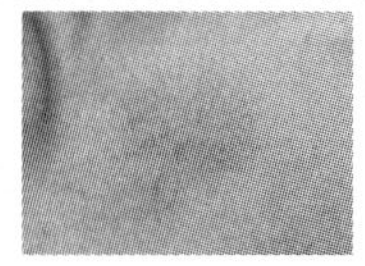

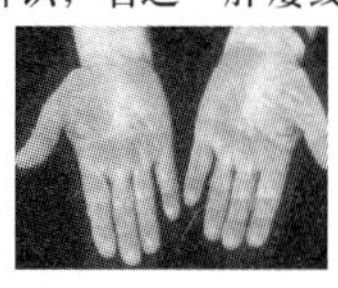

图 13　四诊合参进行肝癌辅助诊断

三、肝癌的预防和干预:个性化的体检

我们与国内多个顶级三甲医院和科研机构合作,快速推动转化医学项目进展。从第一个结直肠癌血浆 miRNA 项目开始到现在,共有包括肺癌、肝癌、结直肠癌、食管癌和前列腺癌在内的 5 个肿瘤血浆 miRNA 项目研究已完成,针对 5 种肿瘤初步找到 9 组诊断/分型相关 miRNA 标志物。乳腺癌、肾癌、膀胱癌等 3 个肿瘤血浆 miRNA 项目即将开展。

肝癌血浆 miRNA 和蛋白标志物联检结果:采用 150 例健康对照、53 例良性占位或癌前病变、150 例肝癌患者血浆样本共计 353 例,采用 8 个 miRNA 标志物与 3 个蛋白标志物联检建模,对肝癌预测的灵敏度较单纯采用蛋白标志物提高约 15%,健康对照的特异度为 95%(表 2、图 14)。

进一步的确认可以用现在检验的新方式,比如分子检测,与很多医院合作,针对不同的肿瘤开发的微创抽血便可以做的检测,基于 miRNA 可以做各种各样的分析,比如肝癌、肺癌、结肠癌等。肝癌蛋白标志物方面我们也做了相应的产业开发,并且已经获得国家食品药品监督管理总局的批准,进入临床,包括仪器。如表 2 所示,这些标志物单独应用时得到的数据如左边所示,把核酸水平和蛋白水平组合以后有非常惊人的结果,早期肝癌的检出率提升至少 15%,如果可以做到这样,对于后续治疗费用的节省、病人幸福指数的提高会大有益处。最后,为了确认肝癌的部位、大小,可以进一步利用常规影像或者分子影像技术(图 15)。

接下来的问题是由于什么原因引起的病变,我们可以做进一步的分析。如上文所述,在 3 类体质中,患糖尿病和原发性肝癌的风险重叠到了一块。一个患者年前发现肝癌,但不一定是由病毒引起的,可以是糖尿病代谢出问题引起的肝癌。糖尿病相关的特征是不是已经出现(图 16)? 如果已经开始出现,那么,图

17显示的是我们开发的基于微流体移动芯片设备，中间的仪器非常小，只有手掌大小，左边的芯片如邮票大小，最右边是手机，通过给自己做指尖血的检测可以非常快速简便地获得餐前、餐后、睡前的血糖指标，不需要依赖医院的检验，当然还可以提供其他多种参数，比如甘油三酯和胆固醇等。

表2 肝癌血浆miRNA和蛋白标志物联检结果

巴塞罗那分期		样本例数	miRNAs标志物敏感性	miRNAs标志物特异性	蛋白标志物组合AFP+CEA+CA19-9	miRNAs+蛋白标志物组合
健康对照		150		95%	/	/
高危（良性或癌前）		53		72%	/	/
肝癌	0	8	63%		63%	88%
	A	68	51%		54%	72%
	B	40	65%		68%	78%
	C	33	79%		85%	97%
	D	1	100%		100%	100%
合计			353	62%	65%	80%

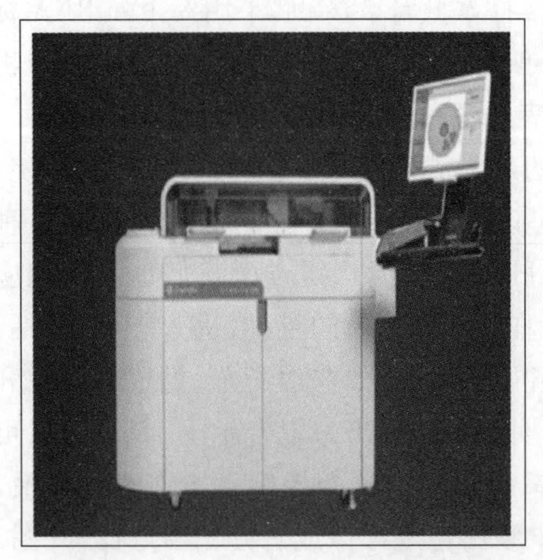

类别	品种名称
肿瘤标志物	铁蛋白(Ferritin)
	β2-微球蛋白(β2-MG)
	神经元特异性烯醇化酶(NSE)
	S100蛋白(S100)
	糖类抗原19-9(CA19-9)
	糖类抗原50(CA50)
	糖类抗原72-4(CA72-4)
	鳞状细胞癌相关抗体(SCC)
	角质蛋白-19(cyfra21-1)
	甲胎蛋白(AFP)
	癌胚抗原(CEA)
	Dickkopf相关蛋白1(DKK1)

图14 肝癌的预防和干预：个性化体检

肝癌蛋白标志物分析

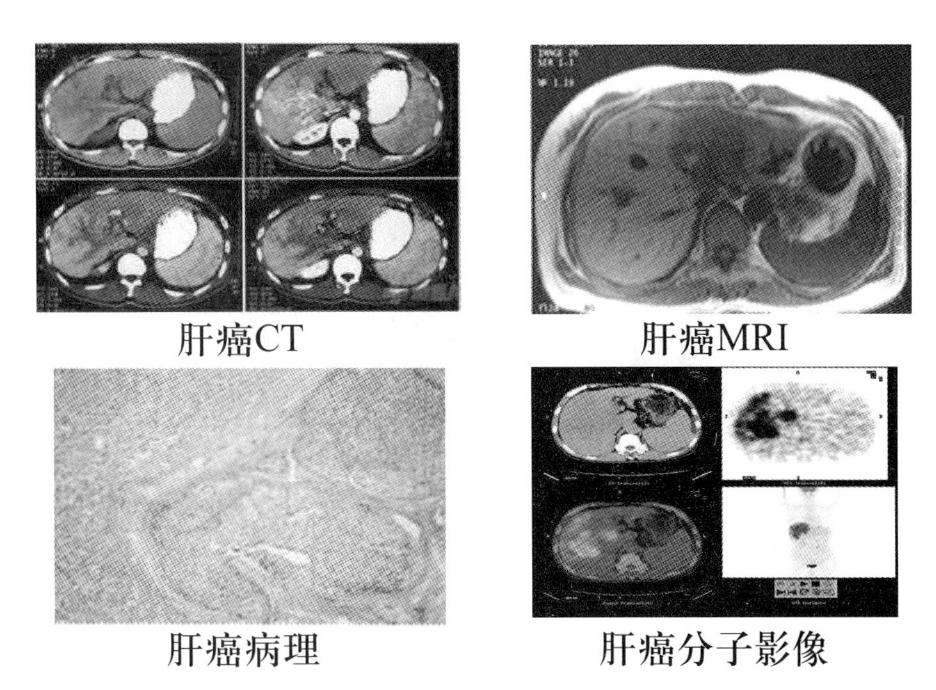

图 15 肝癌的预防和干预:个性化的体检

肝癌病理影像分析

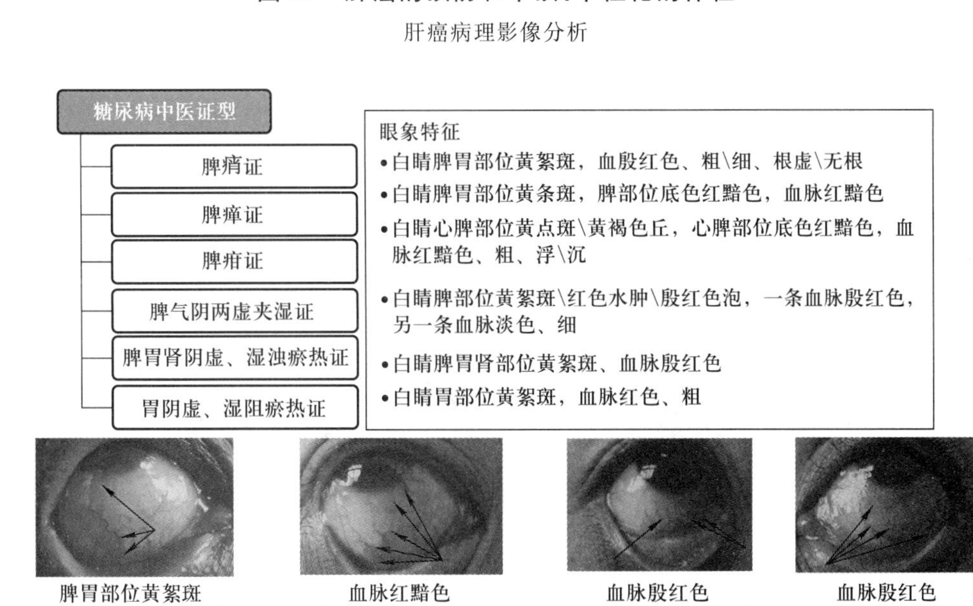

图 16 糖尿病眼象

如果测出来血糖水平高,则肝癌的发生或许部分与糖尿病有关联。那么,肠道微生物有没有明显变化导致糖尿病?

- 针对糖尿病监测相关的血糖、甘油三酯、总胆固醇，研发了基于微流体芯片的糖脂三项检测试剂，配套的便携式生化分析仪及智能手机App；
- 便携式生化分析仪通过仪器内置的蓝牙模块以无线方式将检测结果传输给智能手机App；
- 智能手机App可实时地显示糖脂三项检测结果、检测数据历史追踪查询、云端存储分析。

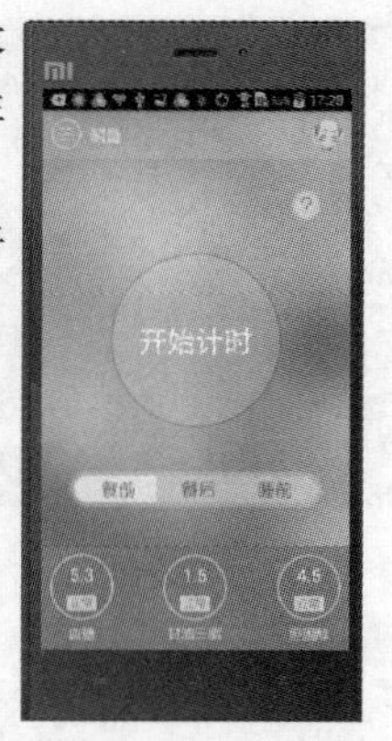

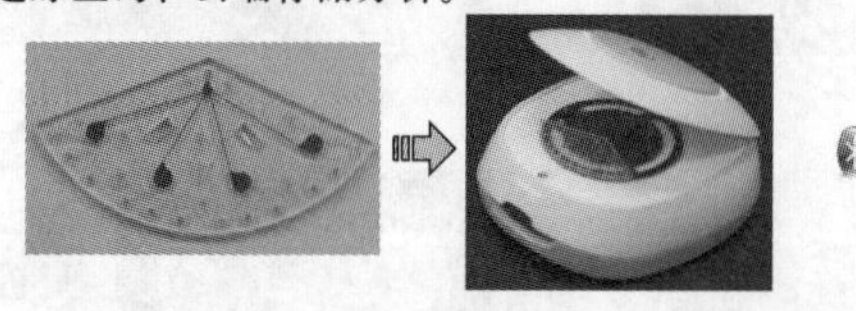

即将获批二类医疗器械注册证

图 17　基于微流控芯片的血糖即时检测

图 18 显示的是在北京亦庄建立的第三方医学检验实验室，其中有一个专门做二代高通量测序的实验室，通过设备可以检测肠道微生物的分布（图 19），如果测出来都是绿色的分布，说明肠道微生物的分布比较正常；如果有红色的菌出现，就直接找到了肝癌与糖尿病的关联。

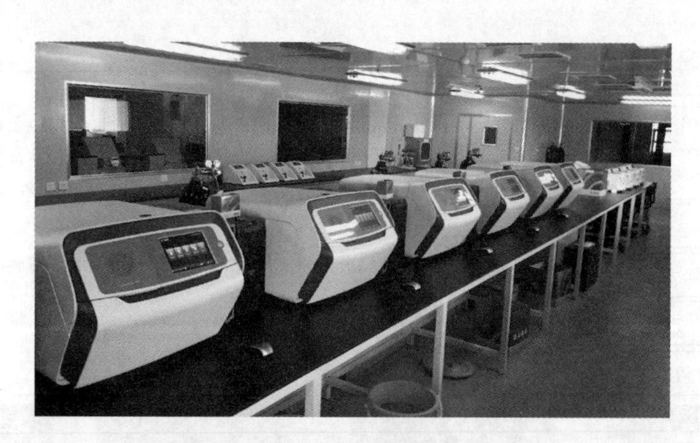

图 18　博奥医学检验—北京

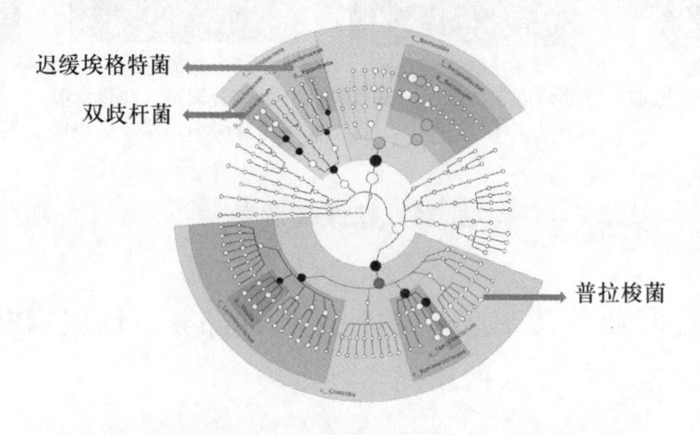

图 19　肠道菌群全基因组测序结果的提示作用

如果上述的检测都没有发现异常,最后我们想检测一下乙肝病毒、丙肝病毒。这些可能引起肝癌的病毒是否在身体中存在,通过微流体芯片也可以查。这个我们正在做,希望把目前已经存在的会导致肿瘤发生的各种病毒和细菌搞到一个芯片上(图 20)。如果查出来乙肝病毒确实是阳性,进一步还想分析如果开始实施治疗,乙肝病毒的耐药情况怎么样。用我们开发的芯片就可以提前知道药物治疗会不会起到预期的作用,并有针对性地选择一个敏感的药物(图 21)。

微生物名称	简称	相关肿瘤
EB病毒	EBV	鼻咽癌、淋巴瘤
乙肝病毒	HBV	肝癌
丙肝病毒	HCV	肝癌
人疱疹病毒	HHV	Kaposi肉瘤
人免疫缺陷病毒	HIV	肝癌、肺癌、淋巴瘤
人乳头瘤病毒	HPV	宫颈癌、阴茎癌、肛门癌、口咽部肿瘤
EB病毒	EBV	鼻咽癌、淋巴瘤
猿猴病毒40	SV40	淋巴瘤
幽门螺旋杆菌	Hp	胃癌

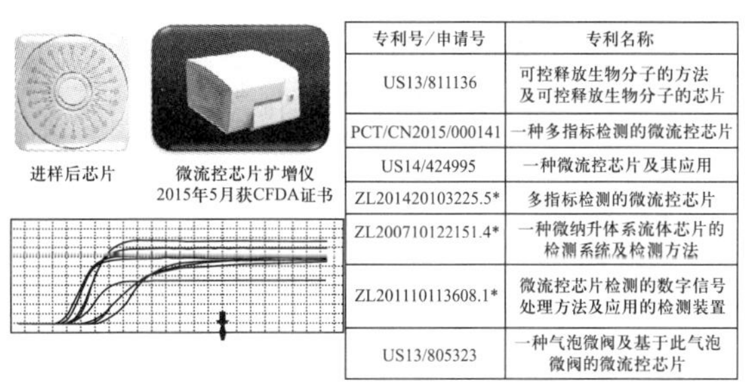

专利号/申请号	专利名称
US13/811136	可控释放生物分子的方法及可控释放生物分子的芯片
PCT/CN2015/000141	一种多指标检测的微流控芯片
US14/424995	一种微流控芯片及其应用
ZL201420103225.5*	多指标检测的微流控芯片
ZL200710122151.4*	一种微纳升体系流体芯片的检测系统及检测方法
ZL201110113608.1*	微流控芯片检测的数字信号处理方法及应用的检测装置
US13/805323	一种气泡微阀及基于此气泡微阀的微流控芯片

图 20　肿瘤致病微生物微流控芯片检测系统

- 检测指标:分型检测(B、C、D),rtL180M、rtA181T、rtA181V、rtM204I、rtM204V、rtN236T;nt1896G-A
- 涉及药物:拉米夫定、替比夫定、阿德福韦、替诺福韦、干扰素
- 最低检测限:10^3IU/mL
- 检测通量:一张芯片4人份/8人份
- 结果判读:软件自动判读

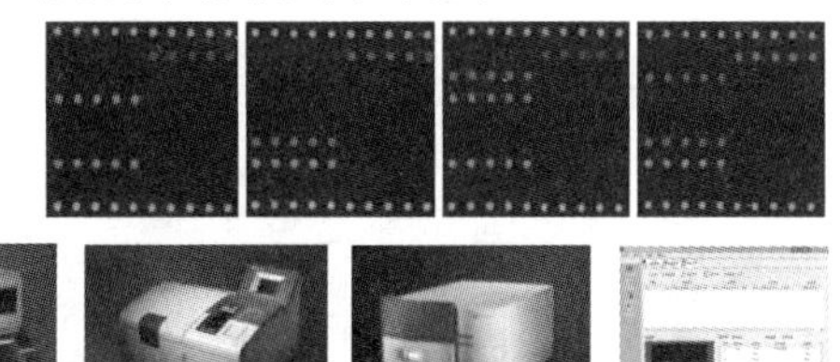

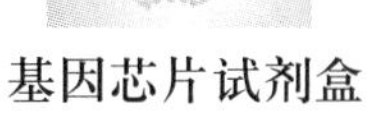

"十一五"国家科技重大专项成果

专利号/申请号	专利名称
201410514984.5	一种乙型肝炎病毒耐药性和基因型的检测试剂盒与检测方法
ZL200710179329.9*	一种鉴别HBV基因突变类型的方法及其专用芯片与试剂盒
*:已授权	

图 21　乙型肝炎病毒分型耐药检测芯片

对于冠心病来讲,打圆点的体质下可以对得上的有 5 个(表 3),通过目诊可以找特征(图 22),找到之后可以用芯片确认。

表 3 体质学说与疾病易感

体质分类	平和体质	气虚体质●	阳虚体质●	阴虚体质●	痰湿体质●	湿热体质	气郁体质	血瘀体质●	特禀体质
特性	健康派	气短派	怕冷派	缺水派	痰派	长痘派	郁闷派	长斑派	过敏派
调理总则	常规调理	补中益气	温阳补气	滋阴降火	化痰利湿	清热利湿	疏肝解郁	活血化瘀	养血祛风
发病倾向	**消化系统疾病**：慢性胃炎 **妇科疾病**：多囊卵巢综合征	**心脑疾病**：血脂异常、痛风、冠心病 **肿瘤**：非小细胞肺癌、原发性肝癌、乳腺癌 **消化系统疾病**：非酒精性脂肪肝、肠胃癌、慢性萎缩性胃炎、胆石症、消化性溃疡、溃疡性结肠炎等 **肾脏疾病**：慢性肾脏病 **妇科疾病**：子宫肌瘤 **免疫代谢疾病**：糖尿病及其并发症、支气管哮喘、甲状腺结节、慢性荨麻疹、寻常型银屑病 **其他**：老年抑郁症、失眠	**心脑疾病**：冠心病、血脂异常、痛风 **肿瘤**：大肠癌、原发性肝癌、肠胃癌、非小细胞肺癌、乳腺癌 **呼吸系统疾病**：慢性阻塞性肺病 **消化系统疾病**：溃疡性结肠炎、消化性溃疡、慢性胃炎 **肾脏疾病**：泌尿系结石、尿毒症 **妇科疾病**：多囊卵巢综合征 **免疫代谢疾病**：哮喘、类风湿关节炎、白癜风、2型糖尿病、甲状腺结节 **其他**：颈椎病、老年抑郁症	**心脑疾病**：高血压、血脂异常、脑卒中 **肿瘤**：乳腺癌 **呼吸系统疾病**：慢性阻塞性肺病 **消化系统疾病**：慢性胃炎 **肾脏疾病**：泌尿系结石、IgA肾病 **妇科疾病**：多囊卵巢综合征 **免疫代谢疾病**：2型糖尿病、儿童过敏性紫癜、甲状腺结节、系统性红斑狼疮、过敏性鼻炎、慢性荨麻疹、寻常型银屑病 **其他**：小儿多发性抽动症、视网膜病变、Leber遗传性视神经病变、原发性痛经、老年抑郁症、焦虑症等	**心脑疾病**：血脂异常、痛风、冠心病、中风、非酒精性单纯性脂肪肝 **肿瘤**：乳腺癌 **呼吸系统疾病**：慢性阻塞性肺病 **消化系统疾病**：胆囊息肉、克罗恩病、慢性乙型肝炎、消化性溃疡 **妇科疾病**：多囊卵巢综合征、子宫内膜息肉 **免疫代谢类**：2型糖尿病、膝关节骨性关节炎、哮喘 **其他**：小儿多发性抽动症、腰椎间盘突出、颈椎病、尿毒症等	**心脑疾病**：血脂异常、痛风、脂肪肝 **肿瘤**：原发性肝癌 **消化系统疾病**：慢性萎缩性胃炎、胆囊息肉、克罗恩病、腺瘤性结直肠息肉 **肾脏疾病**：IgA肾病、泌尿系结石 **妇科疾病**：子宫肌瘤、子宫内膜异位症 **免疫代谢类**：寻常型银屑病、慢性荨麻疹 **其他**：慢性前列腺炎、失眠、视网膜静脉阻塞、腰椎间盘突出	**心脑疾病**：高血压 **肿瘤**：大肠癌 **呼吸系统疾病**：慢性阻塞性肺病 **消化系统疾病**：肠易激综合征、慢性胃炎、慢性肝炎、消化性溃疡 **妇科疾病**：多囊卵巢综合征、乳腺癌、乳腺增生、子宫内膜息肉、原发性痛经 **免疫代谢类**：寻常型银屑病、甲亢、甲状腺结节、过敏性鼻炎、慢性荨麻疹、膝关节骨性关节炎 **其他**：偏头痛、抑郁症、斑秃、慢性前列腺炎	**心脑疾病**：血脂异常、高血压、冠心病、痛风、中风 **肿瘤**：原发性肝癌、乳腺癌、大肠癌 **呼吸系统疾病**：慢性阻塞性肺病 **消化系统疾病**：乙型肝炎、酒精性肝硬化 **肾脏疾病类**：慢性肾脏病 **妇科疾病**：子宫肌瘤、子宫腺肌症、多囊卵巢综合征 **免疫代谢类**：2型糖尿病、甲状腺结节、类风湿关节炎、膝关节骨性关节炎 **其他类**：偏头痛、腰椎间盘突出、颈椎病	**心脑疾病**：冠心病 **肾脏疾病**：紫癜性肾炎 **免疫代谢类**：过敏性鼻炎、哮喘、慢性荨麻疹 **其他**：焦虑症

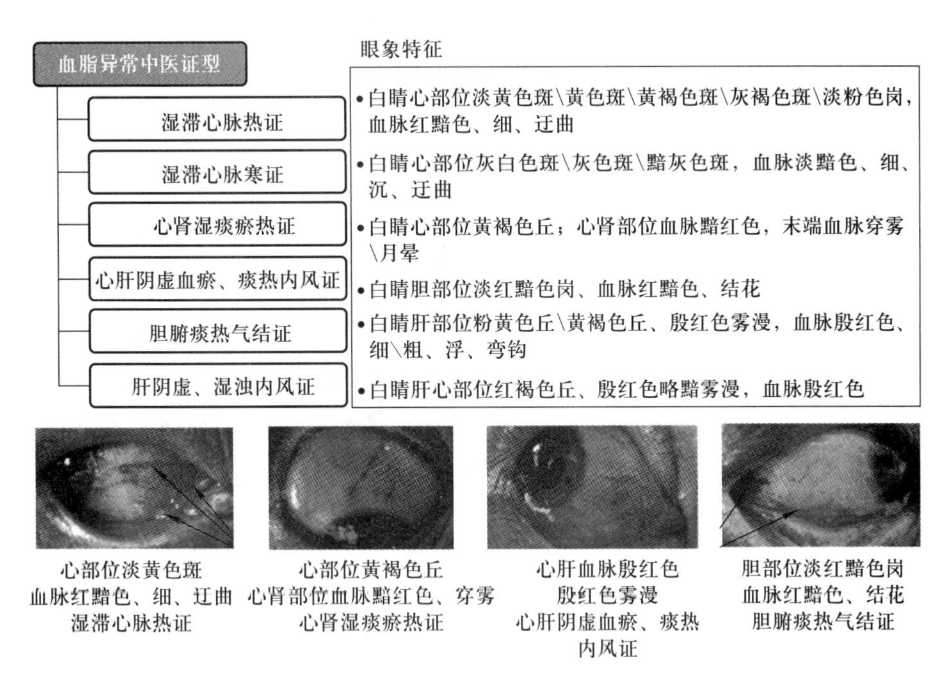

图 22　血脂异常眼象

四、预防心血管疾病:个性化的体检

如果我们到医院做大体检,根据自己的经济情况,以及医院可以开展的检验检测和影像检测的项目内容,医院为我们制订出个性化的体检方案,而不是所有人去了以后都是套餐,都走一样的程序和接受一样的检测,这样可以把钱花在刀刃上,使体检确实有帮助和有意义。同时值得思考的是,除了检测疾病的风险是否已经出现,一旦疾病发生,我们需要知道相关的信息才能进行更有效的救助,这样的检测是否需要放到体检项目里？比如血栓形成时需要疏通栓子的华法林药物,如果我们不知道病人的基因是否决定了他(她)可以用这样的药物,贸然用药可能会出现与我们希望的背道而驰的结果;而如果做了上述的检测(图23),对于患心血管疾病风险比较高的人我们会提前告诉他用这些药没有问题。一旦不幸真的发生了我们要进行抢救,这时候时间就是生命,没有必要再做检测了,直接告诉医生检测的结果,这样对救助病人可以起到非常好的效果。

理念转变是非常重要的,大量的实践和探索也非常重要,都一成不变地按照传统去干很难使健康状况有所改善,如果对于心血管疾病的情况要做更精细的实时监护,这就需要我们提供全套的移动穿戴产品(图24)。我们的产品不仅可以检测,我们也在尝试怎样做力所能及的调理。

□ 检测对象

✓ 检测华法林、氯吡格雷两种心血管药物代谢的9个主要位点

□ 产品运用方向

✓ 辅助临床诊断及治疗

✓ 流行病学调查

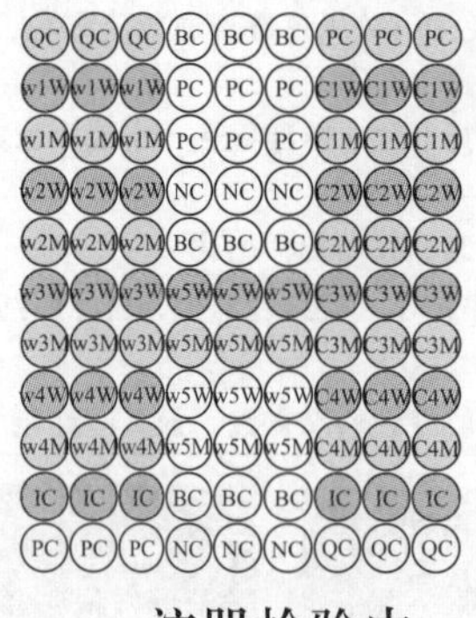

注册检验中

实验结果(临床样本1；临床样本2)

“十二五”国家科技部“863”成果

图 23　抗栓治疗：个体化用药基因芯片

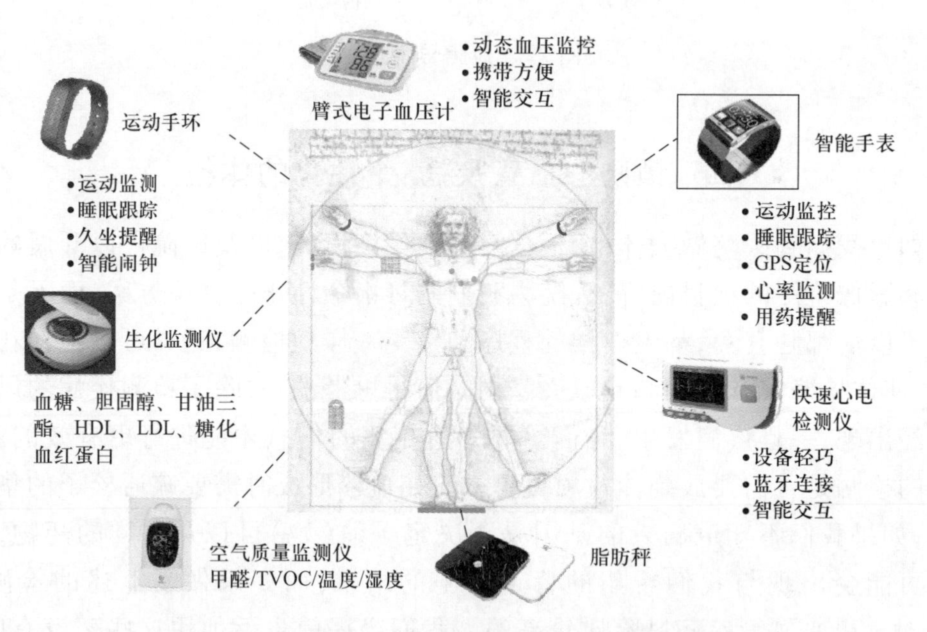

图 24　博奥颐和个人心血管状态移动监控系统

五、糖脂代谢调节：遵生养心茶

现在介绍我们调配的遵生养心茶（图 25），这是三种茶的复方组合，复方概念取自于中药的理念。任何一个药把所有疾病都治愈是很难的，中医的复方药物可以针对多个靶点。基于这样的考虑我们开发了不同种类的茶。我们的茶它一定不能有兴奋作用，不能喝了以后睡不着觉，其他的功效是基于一些传说。这

些传说我们很愿意听，听了之后未必立即相信，而是做实验论证它。用我们已经建立好的非常强大的芯片平台做各种各样的分析，饮用这些茶之后可以检测基因的变化、相关的信号通路的变化（表4），比如脂代谢、糖代谢，从中选出实验与传说一致的指标，再通过动物试验验证这些指标水平，通过随机对照研究发现，检测的指标呈现了明显下降的趋势。

表4 脂肪代谢相关信号通路分析

通路	基因	A	B	C	D	E
脂肪酸代谢	ACSL5					
	ADH6					
	ADH4					
不饱和脂肪酸生物合成	FADS1					
脂肪细胞因子信号通路	NFKBIA					
	ACSL5					
C_{21}-类固醇激素代谢	AKR1D1					
3-氯丙烯酸降解	ADH6					
	ADH4					
类固醇生物合成	CYP51A1					
	DHCR7					
鞘糖脂生物合成-乳系列	B3GNT3					
甘油磷脂代谢	GPAM					
	GPD1					
	GPD1L					
甘油糖脂代谢	CENPA					
	GK					
	GLPK3					
	DGAT1					
	GPAM					
植物鞘脂代谢	NEUR1					
	ARSA					

古方纯茶，遵生养心；口感香醇，色泽清亮；特殊配方，调节三高
遵生養心茶

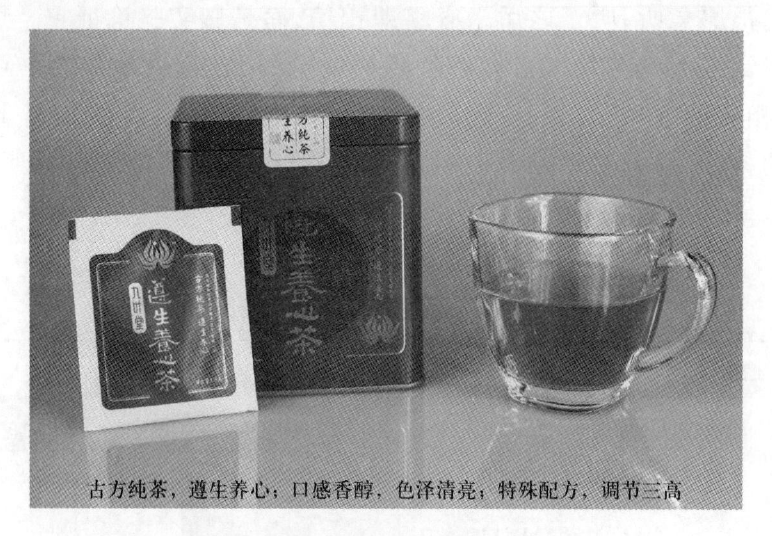

图 25 糖脂代谢调节:遵生养心茶

参加研究的受试者均是博奥中心的志愿者,平均年龄 30 岁。检测之后指标确实不正常的开始做调理,在 20 天的调理过程中很规律地上午一袋茶、下午一袋茶,把移动穿戴检测装置拿回家自己做检测。数据显示,经过 20 天的调理,原来正常的甘油三酯和血糖,结果还是正常;原来偏高的总胆固醇慢慢降下来,血糖偏高的调理之后回到正常,其他正常的参数还是保持正常(图 26、27)。

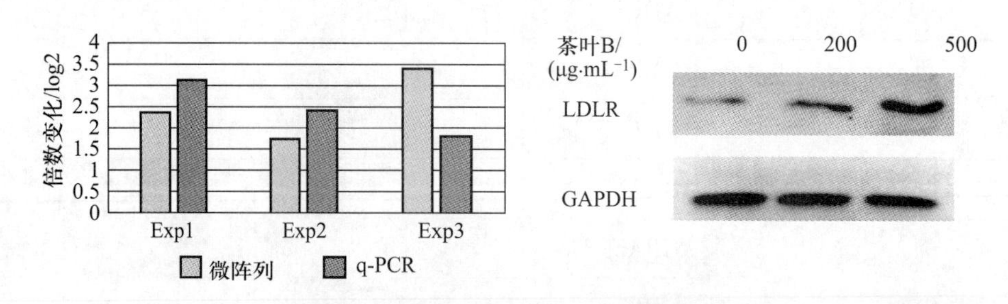

图 26 颐和茶 B 上调 LDLR 的表达

qPCR 结果证实茶叶 B(μg/mL)可促进 LDLR mRNA 的上调;Western blot 结果显示茶叶 B 可上调 LDLR 蛋白的表达。LDLR,低密度脂蛋白受体

具体到检测步骤,指尖血芯片一吸就进去了(图 17),通过程序控制好的有序转动和检测,结果很快就出来,再通过蓝牙装置可以直接推送到手机、到云端个人云健康档案里。

了解了自己的体质以后,我们希望少生病就要尽量保持身体处于平衡状态。跟王琦教授商量之后,他针对各种体质开出了处方,进行体质调理。这样,便于我们推广和报批。我们已经根据处方制成了听装的饮料,并正式上市(图 28)。

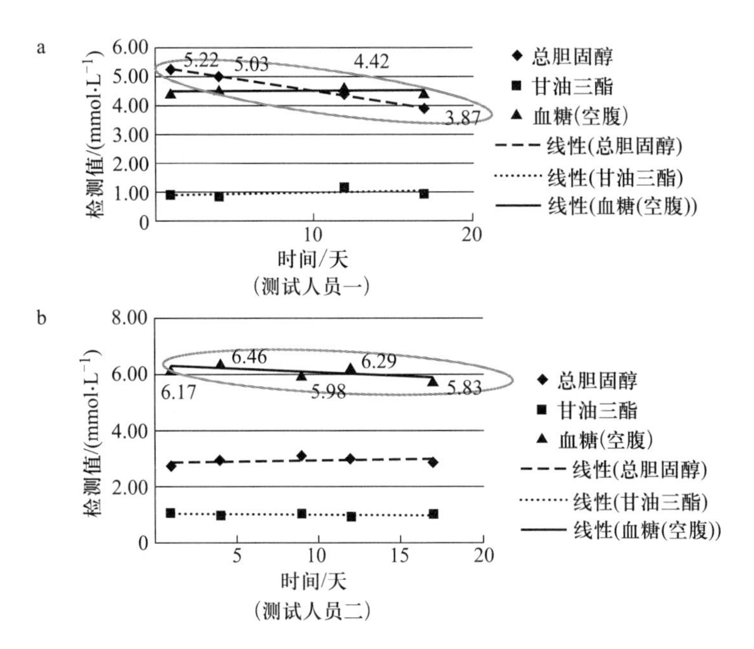

图 27 遵生茶饮用 18 天前后的指标变化

• 体质可分、体质可调、体病相关的中医体质学说
• 药食同源的养生思想
• 针对每种体质人群的体质调理饮品
气郁 气虚 血瘀 痰湿 阴虚 阳虚 特禀 平和 湿热

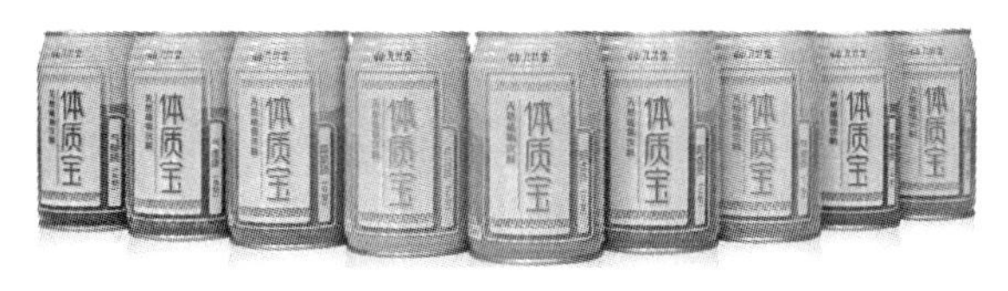

图 28 博奥颐和九叶堂植物饮料——体质宝

图 29 显示的是空气质量动态监控传感系统，也是跟手机连接的，可以实时动态地展现所处房间的空气哪些参数正常，哪些参数不正常。对于不正常的如果室内有净化器就可以启动，使得呼吸尽可能的是健康的空气。目前涉及的有湿度、温度、甲醛和空气综合质量。

六、博奥颐和–康腾椅

为了研发可以搀扶老年人坐（或站立）起来的椅子，我专门去北京大学第三医院旁边的医疗器械商店转了一圈，想买一把这样的椅子，结果所有人都告诉我没有这样的椅子。这样的椅子需要一个机械装置托着起来坐下去，我是搞工程

- 评价室内、户外环境质量；
- 手机与测量仪之间通过蓝牙实现无线连接；
- APP实现数据实时显示、保存，历史数据查询；
- 测量数据同步保存到云端数据中心并加以分析。

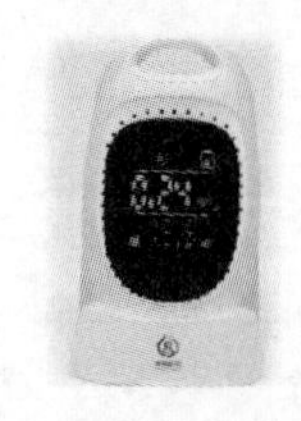

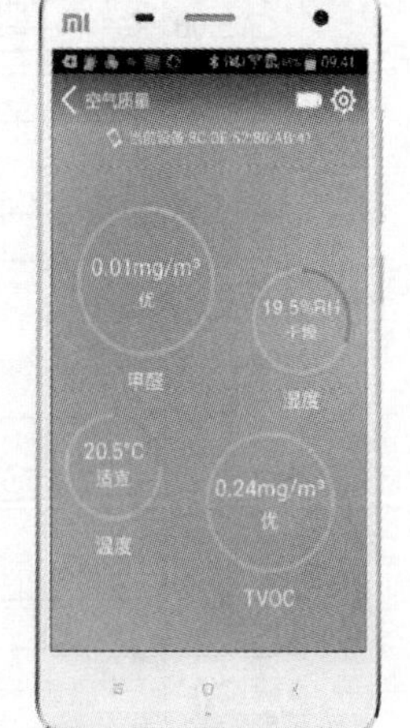

“十二五”国家科技部“863”成果

图 29　博奥颐和空气多指标检测器——空气猫

实时动态检测：湿度、温度、甲醛、空气综合质量……

的，觉得这样的设备不太复杂，奇怪怎么会没有人问津。了解这个情况后我们就决定自己开发这样的椅子。2014 年 4 月 30 日讨论之后我们开始进入社区调研，9 月 9 日与清华大学工业设计系一起制定出方案，通过几次的改进之后变成现在这样：可以满足老人身体和心理需要的健康康腾椅（老人通常不会告诉子女他们想要一个轮椅；他们会说，我们不希望坐轮椅，坐了轮椅就意味着我们残疾了，人们就会轻视我们）。我们设计的这个椅子是高大上的沙发、真皮的椅子，可以帮助老年人代步行走。对腰腿不好使和手术后的老人，它可以帮助他们做这样的事情：看电视累了可以仰躺休息，需要站起来时，坐垫会弹射一下（我们借助了飞行员自救弹射的理念），老人一下子就可以站直了（图 30）。同时，在枕头部位嵌入了立体声音响，平时老人很孤独，借助于给他们开发的平板电脑：字大，声音大，他便可以做各种娱乐，如听音乐、看节目。同时建立社区同一类体质人的微信群或者家族微信群，一到吃药的时间所有的娱乐信息都切断，强制性地提

2014年9月9日设计方案

图 30　博奥颐和-康腾椅

醒他该吃药了,一直等到他从侧面的暗仓拿出药盒,吃了之后提醒停止。另外,康腾椅还有按摩功能,开始我们想先不设置按摩功能,但经了解75%的老人都提出一定要有按摩功能,所以我们马上加进去了。

很多时候南方天气阴冷潮湿,尤其到冬天很多老年人怕腰寒,所以我们增加了腰部加热的功能。我们希望这样的椅子在一定程度上可以帮助家中的老人,他们老了之后一天24小时中,有16个小时可能会在这把椅子上度过,8个小时在床上度过。现在我们借助这把椅子开始打造老人居家养老的样板间,把我们掌握的先进科技手段全部集成到这个房间里,推出新的理念,看看出来以后的效果,老人是不是乐意接受,社会是不是乐意接受。很多事情如果我们不做,或许就永远没有人去做。

七、助推中国全民健康的梦想

2013年9月30日在一次会议上,我向习近平主席和其他中央政治局常委做了与医学相关的汇报,重大慢病防控是汇报的重点。结合自己的工作,我提出健康管理方面的3个目标、2项技术和1个梦想。

3个目标:疾病的预测、预防和个性化治疗。

2项技术:微阵列芯片技术和微流控芯片技术。

1个梦想:生物大数据催生高端特种检验。

当时的建议是我们应该以个体为中心建立中国的大健康管理系统,首先针对健康人群,把中医体质的分类与现在开发出来的基因检测风险评价,以及体检有效结合起来,对高风险人群有针对性地推荐个体化的体检方案,为他们建立个体化的云健康档案,推荐适合于他们的科学的生活方式。推荐之后要有东西可消费,我们就介入了这个领域,利用各种各样有形、无形的方式,帮助人们调理身体、精神。在这之后,人们非常想知道:我是不是真的有一点进步,有一点改善了。他不可能天天跑医院,如果给他随身携带的东西、居家的东西随时可以监控自己,如果昨天遵照这个执行,今天有了进步,明天又有了进步,每个人都喜欢被表扬,他就会执行,进一步坚持下去。如果偶尔犯规,比如同学聚会喝了个酩酊大醉,得了大病,这时三甲医院应该发挥切实的作用,对危重病人进行救治。

以中医为主导,结合现代科技检测手段,充分发挥中医在体质分类、未病预测和亚健康调理方面的独特作用,有助于提高我们的生活质量,大幅降低我们在重大疾病诊治方面的开销。倒过来做的话美国人的预测可能就成真的了,未来的疾病管理中心真正出现在世界的东方,而且在中国,这样他们就会倒过来向我们学习。举个目诊的例子,这样的装置家庭是可以拥有的,但是医院影像科的装置家庭买不起。希望首都医科大学的同学们,你们是早上八九点钟的太阳,希望都寄托在你们身上,要敢想,更重要的还要敢干。

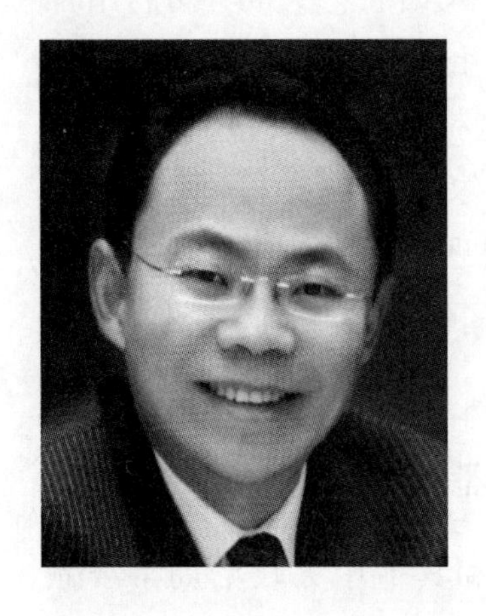

程　京　清华大学医学院长江学者特聘教授,生物芯片北京国家工程研究中心主任,中组部千人计划入选者,中国工程院院士。

1992 年在英国史查克莱大学纯粹及应用化学系获司法生物学博士学位。从事基础医学和临床医学相关生物技术研究,在生物芯片的研究中有重要建树和创新。站在国际生物芯片研究前沿并结合国情,主持建立了国内急需的疾病预防、诊断和预后分子分型芯片技术体系,领导研制了基因、蛋白和细胞分析所需的多种生物芯片,其中部分芯片已通过国家食品药品监督管理总局认证并进入临床应用,实现了生物芯片所需全线配套仪器的国产化。

曾获国家技术发明奖二等奖等。在英文学术期刊发表论文 122 篇,出版中英文专著 8 部,获国内外发明专利各 42 项。

大数据时代的中医健康服务探索与实践

徐建光

上海中医药大学,上海市中医药研究院

一、引　言

2008 年 9 月 *Nature* 杂志出版了一期特刊,标题是:大数据时代的来临。其中特别提到随着现代科学技术的发展,人类社会每两天所产生的数据可以说超过了从文明伊始到 21 世纪所有数据的总合。大数据的发展、推进,特别是在近现代如此迅猛,正在改变我们生活的方方面面,使我们的出行更顺畅、更便利,不论坐飞机还是轮船,包括日常乘出租车、公共交通工具,都可以通过互联网+大数据平台实现。年轻人在这方面的运用比中老年人更多,大数据使所有的消费变得更便捷,使得研究开发变得更高效。可以说大数据使得工作、生活、学习一切尽在掌控中。

医疗方面的大数据研究,目前主要集中在基因测序、药物研发、临床诊疗,以及这些年来应用最多、发展最快的健康管理方面。

二、临床诊疗方面的大数据

现在数据量与日俱增,有一个问题是怎么很好地利用、平衡数据,解决存在的问题。上海市卫生局早在 2008、2009 年就建立了区域医疗信息平台,也就是大家都知道的医联工程(图 1),使得所有临床诊疗在同一技术标准下进行,临床数据的集聚,以及后期的分析处理通过医联工程得到系统的处理。

后台要对数据进行全面的分析,主要体现在三个方面:医生对于辅助诊断、医疗科研和个性化诊疗的需求,希望后台对数据进行很好的分析;作为医院或者医疗卫生行政管理部门来讲,对于规范化的诊治监管和具体到病人用药安全监管,也有对后台数据具体、强劲和深入分析的需求;对患者来讲,比如给病人提供非常精准的个性化医疗,还有患者的自我健康管理,也对后台数据分析有比较强的需求,而不单单是数据的采集(图 2)。

大数据已经在相当程度上体现了非常重要和特殊的功能,它在改变旧有的医疗模式,特别是通过预测、预防、个性化的治疗,对传统医疗模式有颠覆性的改

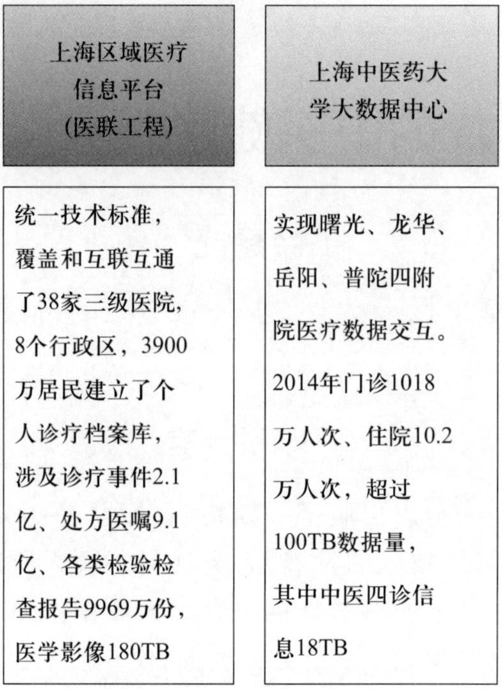

上海区域医疗信息平台（医联工程）	上海中医药大学大数据中心
统一技术标准，覆盖和互联互通了38家三级医院，8个行政区，3900万居民建立了个人诊疗档案库，涉及诊疗事件2.1亿、处方医嘱9.1亿、各类检验检查报告9969万份，医学影像180TB	实现曙光、龙华、岳阳、普陀四附院医疗数据交互。2014年门诊1018万人次、住院10.2万人次，超过100TB数据量，其中中医四诊信息18TB

图1　医疗中的大数据

变。首先，可以帮助我们对疾病诊断和治疗进行很好的预测，而不像过去我们是有病了才到医院。由上海华山医院牵头联合十几家医院，对脑卒中开展全面的预防，而不是等病患来了以后才给他最好的治疗。怎么预测，有很多工作需要我们运用大数据和互联网+健康服务得以很好的呈现。

Nature 曾经发文提示，运用大数据在很多疾病的预防方面可以比美国国家疾病控制中心提前两个星期左右发布很多信息。比如流感，通过大数据的分析可以具体定位到在哪个州哪个地域发生，一旦流感爆发它的严重程度怎么样，可以通过大数据预测。由此可见，大数据已经改变了我们的医疗模式，可以很大程度上做到对疾病很好的预测。

当然大数据对人类的认知是机遇，更是挑战。美国奥巴马政府已发布了《大数据研究与发展倡议》，特别提出来要通过收集、处理庞大而复杂的数据信息，从而获得知识和洞见，加快科学、工程领域的创新步伐，转变教育和学习的模式。联合国新发起的全球脉动行动计划也特别提出，希望大数据处理技术推动全球在商业、教育、安全等领域的发展。盖茨基金会资助的教育项目也希望能通过海量的数据分析挖掘学习绩效与人口统计学因素的关系。

另外，大数据时代最大的改变是，放弃对因果关系的渴求，关注相关关系；只要知道“是什么”，而不需要知道“为什么”。大数据颠覆了千百年来人类的思维

- ◆ 医生：辅助诊断、医疗科研、个性化诊疗的需求
- ◆ 管理部门：规范化诊治监管、用药安全监管需求
- ◆ 患者：个性化医疗、自我健康管理需求

中国医院各应用系统受重视程度排名

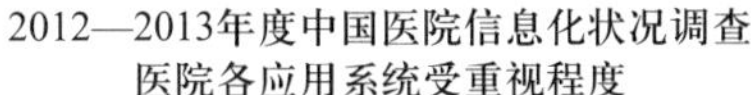

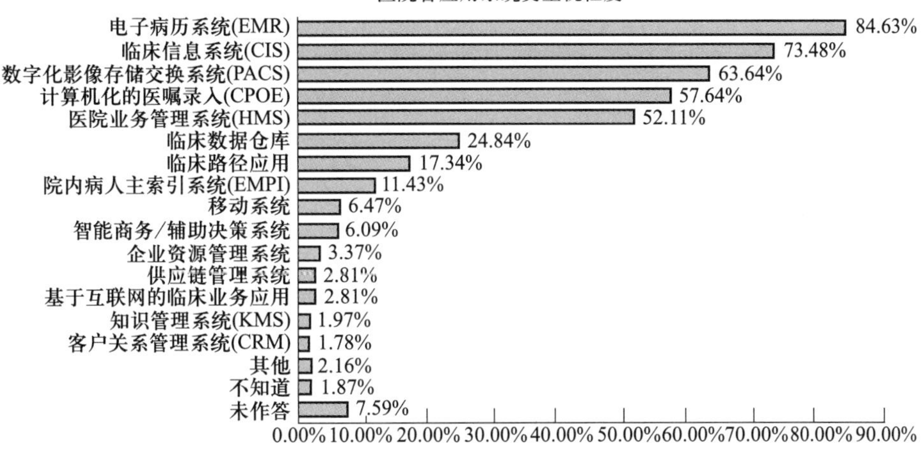

资料来源：《2012—2013年中国医院信息化状况调查》，华创证券

ESI协助医生选择临床治疗方案

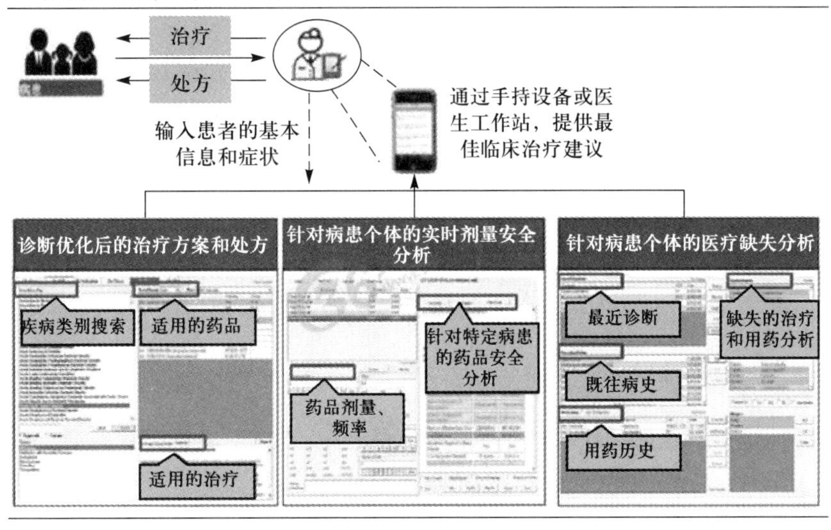

图 2　医疗数据分析挖掘需求强烈

惯例,对人类的认知以及与世界交流的方式提出了全新的挑战。

三、大数据时代呼唤健康服务的新模式

1. 现在医疗领域面临诸多的挑战,包括人口老龄化和疾病模式的转变,慢病发病率迅猛增加,医疗费用飙升

随着中国社会经济的快速发展,我们现在正经历着前所未有的重大社会转型,特别是城镇人口的增加,老龄化进程势头迅猛。有预测,今后 50 年我国 65 岁以上的老人和 80 岁以上的高龄老人平均增长速度将是西方发达国家的两倍。社会老龄化将随之带来疾病谱的巨大变化,必将给社会经济发展和社会事业进步带来严峻的挑战(图 3、4)。

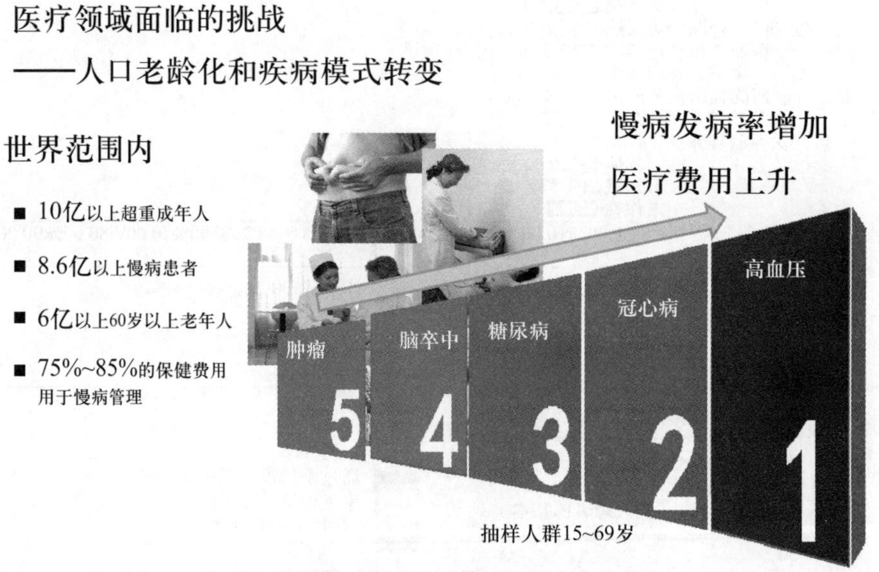

医疗领域面临的挑战
——人口老龄化和疾病模式转变
世界范围内
■ 10亿以上超重成年人
■ 8.6亿以上慢病患者
■ 6亿以上60岁以上老年人
■ 75%~85%的保健费用用于慢病管理
慢病发病率增加
医疗费用上升
高血压 1
冠心病 2
糖尿病 3
脑卒中 4
肿瘤 5
抽样人群15~69岁

图 3　大数据时代呼唤健康服务新模式

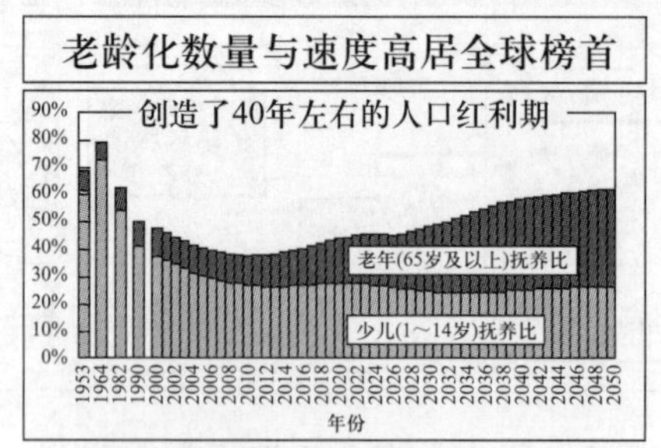

老龄化数量与速度高居全球榜首
创造了40年左右的人口红利期
老年(65岁及以上)抚养比
少儿(1~14岁)抚养比
年份
今后50年，中国65岁及以上老人和80岁及以上高龄老人年均增长速度可能大于西方大国平均值的2倍

图 4　中国正在快速进入老龄化国家

随着经济持续快速发展,我国工业化、城镇化和人口结构老龄化进程势头迅猛

慢病已经成为影响人们健康与社会和谐发展的严重威胁，我国有6.5亿人处于慢病或者亚健康状态，发病年龄显著提前，慢病已经成为我国头号的健康威胁（图5）。卫生部陈竺部长曾指出，如果没有有效的控制，今后30年我国将经历慢病井喷的严峻局面。

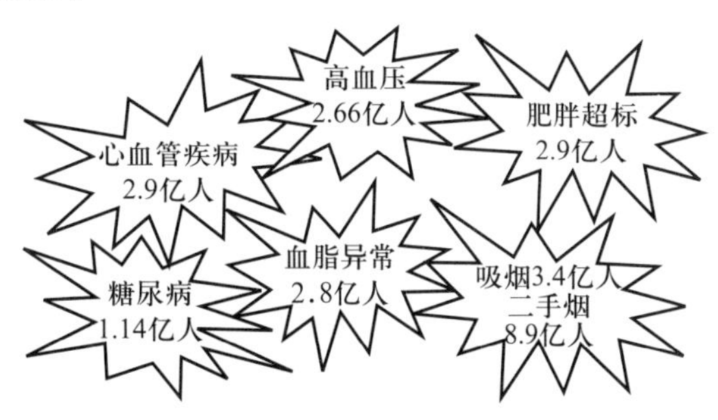

图5　慢病已成为影响人们健康与社会和谐的严重威胁

慢病—心脑血管疾病、神经退行性疾病、肿瘤、代谢障碍性疾病、免疫性疾病……

要解决这场全球性的医疗危机，WHO研究报告指出，现在必须对医学的目的做根本性的调整，过去医学发展和医疗战略是优先看怎么治病，现在要转到怎么预防疾病和损伤，维持和促进健康。早在两千多年前，我们的祖先特别提出来"圣人不治已病治未病，不治已乱治未乱"（图6）。中医药经过将近五千年的实践积累，特别是在养生保健、重大疾病预防、慢病早期干预等方面具有独特的优势，促进卫生工作管理关口前移，中医药健康服务可以起到帮助人们不得病、少得病的作用。

- WHO的研究报告指出：

> 要解决这场全球性的医疗危机，必须对医学的目的做根本性的调整，把医学发展的战略优先从"以治愈疾病为目的的高技术追求"，转向"预防疾病和损伤，维持和促进健康"。

《黄帝内经·素问》

> 圣人不治已病治未病，不治已乱治未乱

- 生活方式、行为、营养成为影响健康的重要因素，凸显中医"治未病"理论和实践的重要性

20世纪90年代WHO的全球调查表明，对于人的健康和寿命

生活方式和行为	60%	起主导作用	环境因素	17%	次之
医疗服务条件	8%		遗传因素	15%	

- 医疗卫生工作应关口前移，重心下移

中医药具有在养生保健、重大疾病预防、慢病早期干预的优势，有利于促进卫生工作关口前移，做到不得病、少得病、晚得病、保健康

图6　中医"治未病"思想高度契合现代"健康促进"理念

必须要阻断从健康到亚健康、从亚健康到疾病的过程，特别是要注重怎么提高重大慢病的临床治疗疗效和康复水平，要达到以上的目的必须要改变以下几种现状：① 缺乏适合量大面广对人群早期干预与及时监测的有效手段；② 缺乏重大慢病的有效治疗手段，在治疗慢病方面我们能不能通过中西医结合开创新的道路，对慢病开展有效的治疗；③ 现在面临的很大的困难是健康养生和健康养老机构及其专业人员不足，需要努力构建具有中国特色或者中医特色的健康服务模式，明显提升人们的健康水平（图 7）。

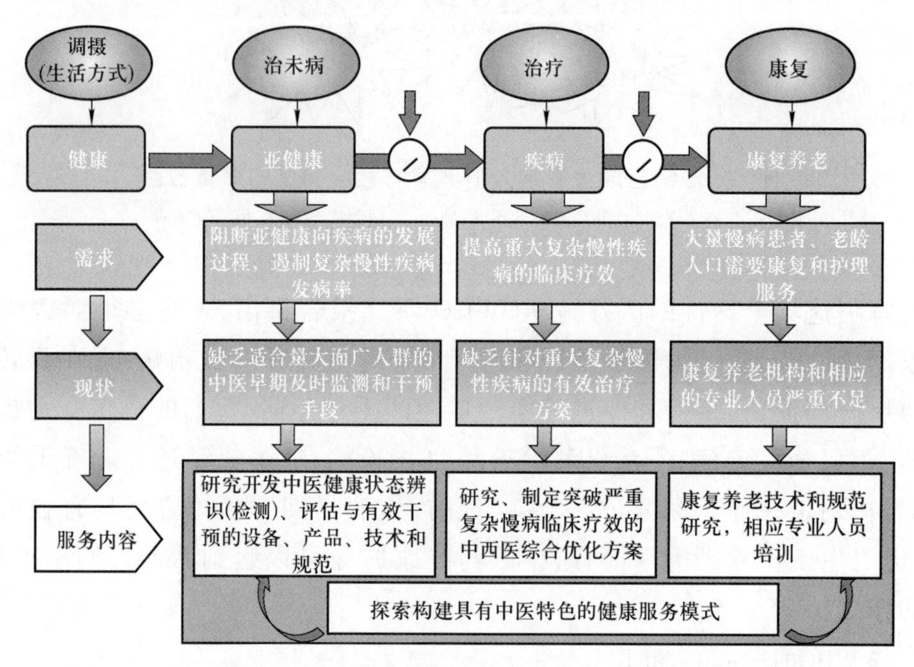

图 7　中医特色的健康服务的需求与问题

2. 探索构建健康服务新模式：中西医互联网+中医健康服务新模式

一是怎么通过预防为主，使得老百姓不得病、少得病、晚得病、保健康，降低重大慢病对老百姓的医疗负担。二是中西医协同、优势互补，充分发挥中医治未病、预防保健的作用，显著提高慢病的防治效果。三是融合现代科技，依托物联网、大数据，提高健康服务的可及性、便利性及社会健康服务效率（图 8）。

构建健康服务新模式需要解决三方面的重大问题：

一是传统中医的个性化服务模式不能满足量大面广的健康服务需求。传统的中医服务对于每个病人要把脉，望闻问切，需要半个小时到一个小时。怎么面对日益增长的社会需求和老百姓的健康服务需求，需要中医诊疗技术与方法的客观化、数字化，通过中医服务的客观化、数据化、科学化、网络化、精准化，对每

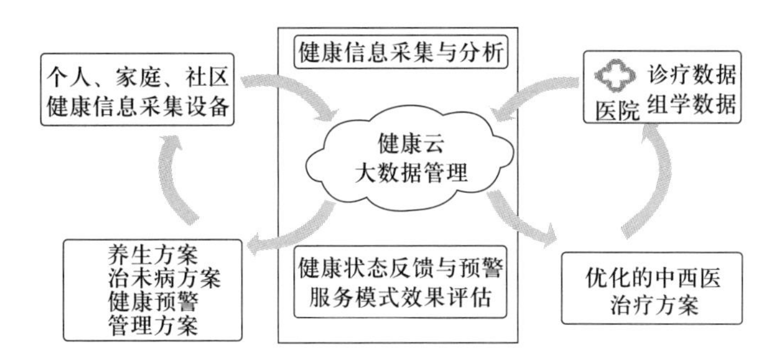

图 8 基于物联网、大数据的慢病预防、治疗、管理模式

个病患提供最优质最精准的医疗服务。

二是面对海量个人健康信息,急需依靠物联网-大数据技术支撑,实现信息-数字-知识-决策的转化。

三是急需发挥两种医疗体系并存的独特优势,理念上相互借鉴,技术上相互补充,率先迈进精准医疗新时代。

3. 中医健康服务新模式的探索与实践,中医诊疗技术与方法的客观化、数字化

上海中医药大学早在二十世纪八九十年代就联合上海复旦大学以及上海交通大学共同研发了望闻问切四诊客观化、数字化的关键技术,我们也突破了面舌诊识别的关键技术。

攻克了面舌象图像颜色恒常性模型量效评价技术,突破了面舌诊信息采集从特殊光源到普通光源的技术障碍(图 9)。

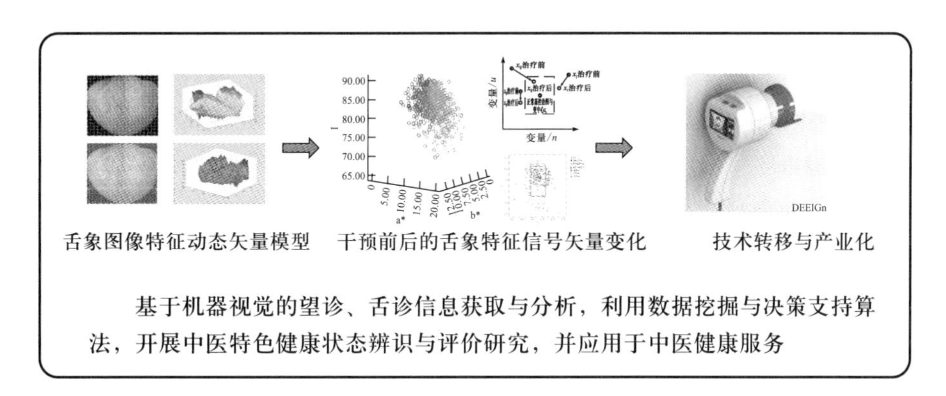

图 9 面舌象图像颜色恒常性模型的量效评价技术

实现了四诊信息融合,推进中医诊疗技术与方法客观化、数字化研究,并取得了重要进展。2010 年上海世界博览会期间新一代的四诊仪已经问世,2012 年参加了火星 500 的研究,为宇航员进行检测。与此同时,面对量大面广的健康服务需求，开展智能化、可穿戴健康产品研发，所有中医可穿戴的智慧产品都像 iWatch 一样，完成了这方面的研发，给病患、社会公众提供便捷的服务，解决了健康服务从医院到家庭的跨越。特别是最近研发的健康镜、手环 App，可以放在家里，实现社区、家庭和个人无处不在、无时不在的健康服务网络。

攻克了通过四面镜和舌象图像特征动态矢量模型技术、人脸识别关键技术（图 10），形成了根据中医理论提取人面相关区域特征的智能化分析技术，关键指标达到了国际一流。

根据中医理论提取人脸相关区域特征的智能化人脸分析技术，关键指标国际一流，结合中医和大数据理论对人体健康状态做综合分析

人脸配准

作者	平均 RMSE	RMSE<5	RMSE<7.5	时间
项目组	2.47	92.20%	97.10%	15.5 ms
2D-ASM	5.36	69.00%	85.60%	67.3 ms
Texfure-AS	7.97	33.50%	76.00%	100 ms

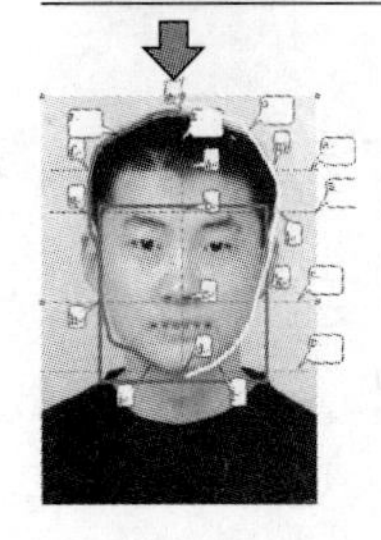

特征分析

- 首先定位人脸位置(人脸检测)，然后对人脸特征点进行定位，进而提取相关区域特征
- 人脸特征点定位包括左脸、右脸、上停、中停、下停各部位，采集眉毛、眼睛、耳朵、鼻子、嘴巴，美人尖、侧面发际、眉上的角等区域特征，结合中医理论分析人体健康状态

图 10 突破人脸识别关键技术——基于回归模型训练人脸配准器，实现高效、精准的人脸配准

攻克了纳米柔性材料传感器的关键技术，实现了从多点式到阵列式的技术跨越，使得采集环境可以更加优化，产品可以在各个地方非常好地为大家所用（图 11）。

主导了一批国际标准的制定：① 脉象仪触力传感器　标准号 IS019614（WD）；② 舌象仪光照环境（NP）；③ 面诊仪-面部信息采集装置（NP）；④ 经络诊断检测仪（NP）；⑤ 电针仪的技术标准；⑥ 灸疗仪的技术标准。

成功争取到国际标准化组织（ISO）把中医药技术委员会 TC249 秘书处设在了上海中医药大学，这是全国各行各业各个领域仅有的 6 个 ISO 秘书处之一。我们研发的健康状态辨识信息系统也从上海世博会走向了米兰世博会，进行专门展示。这个系统通过面诊、舌诊、问诊等模块采集健康信息，实现对健康状态的动态实时监测和健康数据实时传输。

根据自主开发的人体健康状态辨识函数进行个体健康状态辨识与评估，并

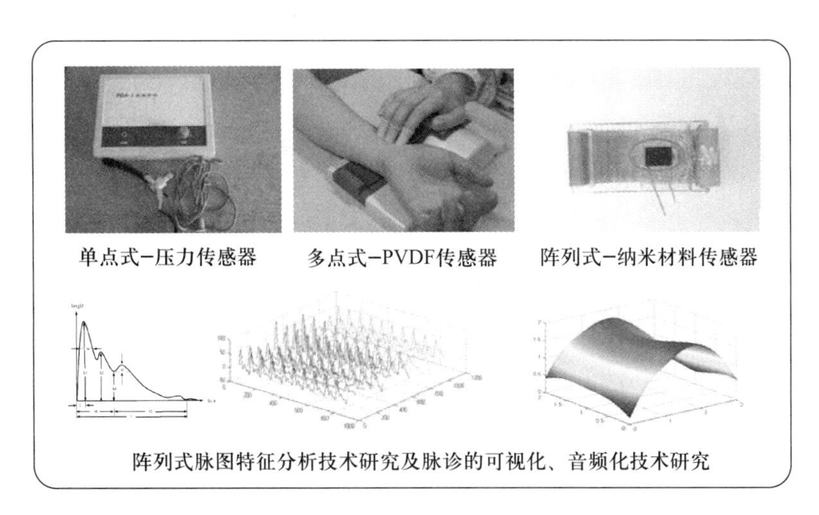

图 11　攻克了纳米柔性材料传感器关键技术,实现多点式到阵列式的技术跨越,结合可视化、音频化技术,采集环境更加友好

提供个性化的健康服务。

健康状态辨识已经进入家庭了,我们与中国电信上海公司、世界 500 强企业绿地集团共建健康 e 家。绿地集团建了很多商品房和养老社区,会把我们的健康 e 家安置进去,使得它的产品、地产成为绿色之家。我们还与电信公司合作,创建智慧家庭。通过跟高等院校、科研院所、地产集团、金融公司,以及医疗保障系统和政府部门,包括社区,协同创新,形成了无处不在的可以为老百姓提供健康服务的健康 e 家。

我们构建了物联网具有中医特色的健康大数据,与中国电信上海公司、万达信息股份有限公司合作实现了健康信息从个人、家庭到云端的传输,解决了健康服务中的数据传输以及储存问题,建立了混合云的架构,实现了上海各级医疗机构健康信息的交互与共享,并且涵盖了所有的方面(图 12)。

大数据的分析和应用也取得了进展,利用人体健康大数据建立了人体健康状态函数,对重大慢病的发生进行预警。互联网+的中医健康服务新模式已经基本实现。通过智能化终端设备,采集个人的健康信息,信息采集好了以后基于互联网技术与大数据分析,通过健康状态辨识系统进行中医人体健康状态的评估,再将这个评估结果反馈到个人、家庭和各级各类的医疗机构,从而对每个人的健康及疾病状况进行很好的预警、预测、预防,甚至干预。这个模式可以使个人在家庭、社区非常便捷地享受中医特色的健康服务,形成健康文化引导、家庭自我管理、移动物联支持的三位一体的中医健康服务新模式(图 13)。

中国电信实现健康信息从个人、家庭到云端，解决了健康服务中的数据传输与存储

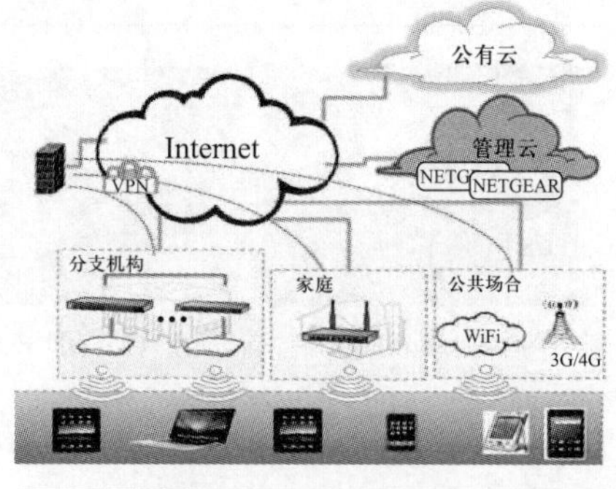

万达信息建立了混合云架构，实现了上海各级医院健康信息的交互与共享

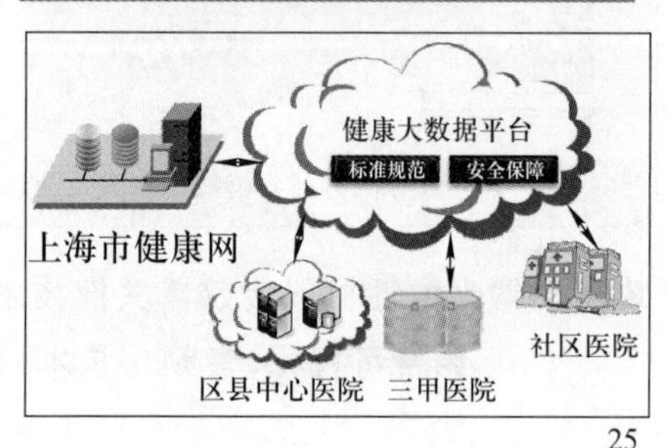

25

图 12　物联网-大数据技术支撑健康服务新模式

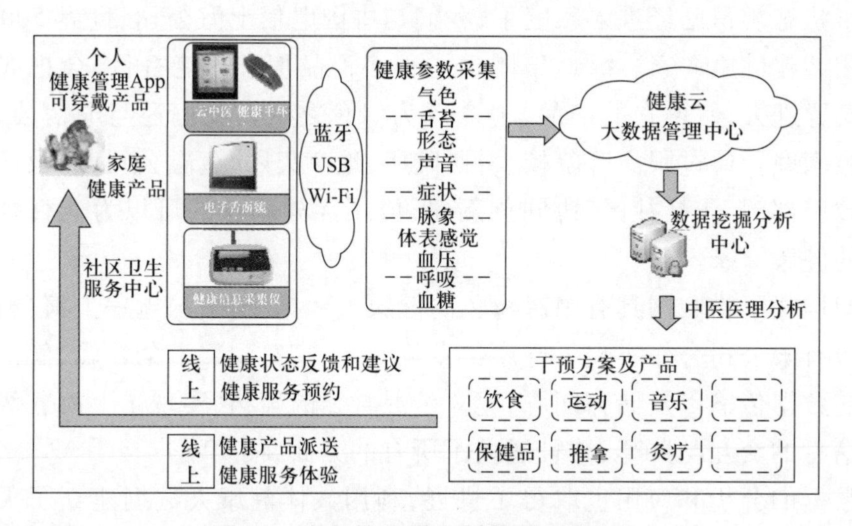

图 13　中医健康服务新模式(HHN)

4. 通过小样本的研究表明,新的健康服务模式可以显著降低管理成本

特别是 HHN 健康云管理模式与现有的健康管理模式比较,可以节约成本将近 60%。上海 500 万慢病病人,半年已经节省了将近 17 亿元的成本。

如何很好地利用和推广这种新的健康服务模式,让全社会的老百姓都可以享受互联网+中医健康服务?

上海市卫计委、上海中医药大学、上海交通大学利用各自的资源,建立政府主

导、校企联合慢病防治的新模式(图 14)。政府的作用不可小视,而且至关重要。

2015年1月
正式在真如社区试点糖尿病管理云平台

2015年2月
完成健康云平台和上海市健康信息网的对接工作

2015年3月
3个试点区县的糖尿病管理全面启动

2015年6月
全市推广糖尿病新型管理模式,管理病人300万

“健康云”列入发改委重大项目

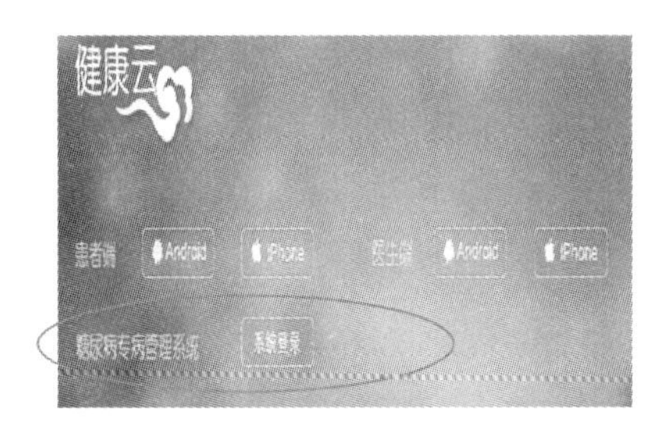

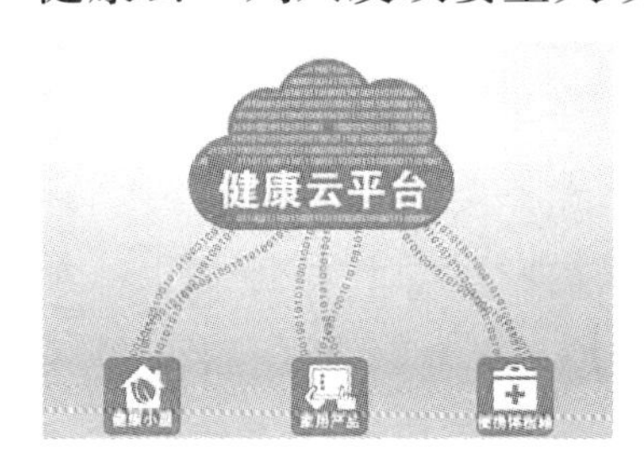

图 14　上海市卫计委、上海中医药大学、上海交通大学签约,中国电信、万达信息共同支撑,进行全市糖尿病中西医结合管理

我们还与上海地产(集团)有限公司、万科集团进行合作,共同投资 3 亿元建立跨业连锁的健康服务新模式;与中国红十字会事业发展中心养老连锁机构合作,以此作为基地推进上述的工作。

我们认为,要实现中医健康服务新模式,提升全社会百姓的健康水平,互联网+健康服务大数据之于中医药,利用是必然,我们还在不断的努力之中、探索实践之中。

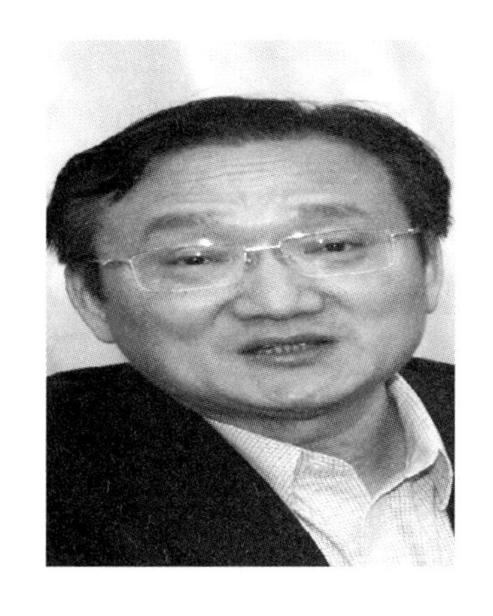

徐建光　1962 年 2 月生,江苏海门人,1985 年 9 月参加工作,在职研究生学历,医学博士,教授,博士生导师。现任上海中医药大学校长。

1985 年毕业于上海医科大学医学系。先后任华山医院手外科住院医师、主治医师、副教授、教授,期间获硕士学位及博士学位。

从 1997 年始,先后任上海医科大学附属华山医院党委副书记、副院长,复旦大学医学院院长助理。2002 年 6-9 月,赴美国哈佛医学院进修医院管理;

2003 年 10 月首批获得中欧工商管理学院医院管理文凭。

2007 年始先后担任上海市卫生局党委书记、局长,上海市食品药品监督管理局局长,上海市卫生局委员会副书记,上海市食品药品监督管理局委员会副书记,上海市卫生计生委主任、党委副书记。

2014 年始任上海中医药大学校长、上海市中医药研究院院长。全面负责行政工作,分管干部人事处(处以上干部工作)、科研与教育处、国际医学交流与合作处。

徐建光教授是上海市手外科研究所副所长、手外科副主任,中华医学会手外科学分会主任委员,中华医学会显微外科学分会、中国康复医学会修复重建外科专业委员会常务委员,上海市医学会手外科学分会主任委员,《中华外科杂志》《中华手外科杂志》《中华创伤骨科杂志》《中国实用手外科杂志》常务编委,全国青联委员,上海市青联常委,上海市青年医学专家联谊会会长。

徐建光教授师从我国著名的手外科和显微外科专家、中国工程院院士顾玉东教授。十余年来,在导师顾玉东教授的悉心培养下,在臂丛神经损伤的诊治、手外伤后的功能重建、游离组织移植及其成活率提高的基础研究与临床应用等方面刻苦钻研,取得了显著成绩。作为主要科研人员,参加了顾玉东教授领导的国家自然科学基金重大项目“组织移植成活率及功能提高的基础与临床研究”,卫生部重大课题“臂丛神经损伤诊治的基础研究和临床应用”以及上海市领先学科等重大课题的研究。作为课题负责人,多次获得国家自然科学基金资助、卫生部重大项目科研基金资助、国家教委跨世纪优秀人才计划科研基金资助及上海市科委多项基金资助。作为主要科研人员获国家、卫生部及上海市科技进步奖多次,以第一作者在国内核心期刊发表论文 30 余篇,参编专著 6 本,已培养硕士、博士研究生 20 余名。

美丽中国　品质国家

韩德民

首都医科大学北京同仁医院

耳鼻咽喉科中心

一、引　言

我把报告的名字由原来的“浅谈健康服务业”改成了“美丽中国　品质国家”,原因是我们从温饱型向小康过渡,已经进入了人均6000美元中等发达国家的行列。这个转变过程是非常深刻的,大家在社会转型过程中有些深刻的思考,今天重点谈谈转型过程中在医疗服务模式方面新的思考。

最近《中国企业家》杂志做了非常广泛的调查:获得成功之后的企业家最看重什么?结果被调查者在若干选项中最重要的选择了健康,其他的有家庭、收入、自由。这些都很重要,但在这些相关的领域中最重要的还是健康。古往今来对健康有不同的评论(图1)。在古代能活着就是健康,那个年代兵荒马乱,政局稳定的时间很短。一百年前由于中国半殖民地半封建的历史,我们被西方列强称为“东亚病夫”,那时候没有疾病就是健康。近现代情况发生了深刻的变化,具备自主生活活动的能力就是健康。再看当前如何评价健康,具有幸福感的生活状态就是健康,这个幸福感的生活状态内涵是非常丰富的。

要达到具有幸福感的生活状态,就意味着全人全程终身健康得到保障,因而就诞生了新时期健康服务业的新内涵。

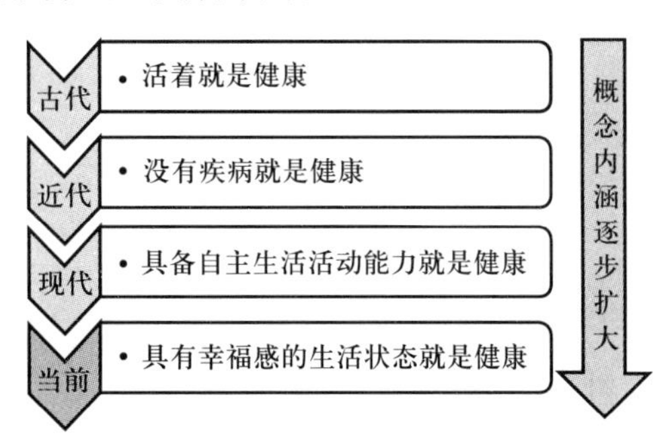

图1　古往今来谓健康

1. 健康的意义

家庭幸福的基础、事业成功的本钱是健康。每个公民都有自己的健康概念，国家应该保证每个公民具有健康的生活空间，具有身心健康社会生活的地位，这是国家的责任，也是公民应该认识到的自我存在的社会价值。推动发展模式从以医疗为中心向以健康为中心的转变，这将是政府主导的全社会维护健康、改变目前医疗保障服务模式重要的思想转变（图 2），这是国家卫生和计划生育委员会主任李斌同志在 2015 年新年祝词中提出的基本观点。

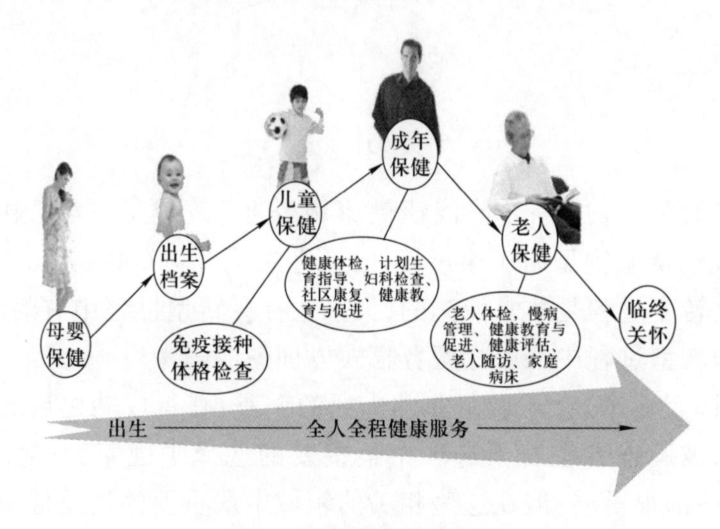

图 2　全民终身健康保障

将服务、产品、医疗、保健等健康理念贯穿在全人全程过程中

2. 人人需要健康管理

人人都需要健康，人人都需要健康管理；要想拥有健康，如果没有健康管理很难实现。现在健康体检往往取代了健康管理，一体检发现很多问题，或者我们觉得身体难以支撑工作和难以享受生活的时候不得已去医院，就会发现很多问题：为什么我会得病？没有想到这么严重！还有很多人通过不定期的检查和延期的健康检查会发现很多慢性疾病，有时候就不理解我怎么会得病，我一向很好……随着生老病死的自然规律不断地推移到每个人面前，健康和疾病时间的选择是回避不了的。

近年对慢性病的统计显示，我国有 2.6 亿人患有慢性病，医疗费用至少达 5000 亿美元，经济负担、社会负担和心理负担极大地降低了个人、家庭、社会和国家整体的幸福感。医疗市场状况也不容乐观，供需失衡、竞争无序，医疗投入严重不足，医疗机构结构扁平化，高收入患者对服务不满意，低收入患者对价格不满意，无法应对目前多层次的医疗消费方面的需求，政府、社会、医务人员满意度很难达到理想的程度，这是目前医疗卫生领域的巨大压力。

3. 医患矛盾

过度医疗与看病难、看病贵有关，但这并不是社会真正存在的问题。同其他国家比较，我国所谓的看病难、看病贵的另一个概念是看病无序和看病层次差异化服务的体系没有建立起来，这是非常核心的问题。投入不足，因病致贫、返贫是普遍的问题。这几年国家通过深化医改，重心面向基层，建立了新农合（新型农村合作医疗）和农村的大病统筹，情况有很大的缓解；但是更大范围来看，看病难、看病贵的现象导致了很多因病致贫、返贫的问题。

现在医疗保险品种少，只有社会医疗保险（医保），除了医保就是新农合，还新建立了大病统筹，其他的商业保险都没有建立起来。发达国家商业保险和综合保险在医疗和生命健康方面占的比例是 20%～25%，我国只占 5%，相比之下保险品种的匮乏导致整个医疗和健康管理的巨大压力。还有一个重要问题，医患矛盾不断加剧。严格来说是政府管理的问题，导致了很多行业收入和付出不相对等的现象，在医疗卫生领域特别突出。在这个问题上我们陷入了灰色陷阱，应该有的待遇没有很好地保证，不应该有的各种灰色收入普遍在包围我们。因此，转变观念谋新发展势在必行。

我们常常提创新发展，创新是非常严肃的话题，提倡创新但一定要守住旧的。发展过程中旧的东西有它存在的合理性，一定要否定它就会带来革命，革命一定会伤害很多人的利益，一定要付出很大的代价。我们不能完全否定过去的发展规律，因此，谋新发展二者兼顾是符合自然规律的新的概念，所以我叫做谋新发展。希望对这个概念我们可以展开一些讨论，创新和谋新到底有什么区别。

二、发展健康服务业

发展健康服务业是目前转变医疗服务模式的重要探索，稳增长、调结构、促改革、惠民生，医疗服务谋新发展是我们重要的概念。促进经济社会转型发展，满足全面建设小康社会的客观需要是发展健康服务业的宗旨。同时，由于经济的发展、人口老龄化，对健康服务业的需求也大幅度增加，深化医改，探索医疗服务模式转化为健康服务业也是我们认真考虑的重要的符合国家发展战略利益的新的选择。

1. 健康服务业的内涵

健康服务业有哪些内涵？2013 年国务院颁布的 40 号文件对健康服务业有

全面的阐述。用非常简单的语言把健康服务业的概念说清楚,我做了一点归纳:以维护和促进人民群众身心健康为目标,包括医疗服务、健康管理与促进、健康保险,涉及药品、医疗器械、保健用品、保健食品、健身产品以及金融产品支撑等领域。

(1) 医疗服务是健康服务业的关键环节和核心内容;

(2) 健康保险是健康服务的重要保障机制;

(3) 健康管理与促进服务,主要面向健康和亚健康人群,包括医疗服务的衍生和健康服务的各种新业态;

(4) 支撑产业涵盖对医疗、健康管理与促进、健康保险服务形成基础性支撑及所衍生出来的各类产业。主要包括药品、医疗器械、保健用品、健康食品等研发制造和物流等相关产业。

2. 承接"中国健康服务业发展战略研究"重大咨询项目

健康服务业不是面对社会普遍做起来的,这是很难的,正如邓小平同志在改革开放初期到深圳视察时提出的建议:让一部分人先富起来。在健康管理的概念下,在健康服务业领域中也要有一部分人先投入,先进行有效的健康管理,这也是事物发展的必然过程。

为了做好这项工作,我们承接了中国工程院重大咨询项目:中国健康服务业发展战略研究(图3)。课题涉及三个不同级别的城市,一线城市包括北京、上海和广州。上海在做健康服务业城市社会发展模式的调查,上海做得很好,这归因于一个非常重要的理念:政府主导,企业参与,大学做相关研究。政府主导方面,上海的开放程度和对问题的理解程度在全国是具有代表性的。二线城市包括大连、海口、三亚和兰州,三线城市有湖北的荆门、四川的甘孜自治州以及内蒙古的锡林郭勒,还有老革命根据地临江。通过对中国健康服务业整体状况的调查,了

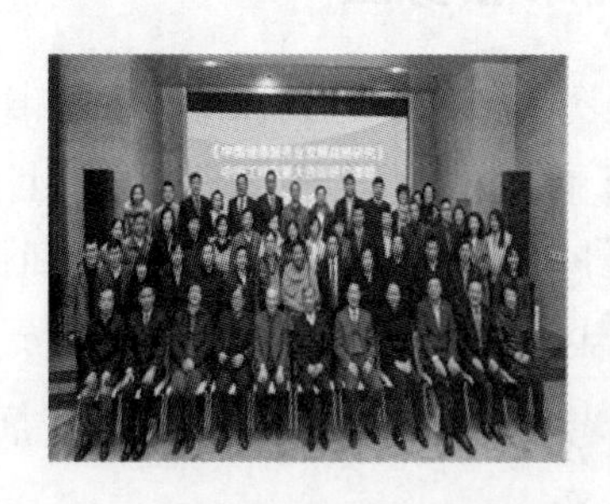

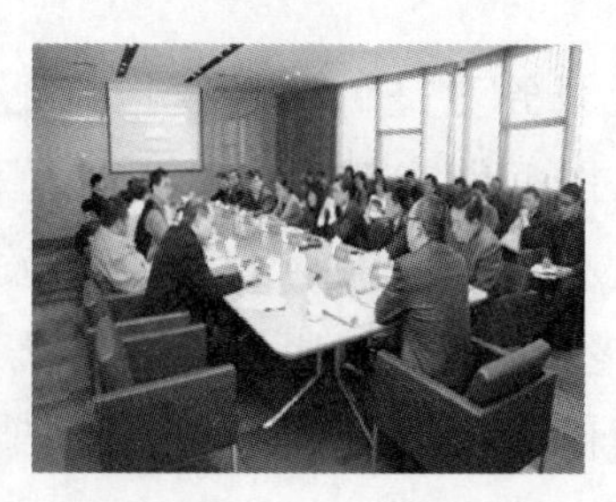

图3 中国工程院重大咨询项目:中国健康服务业发展战略研究

调研地区涵盖一线城市:北京、上海、广州;

二线城市:大连、海口、三亚、兰州;

三线城市:荆门、甘孜自治州等全国具有代表性的地区和城市。

解国家目前的状况，在深入了解国情的基础上为国家健康服务业的发展，提供比较符合国情的发展蓝图。

要做好这项工作也是非常难的，一定要有很好的社会调查的基础。关于健康服务业中最重要的健康管理的概念，通过大学及研究机构的调查，通过社会实践，把健康管理的模式建立起来。

3. 健康服务业的发展目标

健康服务业要涵盖全生命周期、内容丰富、结构合理的体系，从预测一个健康生命的诞生到生老病死的全过程，这些都是健康服务业整体的管理领域。如何打造知名的品牌，特别是在健康服务领域中具有引领性的品牌，程京教授做了很好的阐释。利用基因芯片技术可以检测遗传疾病的存在，有了遗传疾病的筛选，对于健康管理，对于亚健康状况的康复，特别是对可能带来遗传疾病的人口进行有效控制提供了基础的技术手段和方法。

在亚健康康复和健康管理方面程京教授团队又研发了中医保健饮料，还有老年人需要的轮椅，方便实用，潜在市场需求量很大。市场上按摩椅有很多，真正符合老人需要的轮椅很少，这就是观念需求和市场需求在生产方面二者结合的差异，这也是知名品牌在探索中不断建立起来的过程。我刚才问了程京教授康腾椅的销售价格，我估计五万块钱一个。他说，如果我们做五万块钱的椅子就没有人用了，我们把价格控制在两万块钱左右。我问，两万块钱那是做福利还是做企业？他说，当然要做企业。我说，两万块钱做不了企业，肯定要赔钱。在这些领域需要国家提供专项的小额贷款支持，而不是完全靠企业自己来做。这些相应的政策还没有很好地建立起来，因此，我们在研究课题中也包括进行政策的调整。

全世界都在关心健康服务业的发展，中国的健康服务业起步不晚，我们要醒得早，起得早。今天王存玉教授介绍了干细胞的研究，干细胞研究中国在起步阶段是不落后的，但由于我们在研究过程中很快步入临床实践，带来一些负面的反应，结果政府一刀切，干细胞治疗和临床试验全部停止，这一停止就将近十年，十年后我们反而落后了。怎样才能形成一定的国际竞争力，我们的生存环境、政策水平和对新生技术的支持都需要国家宏观战略的考量，如果没有宏观战略的思考，政策、法规和各种支持力度就会大幅度下降，我们的领先性会因为认知的障碍和管理体制的制约走下坡路。健康服务业总体的目标，从经济角度来讲未来发展的目标很大，国务院预测到 2020 年总市场规模为 8 万亿元，现在看来远远不止 8 万亿元（图 4）。

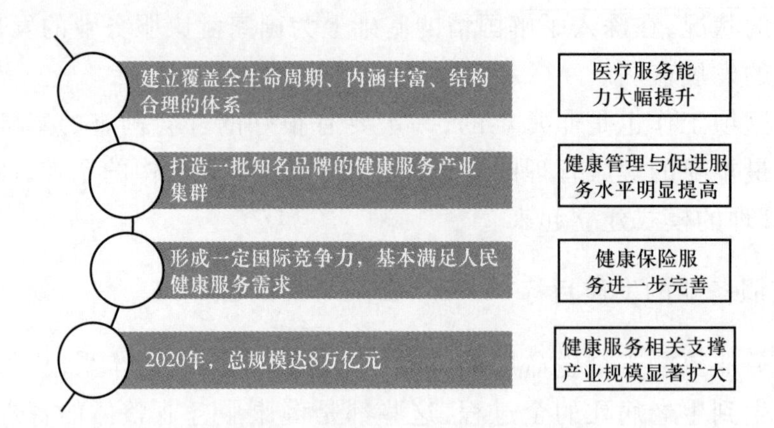

图 4 健康服务业发展目标

从国际来看,各国对健康服务业提出了不同的要求(图 5)。美国提出了“健康人民十年规划”,日本提出了“健康日本 21”计划,新加坡提出了“国际医疗计划”,中国也提出了“健康中国 2020”五年发展规划。我认为五年是不够的,一个行业的发展,一个体系的发展,一个国家的医疗和健康服务模式的转型五年太短了,我们应该有十年发展规划。

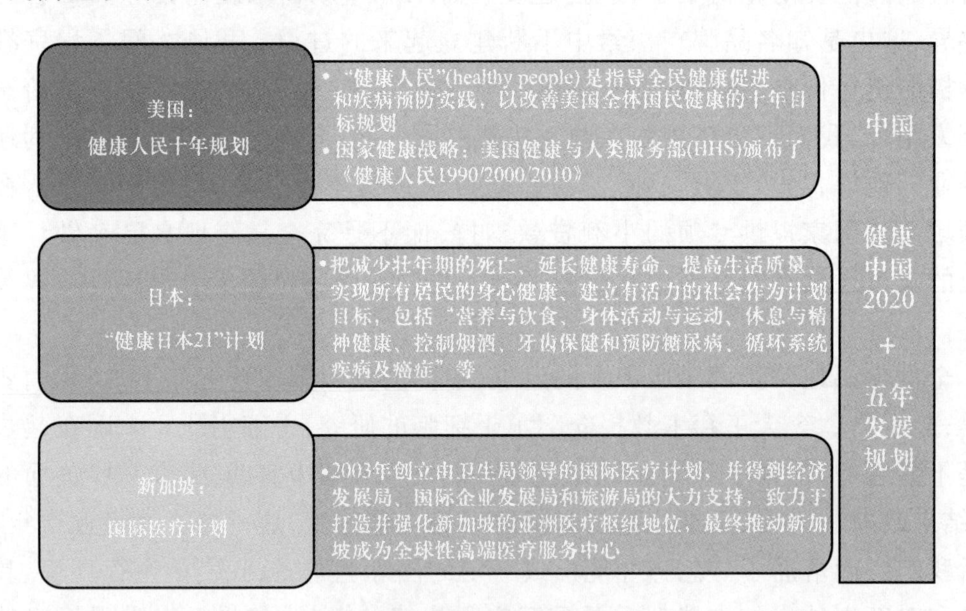

图 5 国际视野看健康服务业

国内在这方面也做了很多探索,北京按照国务院颁布的促进健康服务业发展 40 号文件制定了北京《关于健康工业发展的若干规定》,这个规定一共十八条,简称十八条规定。政策制定得很好,但现在落地有些困难,在政策和落地之间的中间环节没有很好地衔接,北京还是有差距的。深圳也做了关于《深圳市生命健康产业发展规划(2013-2020)》,深圳从国际视野提出了更高的要求,包括建立高端医疗、健康管理和照护康复、养生保健等领域的领先地位。深圳的目标很高,成都也进行了一系列相关的研究。徐建光教授做了关于上海健康服务业发展,特别是中医促进健康服务业发展方面的重要论述。健康服务业发展中中医和西医到底有什么区别,我想二者还是有很大差异的。西医是立竿见影、手到病除,如果按照这个观点来讲,中医的有效性会被质疑。西医在慢病转归、亚健康康复方面没有太好的手段,谈到健康管理西医就显得非常被动。从中医的角度,运用中医的思想开展亚健康康复和健康管理,用中医中药缓解和调解各种身体不适的方法就显得非常有超出。推行健康管理的概念、促进健康服务业综合发展,中医大有用武之地。刚才徐建光校长做了非常好的介绍,他的团队的实践过程包括新的诊断方法、新的思维转变在中医健康管理和健康服务以及亚健康康复方面,都起了很好的领先作用。

三、发展健康服务业的机遇和挑战

发展健康服务业的机遇是社会日益重视,市场潜力巨大,新型健康服务业的经济体蓬勃发展,房地产热、金融、股市受到很大挫折之后,健康服务业成为非常亮点的领域,成为转型社会主要的发展方向。目前起步阶段,产业规模很小,服务供给不足,服务体系不健全、不完善,管理机制不健全都是存在的问题(图 6)。下一步需要我们在这方面有更深入的研究,真正从国家战略角度考虑国家战略发展的核心利益,健康服务业一定要做全面的调整。

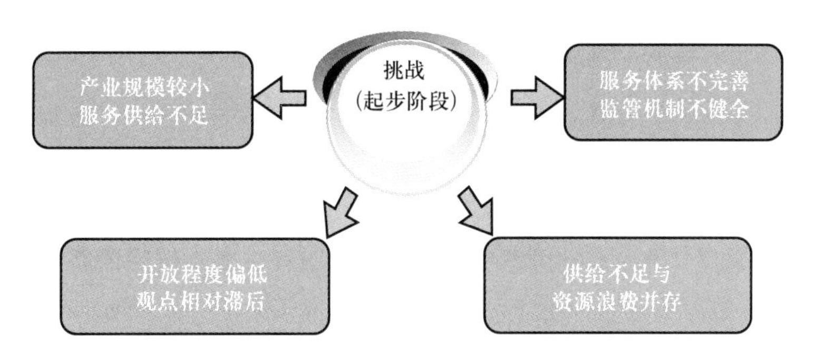

图 6 发展健康服务业:机遇与挑战

美国的健康服务业占国内生产总值的 17%,其他国家占 10%左右,我国按照 2014 年的标准占 5%。同发达国家比较,巨大的人口差异和非常博大的国家幅员,我们的落差非常大。健康服务业的发展空间也是巨大的,我也希望医学生不仅做好医学方面的培养和教育,也要认真地从现在开始关心健康服务业发展在医疗卫生领域中的结合,如何能在未来巨大的健康服务业发展的领域中寻找新的发展目标。

1. 关于城市健康功能区和示范区，以及健康小城镇和健康社区

发展健康服务业单纯从一个领域非常困难，一定要在新建小区方面有完整的考虑，客户的选择多样化，发展起来比较容易。健康服务业的发展同样也有商业运作模式，在这方面我们要换位思考。

2. 促进健康服务业观念教育

促进健康服务业的发展概念、理论、方针、政策和社会实践新的模型都有，最关键的问题是健康服务业的观念教育。目前的教育体系无论是医学本科还是专业专科教育，跟健康服务业都没有相关性，面对未来巨大的发展潜力和市场空间，我们的教育必须要做新的调整。目前的教育体制限定，学科设置、专业设置一定要按照国家的统一要求，实际上这是计划经济思想；要真正做好健康服务业的观念教育，要允许大学开放管理，增设新的机构、新的专业，特别是在专业选择方面大学要有一定的自主权；有些中专或者大专可以把健康服务业作为主要的研究方向，把专业设置进行调整，这也是非常必要的。为此我申请了中国工程院关于健康服务业关联教育的子课题（图 7），希望在这方面可以提供切实有效的以调查数据为基础的证据和建议，把健康教育体系真正建立起来。

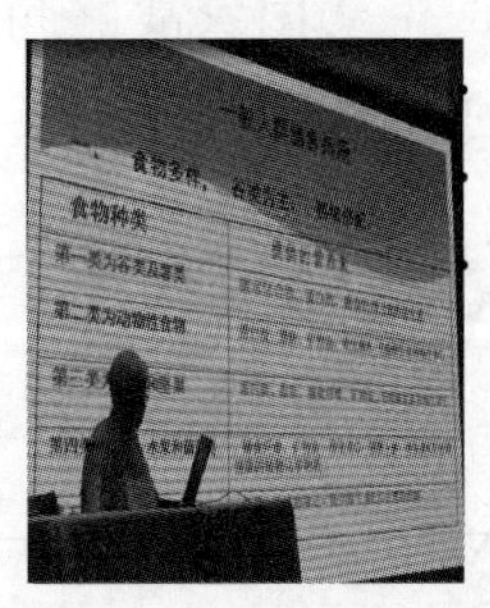

- 从具有鲜明职业特色的职业养成入手
- 职业教育是健康服务业健康发展的核心
- 国家发展战略利益出发出台扶持政策

图 7　健康产业关联教育——中国工程院咨询研究课题

3. 实现政府职能转变新常态

“实现政府职能转变新常态”这是习近平总书记在十八届二中全会第二次会议上提出来的，这个职能转变分四个方面（图 8）。发展健康服务业需要的条件很多，最重要的是基于大数据的信息支撑体系。许多发达国家已经有很好的经验，我国也在做这方面的工作，真正把健康服务业做起来，大数据支撑体系的建设是必需的，而且一定要强化，关于这个问题大家都有共识。

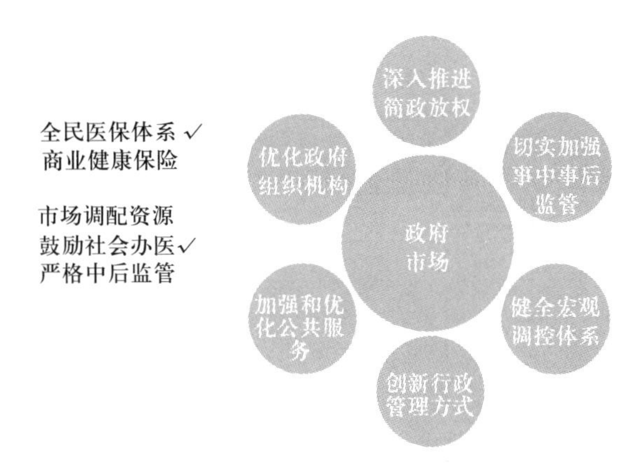

图 8　实现政府职能转变新常态

4. 健康服务业与信息化

多国(美、英)经验表明:健康服务业的发展过程就是健康医疗信息化的过程,详见图 9。

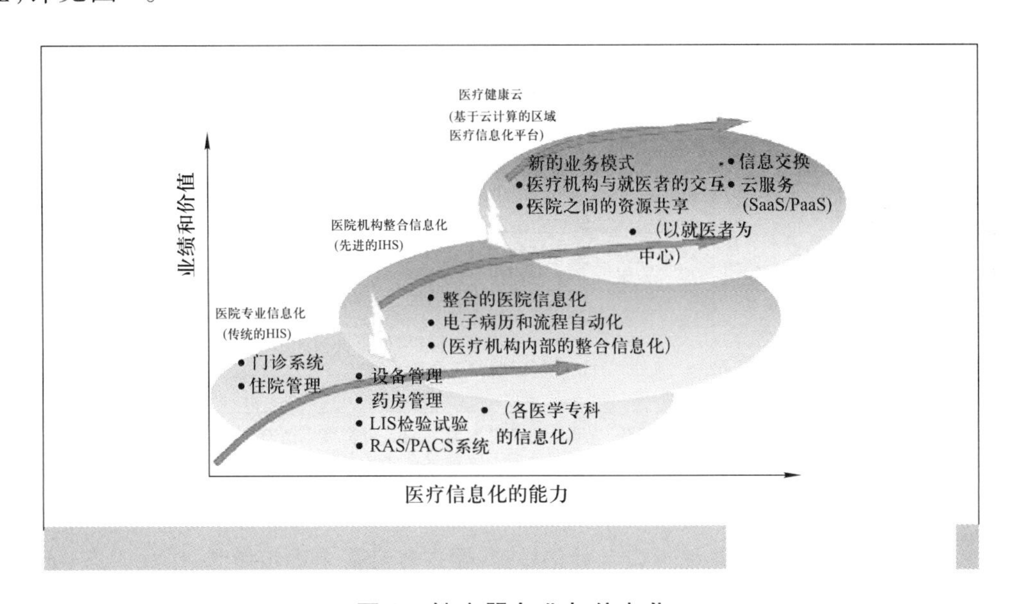

图 9　健康服务业与信息化

国务院颁布了关于培育健康服务业相关支撑产业的政策,详见图 10。

伴随人口老龄化的发展趋势,国内养老的需求也在稳步增长(图 11)。

谈到健康服务业的发展很容易和养生养老结合在一起,然而健康服务业的发展应该从如何生一个健康的孩子做起,这样才有健康服务业管理的基础。

根据对全球健康和医疗旅游市场的调查分析,每个国家的发展幅度都不一

支持自主知识产权药品、医疗器械和其他相关健康产品的研发制造和应用

• 科技、建设专项资金和产业基金，支持创新……
• 支持数据化医疗产品、健康物联网等研发
• 加大政策支持力度，提高具有自主知识产权……

大力发展第三方服务

• 引导发展专业的医学检验中心和影像中心
• 公平对待社会检测服务
• 完善科技中介体系

支持发展健康服务产业集群

• 鼓励各地结合本地实际在土地规划、市政配套、机构准入、人才引进、执业环境等方面给予政策扶持和倾斜，打造健康服务产业集群，探索体制创新。培育重点产业，打造知名品牌

图 10　培育健康服务业相关支撑产业

养老市场发展趋势

主要趋势

> 在人口老龄化趋势的推动下，养老需求稳步增长，并向人性化、定制化的方向发展
> 中国国内尚未有专业机构运用西医手段进行养老相关的护理、疗养服务，市场基本空白
> 高端消费者大量远赴国外寻找专业机构提供服务

主要人群　> 经济可承受人群

服务载体　> 养老院
> 新型养老照护中心

未来健康服务方式　> 全方位精密健康咨询；精确锁定个体健康问题所在
> 个体化健康资产管理；定制化地提供抗氧化、细胞活化治疗、膳食管理、运动规划等抗老建议，以改善脏器功能衰退、内分泌紊乱、体力衰退等老化症状
> 完整医疗系统支持；与科研机构和医疗体系紧密协作
> 长期健康监测与资讯更新

国际领先服务机构　> 瑞士克莱恩·蒙塔纳健康抗衰老医疗中心
> 德国慕尼黑威德曼贵族疗养院
> 台湾安法抗衰老诊所

图 11　伴随人口老龄化趋势，国内养老需求稳步增长

样，每个国家发展的需求也不一样（图 12）。作为我国来讲，人们把大量的钱花在去国外购买奢侈品。中国游客到任何一个国家，最显著的特点就是一窝蜂到奢侈品商店，不管有多少东西，只要有中国人去全部一扫而光。我也体验了一回，一次我到韩国开会，听说韩国有个奢侈品城，离我们会场很近，吃完饭我们信步过去，走到门口一看我以为发生了交通事故或者有什么特殊的事件，围观者人山人海，我问怎么会发生这种情况，回答说全是中国游客在购买奢侈品。我说算

了，别进去了，朋友说你既然来了就了解了解国情，看看中国人的购买力有多么强大、多么疯狂。我就好奇怎么在国内没有看到奢侈品市场这么火爆，而到了国外成这样。于是我就进去了，结果进去一看全是中国人，进去要排队，单循环走，所有的物品只有一次购买的机会。看完以后心里着实感觉不好，中国人最起码应该有点爱国主义精神吧，二者之间发生背离就出现了这样的问题，大量外汇跑到外面去。实际上韩国也很聪明，奢侈品的价格比中国低10%左右，就带来狂轰滥炸式的抢购热潮。

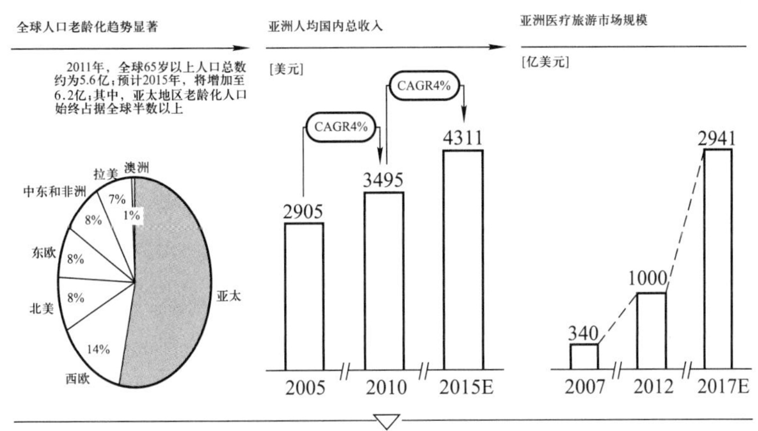

图12 全球医疗旅游市场面临爆发式增长

四、前景美好，但不能一蹴而就

1. 关于加强健康服务业发展我们应该有些命题，有些考虑，关键有以下几个方面

加强人才培养，完善服务体系和监管机制，从源头开始，从顶层设计开始要做好这方面的工作。

优化融资、财税、土地、价格等相关政策，要对新型企业给予辅导，现在看这些政策都没有出台。

鼓励社会力量适当参与，理顺政府与市场的关系。现在政府是宏观调控，但是政府管理的领域太多，市场得到的机会有限，层层的批复，政府还是放不开，市场的自然规律没有得到尊重，这也是目前存在的问题。

加强基础环境建设，推进健康服务业的信息化，希望北京在信息化方面能为健康服务业发展创造平台。打造公共平台上海做得很好，上海市政府提供了公共信息平台对健康服务业的发展给予多方面的支持。

正确和大力引导健康消费,培育健康理念和意识。现在的居民消费水平国家进行了一些宏观的调控,但仍有很大的问题,很多人有点钱以后不是买健康,而是买股票,老年人甚至把养老金、退休金也买了股票,这种投机心理非常严重。股票在牛市的时候增长很多,牛市巅峰股票市场泡沫崩溃的时候所有财产瞬间消失,最近很多股民被套住了,什么时候解套,有人讲少则三年,多则五年,也许未来十年才能解套。为什么不把这笔钱用在维护自己的健康方面呢!这就是消费理念的差异,正确引导消费观念的转变也是十分重要的。

因地制宜体现差异化,发挥传统特色优势,特别是发展中医药。亚健康、健康管理和健康维护方面中医中药的前景非常大,最近我们也在组织力量向这个领域进行开发。

发展健康服务业产业集群:支持企业自主研发制造药品、器械,老年人和残疾人用品,大力发展第三方检验、检测等服务,程京教授也为我们做了示范。

顺应消费趋势和新兴业态发展趋势:发展以建立全民健康档案为基础的健康管理体系,这是政府主导需要建立的。我们做了很多健康体检,这些健康体检基本是以盈利为目的的,经常检完了没有结果,有了结果以后没有管理,反复的健康体检给大家带来很大的负担。最近我做了一个小小的调查,在健康体检中影像学检查选择的比较多,有不少人检查中发现了一点问题,隔多长时间复查医院没有说清楚,于是,人们带着问题和纠结,不断地进行健康体检。健康体检一般的问题检查可以,反复的影像学检查不一定能检查出病,反而给你带来病,这种问题很普遍。要规范健康管理,规范健康体检,建立全民健康档案,有步骤地从少数人开始是十分重要的。

发展健康服务业还有很多工作要做,真正把这个工作做好我们需要建立健康管理学的概念,要从教育着手,从娃娃抓起,以健康医学为核心,以信息技术为支撑,以科学管理为手段,集医学、信息学和管理学为一体,真正把健康管理学的概念建立起来,健康服务业就有了发展的依据(图 13)。

2. 健康管理现状与问题

(1) 缺乏行业标准与评估体系;
(2) 欠缺培训机制与服务理念;
(3) 技术含量低欠缺科技支撑;
(4) 健康体检代替健康管理。

健康管理学

以健康医学为核心
以信息技术为支撑
以科学管理为手段
集医学、信息学和管理学为一体

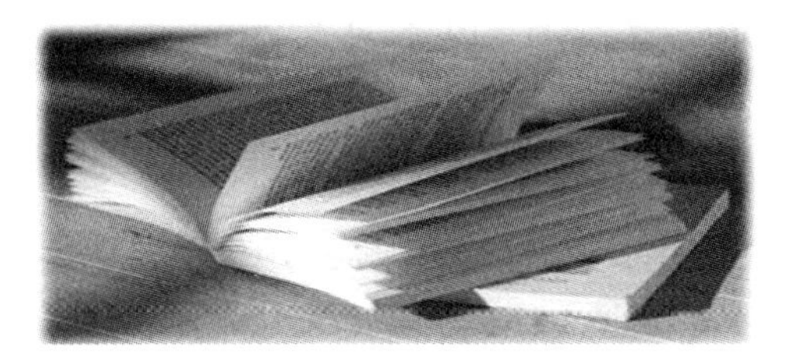

图 13　健康管理学

3. 健康管理面临的挑战

(1) 创建大众化健康管理模式；
(2) 健康管理机构要适应需求；
(3) 服务方向专业化发展趋势；
(4) 健康管理相关政策与法规；
(5) 核心竞争能力与服务质量。

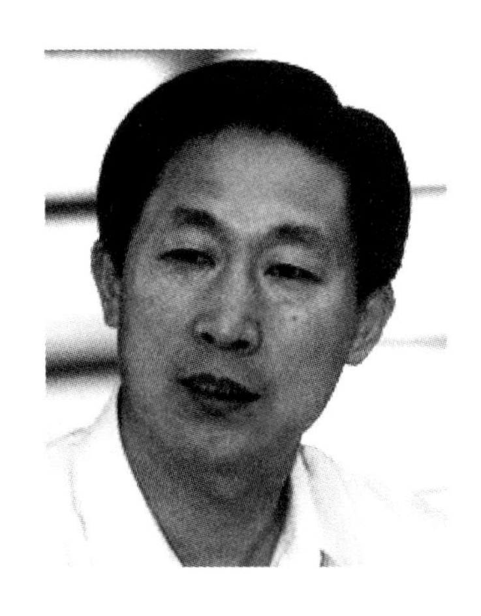

韩德民　1951 年出生，1990 年获中国医科大学医学博士、日本金泽医科大学医学博士和医学哲学博士学位。1991 年在北京市耳鼻咽喉科研究所做博士后研究。现任北京同仁医院院长，首都医科大学教授，博士研究生导师。兼任世界卫生组织防聋合作中心主任，中华医学会耳鼻咽喉头颈外科学分会主任委员，中国医师协会耳鼻咽喉头颈外科医师分会会长，世界华人耳鼻咽喉头颈外科学会理事长，北京市卫生系统耳鼻咽喉头颈外科学领军人物。

20 世纪 90 年代以来,韩德民教授引进了鼻内镜诊疗技术,整合并提出了鼻内镜外科技术概念,使传统手术进入到功能性手术新的发展阶段;在国内率先开展了儿童人工耳蜗植入手术,带动了神经性耳聋的治疗;创建的韩氏保留悬雍垂腭咽成形手术,在国际睡眠疾病治疗学权威专著作为独立章节推广。以上三项技术先后荣获国家科学技术进步奖二等奖。2007 年获何梁何利基金科学与技术进步奖。

近年来共获省部级科技成果奖 14 项、实用新型发明专利 10 项;承担科技部“十五”“十一五”科技支撑项目、国家自然科学基金重点项目及面上项目共 9 项,省部级研究课题 21 项。发表医学论文 300 余篇,其中 SCI 收录 40 余篇。主编专著 22 部、教材 3 部。

1992 年起享受国务院政府特殊津贴,1996 年获国家人事部及北京市有突出贡献中青年专家,曾荣获优秀留学回国人员奖、中国优秀博士后奖、中国医学基金会医德风范奖、第六届中国医师协会中国医师奖。中共北京市第十、十一届人民代表大会代表,北京市第十一届人大国民经济、社会发展计划和财政预算审查委员,北京市第九届党代会代表。

第四部分

专题报告

中国健康服务业发展战略研究课题进展

周子君

北京大学卫生政策与管理研究中心

一、国务院《关于促进健康服务业发展的若干意见》

1. 国务院促进健康服务业发展

（1）2020 年，基本建立覆盖全生命周期的健康服务业体系，健康服务业总规模达到 8 万亿元以上；

（2）预测：8～12 万亿元。

2. 健康服务业的定义

（1）维护和促进人民群众身心健康的各类服务；

（2）主要包括医疗服务、健康管理与促进、健康保险及相关服务；

（3）涉及药品、医疗器械、保健用品、保健食品、健身产品等支撑产业。

3. 健康服务业概念和内涵

（1）是以维护、改善、促进、管理健康预防疾病为目的，提供产、学、研产品与相关健康服务的行业总称；

（2）健康服务包括医疗服务、健康管理、休闲健身等；

（3）相关产品，包括医药、保健品、食品饮料、医疗器械等产品的生产经营；

（4）一个经济体系内的多部门聚合体，它通过为人们提供商品和服务来达到治疗性、预防性、康复性和减轻病痛性的医疗保健目的；

（5）健康服务业分为许多行业，它取决于跨学科的、团队训练有素的专业人员和非专业人员，用来满足个体和人群的健康需求。

二、联合国国际产业分类标准

1. 健康服务业涵盖的领域

（1）医院医疗服务；

（2）基本医疗和牙科服务；

（3）与人类健康相关的服务，包括护士、助产士、物理治疗师、其他医疗辅助职业；

（4）诊断实验室、病理诊所；

（5）住宅卫生设施；

（6）医疗设备；

（7）制药；

（8）生物技术以及相关生命科学。

2. 健康服务产业群

（1）以医疗服务机构为主体的医疗服务产业；

（2）以个性化健康评估、咨询服务、康复调理和保障促进等为主体的健康管理服务产业；

（3）以保健食品、健康产品的产销为主体的保健品产业；

（4）以药品、医疗器械及其他医疗耗材产销为主体的医药产业。

三、课题研究目标

本课题研究的目标包括：

（1）明确我国健康服务业的内涵及涵盖范围；

（2）在国内外健康服务业现状研究基础上，对我国健康服务业发展提供政策建议；

（3）在我国健康服务业发展现状的基础上，对其未来的结构布局、发展规模、产值规模进行预测和分析；

（4）分析居民的健康服务利用、需求情况与健康服务业发展现状、发展趋势；

（5）结合西方发达国家的发展经验和专家研讨建议，对健康服务业未来发展规模、产业结构优化提出政策建议。

四、研究内容

本课题研究内容包括：

（1）查阅国内、外健康服务业相关文献，分析整理资料；

（2）明确健康服务业定义及内涵；

（3）了解国外健康服务业发展情况、国内健康服务业现状及未来发展前景；

（4）健康服务业相关政策法规研究；

（5）现场调研，北京、上海、广州、深圳等大城市，大连、海口、兰州、荆门、甘孜州等城乡地区进行调研；

（6）与当地卫计委合作，了解各个地方健康服务业开展情况，并收集相关数据进行分析；

（7）分析美国及欧洲代表性城市健康服务业开展情况；

（8）收集健康服务业相关的政策及法规性文件；

（9）结合实际调研情况，形成健康服务业法规性文件建议。

五、预期成果

本课题研究成果将汇总于如下论著：

（1）《健康服务业构成定义与内涵》；

（2）《国内外健康服务业发展现状》；

（3）《国内健康服务业发展需求》；

（4）《健康服务业政策法规研究》。

健康服务业发展战略对我国健康管理服务业的影响

李星明

首都医科大学

一、政策背景介绍

2013年9月国务院印发了《关于促进健康服务业发展的若干意见》(国务院40号文件)，明确了我国健康服务业发展的指导思想、基本原则、发展目标和主要任务，以及一系列配套的政策措施，对我国健康管理行业和学科发展产生了极其重要的影响。概括起来有如下几个重要的转变：

(1) 从重医疗向着重健康转变；

(2) 从实现基本医疗向着全面推进健康服务的转变；

(3) 从政府主导向着政府引导的转变；

(4) 从政府准入到非禁即入的转变。

二、主要概念介绍

1. 健康服务

健康服务涉及疾病诊断和治疗、健康促进、健康维护与康复的所有服务，包括针对个体和非个体的健康服务。

健康服务具体来说：

(1) 服务对象是人的个体和群体；

(2) 方法是疾病诊疗和健康促进与维护；

(3) 目的是保障人的身体、精神和社会适应性都处于良好的状态；

(4) 范畴应该包括疾病医疗服务、心理精神服务、预防保健服务、健身养生服务、健康教育培训等。

2. 健康服务业

健康服务业以维护和促进人民群众身心健康为目标，主要包括医疗服务、健康管理、健康保险以及相关服务，涉及药品、医疗器械、保健用品、保健食品、健身产品等相关支撑产业。

（1）明确了健康服务的业态特征：现代服务业；

（2）确立了健康服务业的任务：维护和促进人民群众身心健康；

（3）界定了健康服务业的行业内涵：医疗服务、健康管理、健康保险三大行业支柱体系，以及行业所依托和连接的医药保健器械材料等诸多支撑产业。

3. 健康管理

健康管理是指以现代健康概念和新的医学模式以及中医治未病为指导，通过采用现代医学和现代管理学的理论、技术、方法和手段，对个体或整体健康状况及其影响健康的危险因素进行全面检测、评估、有效干预与连续跟踪服务的医学行为和过程。

（1）没有健康管理就没有健康服务业；

（2）健康管理服务是健康服务业中惠及民生面最广、吸纳就业量最大、稳增长效益最持久的支柱体系，是健康服务业增量的主体和新兴的服务业态。

三、健康服务业与健康管理服务

健康服务业具有健康产业和现代服务业的双重属性，是健康产业和现代服务业的重要组成部分，是最具潜力、最有发展前景的服务业态。

健康管理服务是指从业人员运用健康管理理论、技术和资源，为健康人群和慢病早期以及疾病康复期人群提供旨在维护和增进其健康的一系列活动。

1. 健康管理的发展历程

健康管理的发展历程详见图 1。

2. 健康服务业与健康管理

（1）健康管理实践不断深入并取得了显著成效，推动了健康产业的崛起；

（2）在美英日等发达国家，健康管理服务提供已经上升至国家战略规划的层面；

（3）健康管理服务是健康服务业中惠及民生面最广、吸纳就业量最大、稳增长效益最持久的支柱体系，是健康服务业增量的主体和新兴的服务业态；

（4）经过 10 余年的探索与实践，我国健康管理学科体系基本形成、健康管理服务市场初具规模、相关产业链群逐步建立，为健康管理学科及其服务业规范有序和可持续发展奠定了坚实基础。

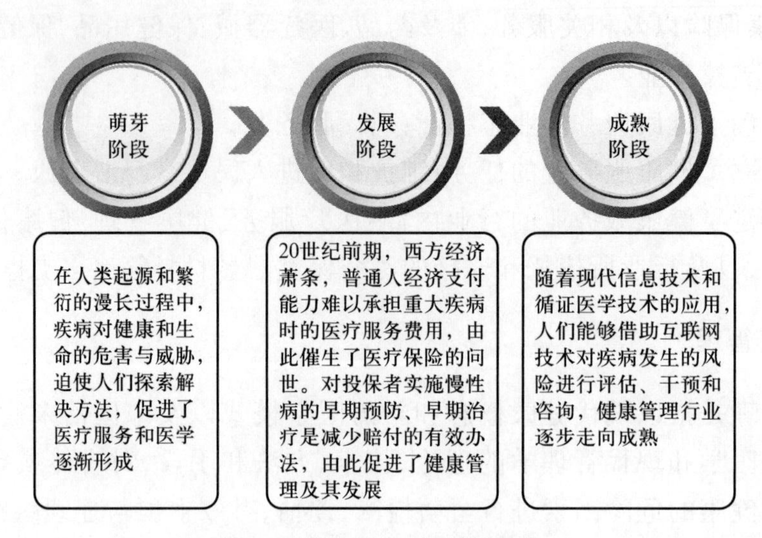

图 1　健康管理的发展历程

3. 健康服务业内涵和外延

健康服务业的内涵和外延具体详见图 2。

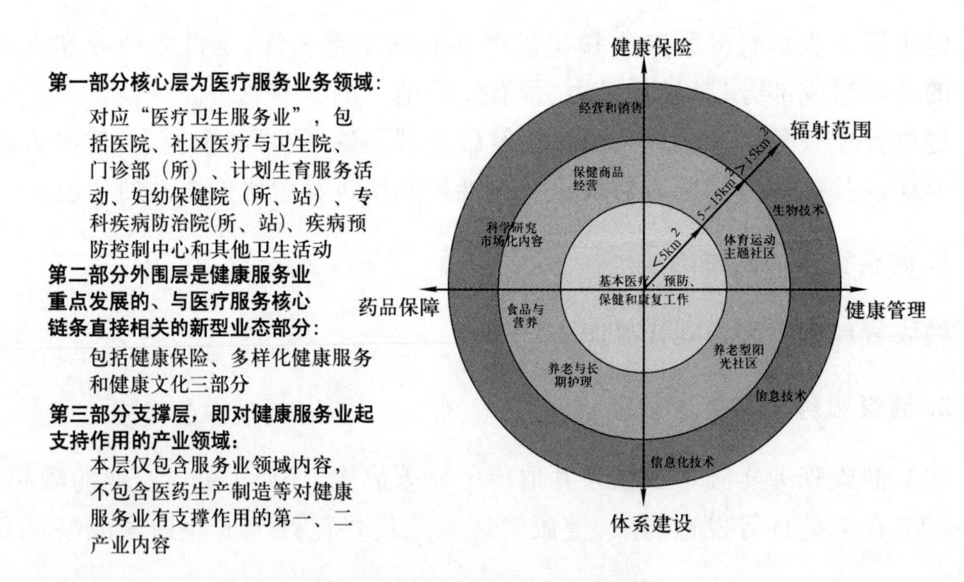

图 2　健康服务业内涵和外延

4. 健康管理服务内涵和外延

健康管理服务的内涵和外延具体详见图 3。

健康管理服务核心层：为医学服务和非医学服务；其中疾病管理是最核心的内容

健康管理服务外围层：主要包括健康教育与咨询、健康体检与评估、慢性病风险筛查与干预、慢性病康复与管理、中医养生保健、心理咨询、健康监测与医学物联网等服务。健康管理服务非医学服务主要包括养生保健、运动健身、生活美容与按摩、营养指导、健康旅游、养生与健康照护等个性化服务需求

健康管理服务支撑层：信息技术、物联网、循证医学、生物医药技术，商业保险支持和教育培训等

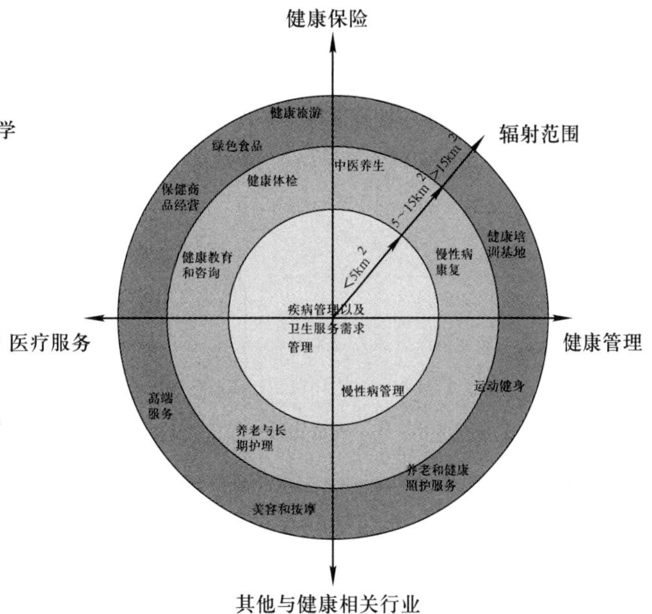

图 3　健康管理服务内涵和外延

体现健康服务业的健康管理服务内涵详见图 4。

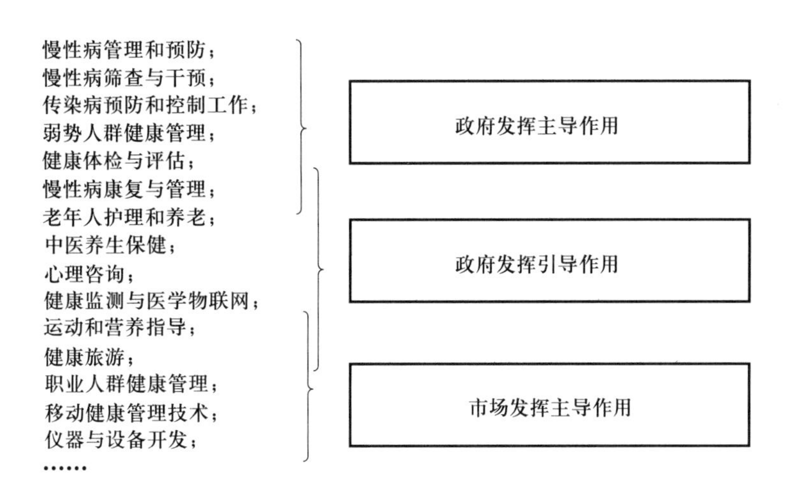

图 4　体现健康服务业的健康管理服务内涵

5. 我国发展健康管理服务业的需求

我国发展健康管理服务业的需求分三个层面，详见图 5。

国家
层面
社会
层面
居民
层面
推进经济结构战略性调整是加快转变经济发展方式的主攻方向
依靠人口红利、以消耗自然和环境资源以及过度依赖出口的经济发展方式已不再适应我国现阶段的发展要求
健康服务业具有扩大内需、吸纳就业的巨大潜力
围绕健康的产业布局与调整，是现阶段最为重要的产业结构和经济发展方式的调整
过分地依赖现代医学技术，把主要资源和服务停留在疾病治疗上，促成了“看病难、看病贵”的“怪圈”
医改措施局限于医疗服务领域—造成“怪圈”难题无法解决
加快发展健康管理和健康保险服务，是深化医改、走出“怪圈”的必由之路
满足人们不断增长的多层次、多样化健康需求，重要的是扩大健康供给服务，同时引导人们全面提高自身健康素养，培育正确的健康消费观
国外实践也证明，发展健康管理和健康保险服务，是提高国民自身健康素养和健康水平行之有效的途径

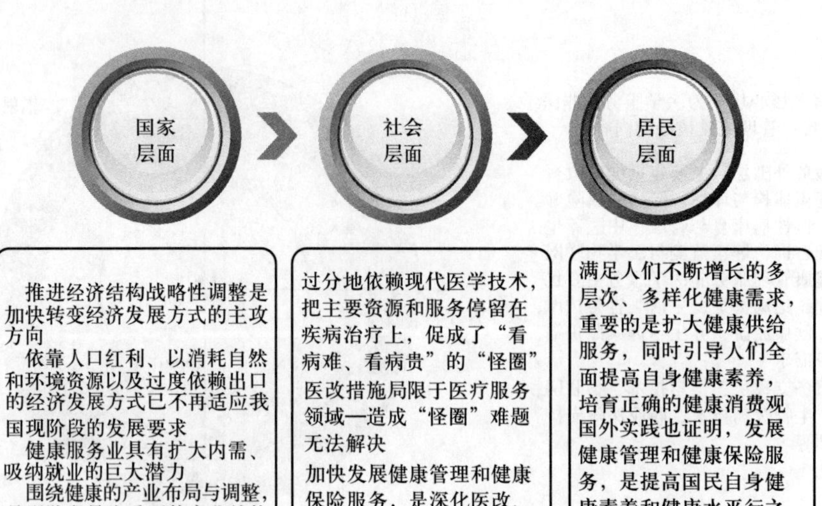

图 5　我国发展健康管理服务业的需求

四、我国健康管理服务业现状

1. 我国健康管理服务业现状

我国健康管理服务业发展的现状，详见图 6。

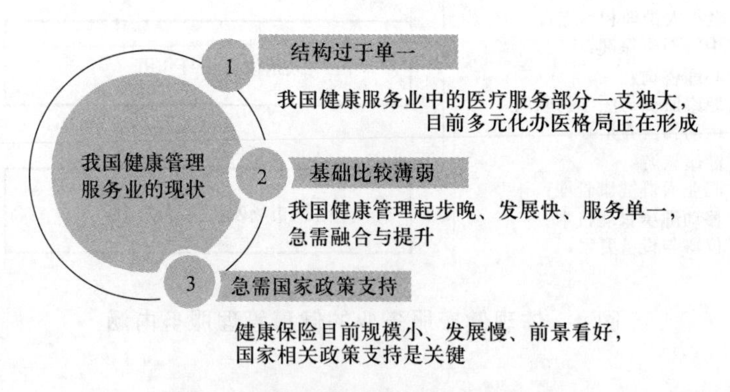

图 6　我国健康管理服务业现状

2. 我国健康服务业发展面临的机遇

健康服务业发展面临的机遇，详见图 7。

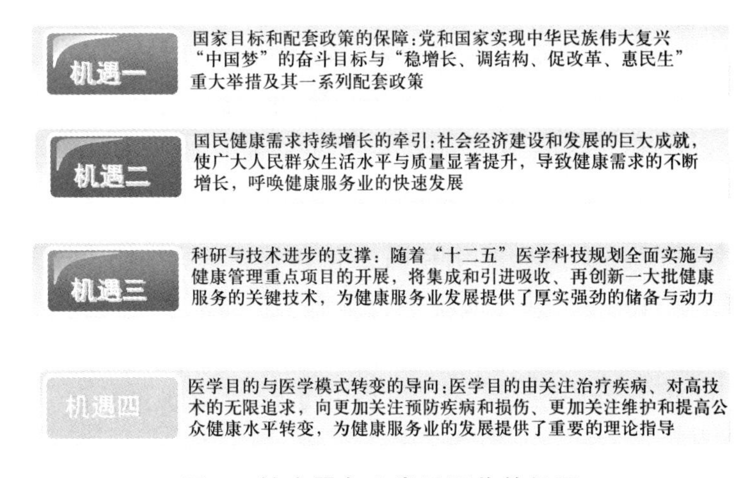

图 7　健康服务业发展面临的机遇

3. 我国健康服务业发展面临的挑战

我国健康服务业发展面临的挑战,详见图 8。

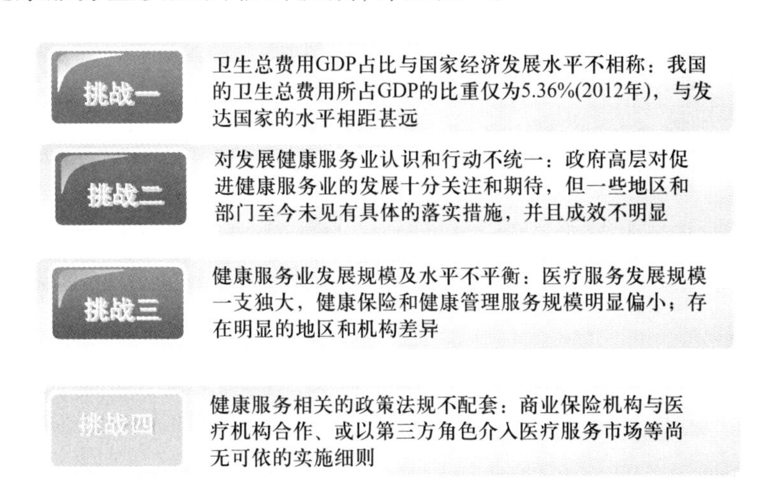

图 8　健康服务业发展面临的挑战

4. 我国健康管理服务业发展存在的问题

(1) 健康管理服务行业规范和技术标准缺位:健康管理服务缺少自律互律依据,市场秩序呈现某种程度的混乱局面,制约着行业的有序发展。

(2) 健康管理服务人力资源供求矛盾突出:健康管理服务人才学历教育、继续教育、职业教育和岗位能力培训体系尚未建立;健康管理师培训规范性和实效性差;健康管理非医学服务职业培训严重不足。

(3) 健康管理医学服务提供单一、质量参差不齐:目前大部分体检机构以体检为主,缺少检后服务。总体服务水平有待提高。

(4) 管理服务付费机制不健全:商业健康保险服务产品种类少、覆盖面窄,基本社会保险介入不足,定期常规体检等一些重要的健康管理基本医学服务项目,尚未列入或较少列入社会医疗保险支付范围。

(5) 健康管理服务信息标准化和网络化建设严重滞后:由于缺乏国家层面的顶层设计和宏观管理,健康管理服务行业信息"孤岛""独云"大量存在,大数据、云计算等新技术推广应用面临诸多困难。

(6) 健康管理适宜技术与产品开发以及集成应用明显不足:适宜技术与产品开发集成,仍然是当前健康管理服务的一项"短板",影响了健康管理服务质量和水平的提高。

5. 促进我国健康管理创新发展的建议

(1) 完善促进健康管理服务发展的政策措施和机制;

(2) 大力加强健康管理学科与人才队伍建设;

(3) 持续推进健康管理科学研究与技术创新;

(4) 加快构建中国特色的健康管理服务体系。

五、结　语

(1) 健康是人类发展的基础,享有健康是人们最基本的权利与需求;

(2) 发展健康服务业不仅是民生问题,也是极其重要的社会经济可持续发展问题;

(3) 健康管理作为健康服务业的新兴业态,在健康服务业中的地位、作用至关重要;

(4) "上善若水,同舟共济。"加快推动健康管理的发展,努力成就中华民族的"健康梦"!

构建符合临床医学发展需求的互联网医疗与健康服务业

俞国培

北京大学医学信息学中心

一、理想医疗与理想健康服务应包含的内容

理想医疗与理想健康服务应包含的内容有：

（1）患者或健康个体通过移动互联网等能很容易找到所需的医院和医生；

（2）患者或健康个体来到医院以后，医生利用各种现代诊断技术对其疾病或健康状况很快作出准确诊断；

（3）然后，计算机能自动推荐最佳治疗或保健方案；

（4）患者或健康个体回家后，会有传感器、互联网技术等跟随，允许医生继续有效监控其身体状况，保持医疗保健服务的连续性。

最终，以最合理的医疗和保健费用，最有效的医疗与健康服务，使症状得以控制、疾病得以治愈、健康得以保障（图1）。

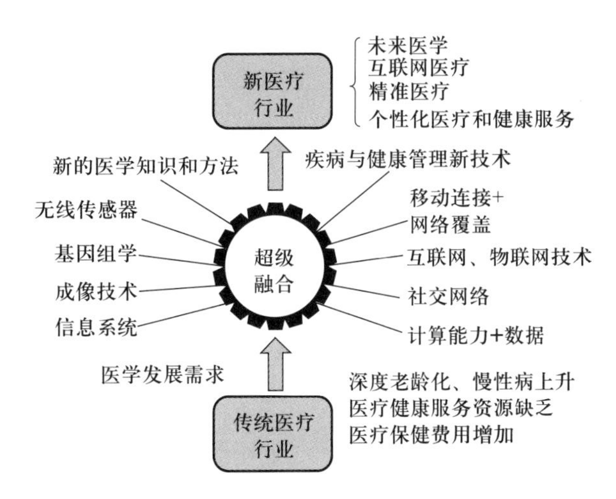

图1 传统医疗向新医疗的转变

二、互联网医疗与健康服务业发展思路

应该立足于医学本身，以医学未来发展需求为目标，充分了解和掌握现有的医疗健康行情和发展趋势，利用先进互联网与信息技术、医学新知识、疾病与健康管理新技术，针对特定需求，创建深度医学专业解决方案，形成新医学模式（图 2）。

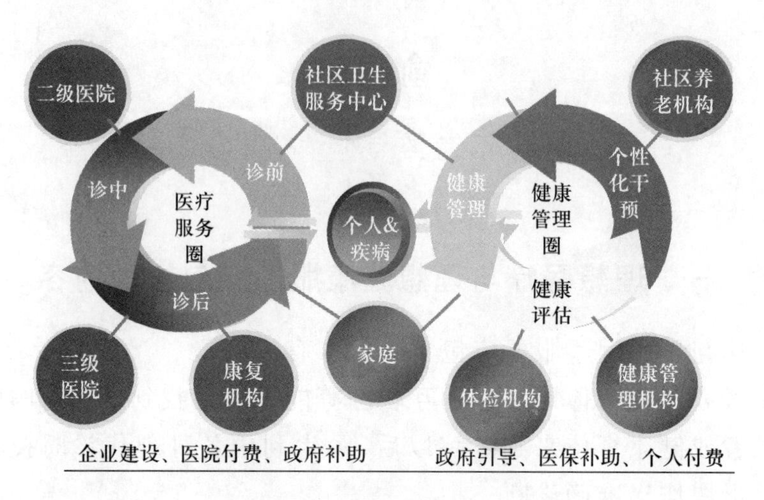

图 2　新医学模式

三、互联网医疗和健康服务业发展策略

互联网医疗和健康服务业发展策略涵盖下列几点：

（1）集中优势力量发展；

（2）考虑医患用户实际需求（图 3、4）；

（3）创建具有高度医学专业性的产品；

（4）组织专家研究数据标准（图 5）；

（5）研究相关的政策法规。

四、新的医学知识和方法

新的医学知识和方法涵盖以下几点：

（1）基于医疗和健康大数据的知识；

（2）先进个体化随访方法和内容；

（3）适于互联网医疗与健康服务的诊断和检测技术；

（4）医学基础知识库；

（5）先进医学数据分析方法与技术。

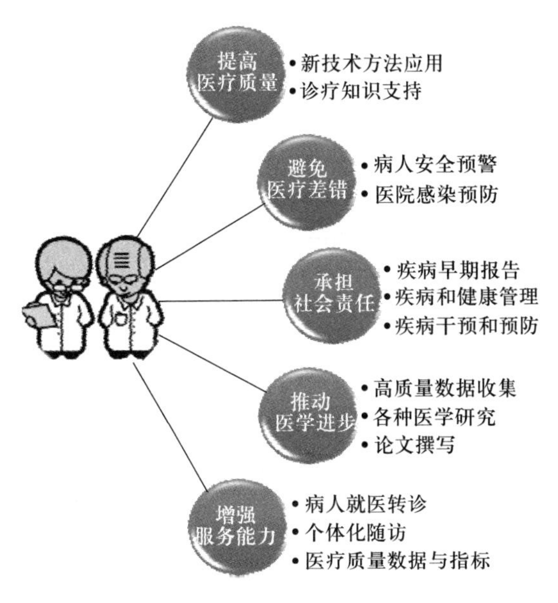

图 3　考虑医生需求

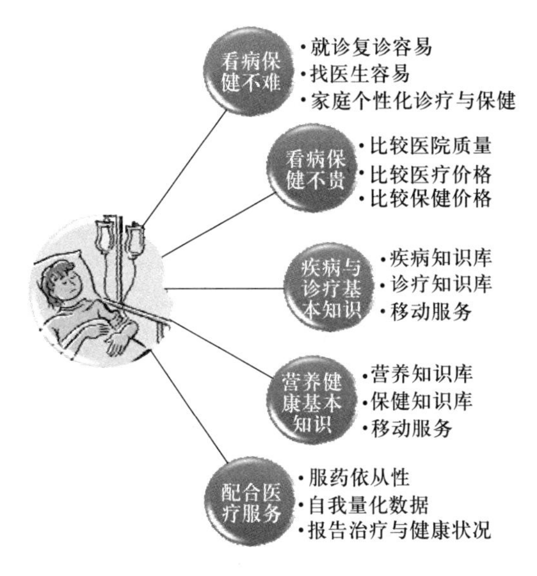

图 4　考虑病人与健康个体需求

五、基于医院的疾病和健康管理方法研究

基于医院的疾病和健康管理方法研究包括：

（1）针对重点疾病或需要特殊照顾的人群，研究基于深度专业解决方案的个体化管理内容、技术和方法，研究基于互联网的实时数据收集、全程可控的个

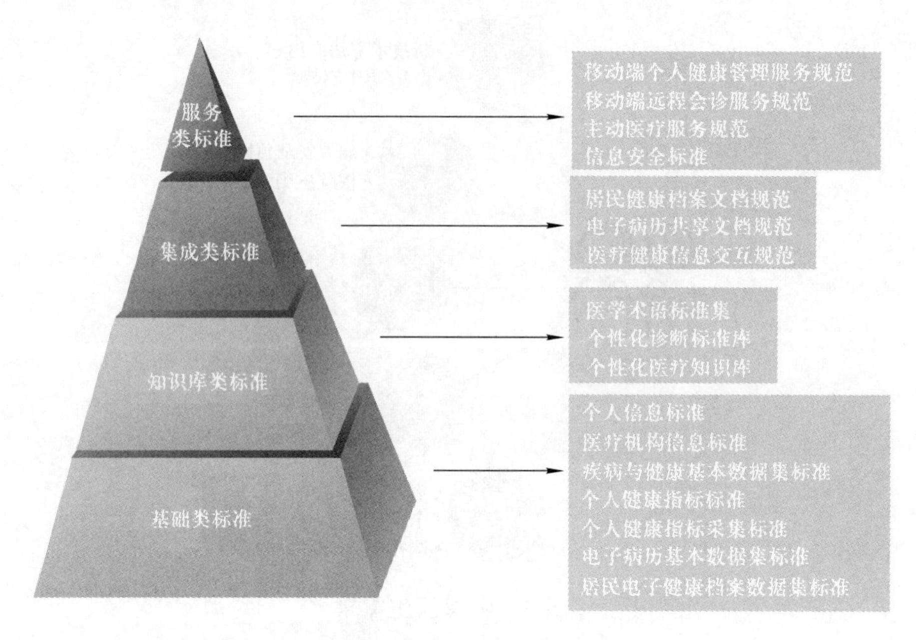

图 5　建立标准

体化健康状况评价方法。

(2) 基于医院的互联网个体化疾病和健康管理,是西方发达国家正在追求的目标,不仅可以帮助医院扩展延伸医疗和健康服务内容,而且也可以弥补医疗资源不足,并且降低疾病和不良健康风险(图6)。

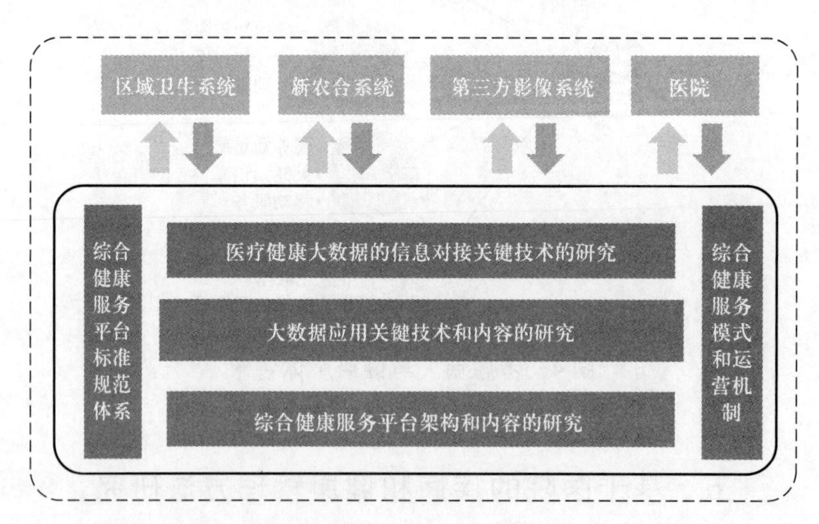

图 6　基于大数据应用的综合健康服务平台示范应用

六、个体化随访方法和技术的研究

个体化随访方法和技术的研究主要包括下列两点：

(1) 针对重点疾病,研究和建立适于个体化治疗后果及评价的信息系统、实时物联网数据收集、患者参与和全程可控的个性化疾病和健康状况评价方法和技术以及相关互联网随访技术（图 7)。

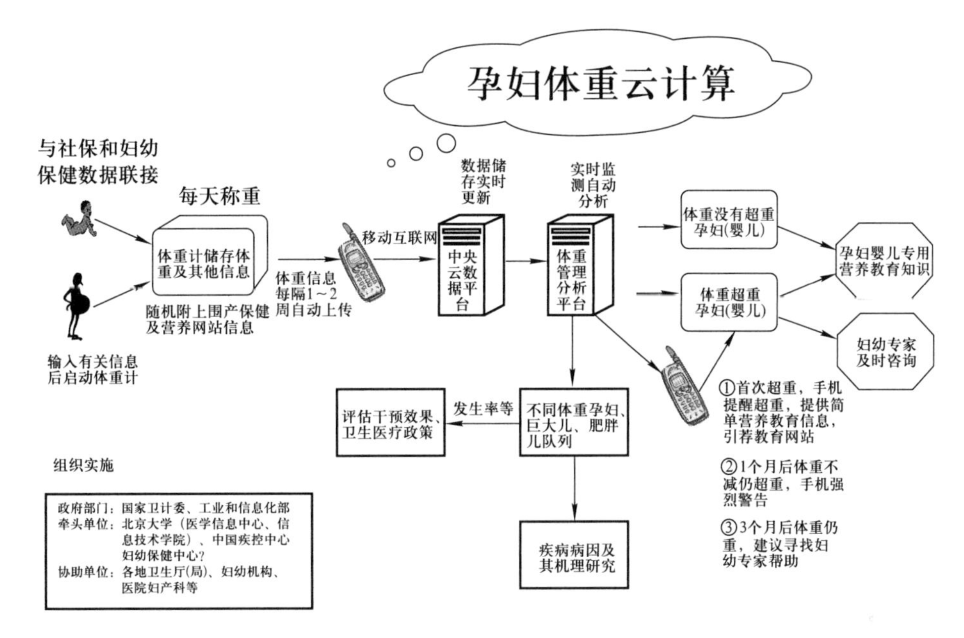

图 7　基于互联网的个性化孕妇体重管理示意图

(2) 提高治疗后果测量的精确性和连续性,实现因人施测和评价;另外也促使提高病人在治疗过程中的依从性和参与度,使得临床治疗数据质量大幅度改善。

八、结　语

(1) 需要有顶层设计和战略发展规划；

(2) 医院、互联网公司、大学、研究机构、投资公司等需要形成紧密的合作关系；

(3) 通过医院与医院外健康服务业的连接、线上线下的连接,提高就医效率和盘活医疗资源,以及加强医生与患者的交流；

(4) 加入深度专业内容后,互联网医疗和健康服务业才能真正发挥其巨大的作用；

(5) 中国的互联网医疗和健康服务业将会在世界上占据领先地位。

健康服务业关联教育项目实施进度汇报

韩 晟

北京大学医药管理国际研究中心

一、研究背景

1. 新医改为加快健康服务业的发展创造了良好条件

《国务院关于促进健康服务业发展的若干意见》(国发[2013]40号)提出:“健全人力资源保障机制:加大人才培养和职业培训力度。支持高等院校和中等职业学校开设健康服务业相关学科专业,引导有关高校合理确定相关专业人才培养规模。鼓励社会资本举办职业院校,规范并加快培养护士、养老护理员、药剂师、营养师、育婴师、按摩师、康复治疗师、健康管理师、健身教练、社会体育指导员等从业人员。对参加相关职业培训和职业技能鉴定的人员,符合条件的按规定给予补贴。建立健全健康服务业从业人员继续教育制度……对非公立医疗机构的人才培养、培训和进修等给予支持”。

2. 健康服务业需求日益增加,但关联教育滞后,从业人员数量和质量不能满足社会需求

二、研究意义

研究意义主要有两点:

(1) 业态升级,撬动国民经济和谐健康发展;

(2) 健康服务业的兴起需要大量专业人才,但目前尚缺乏全国层面的健康服务业关联教育、人才发展规划研究,为切实落实国务院提出的健康服务业发展战略规划,有必要深入探讨。

三、研究目的

在分析我国健康服务业关联教育现状的基础上,借鉴国外相关经验,明确健康服务业关联教育的核心内涵和应用领域,提出健康服务业职业化教育的基本

设想（特别是健康管理师的职业化教育），并为搭建健康服务业关联教育的培训平台提供支持。

四、研究内容

研究内容涵盖：

（1）梳理国内外健康服务业关联教育的现状；

（2）明确我国健康服务业关联教育的重要性和紧迫性；

（3）探索我国健康服务业关联教育的应用领域（包括但不限于护士、养老护理员、药剂师、营养师、育婴师、按摩师、康复治疗师、健康管理师、健身教练、社会体育指导员等），明确培训或教育的导向；

（4）提出健康服务业职业化教育的基本设想（特别是健康管理师的职业化教育），建立健康服务业从业人员职业化教育的培训规划（包括生源、培训地点或机构、课程设置、培养时限和培养机制等）；

（5）搭建健康服务业关联教育平台，并探索建立健康服务业关联教育样板；

（6）政策建议。

五、研究方法

研究方法包括：

（1）通过文献调研，系统梳理国内外健康服务业关联教育的现状；

（2）开展实地调研、专家访谈、问卷调查和个案分析；

（3）结合实证研究与规范研究，对拟研究的内容进行深度剖析，并提出解决方案。

访谈方法采用个人访谈与小组访谈相结合的方式，其中个人访谈，分为两个视角：① 从管理者角度，探索行业对从业人员的要求；② 从从业人员角度，明确教育需求。

针对具有集中问题的行业，为全面了解行业教育现状，开展小组访谈（图 1）。

目前进度，已完成访谈提纲的制订，并通过了北京大学健康教育及健康管理专家的预审，确定了初步访谈提纲。同时，开展了访谈预调查。通过预调查目前处于提纲二次修改阶段。

本研究也将依据访谈结果，提炼问题，并以此为基础，针对突出的、具有差异性的问题，制订量化问卷（图 2）。

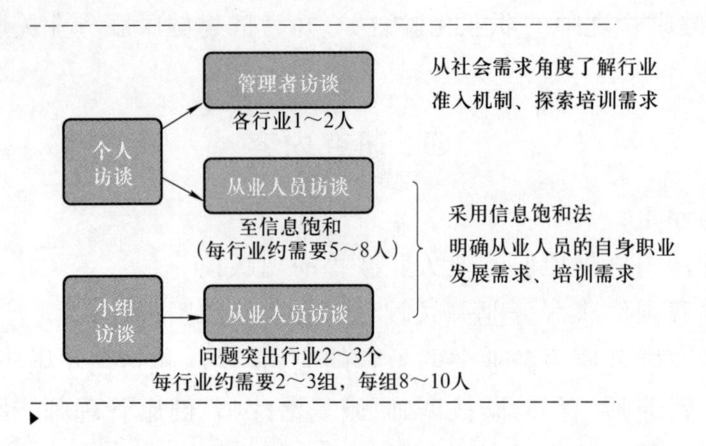

图1 访谈方法

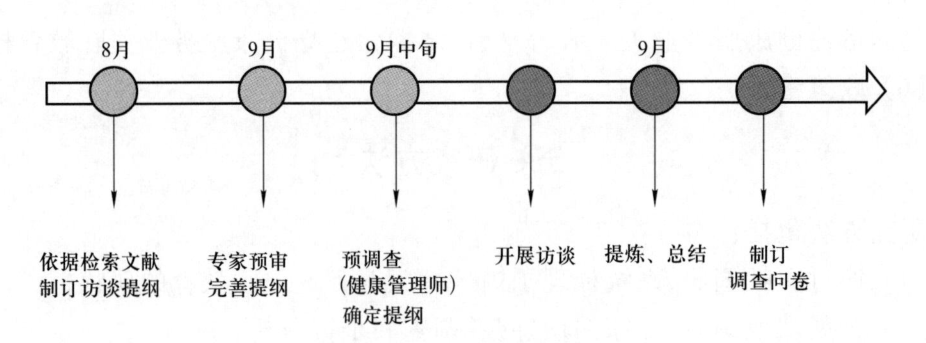

图2 访谈计划及完成进度

六、实施方案

依据访谈，根据差异性原则，对特定行业从业人员进行抽样问卷调查。

目的：对健康服务业关联教育平台样板进行量化评估。

访谈+问卷=质性+量化=全面、深入

依据访谈结果，根据差异性原则，本研究将开展“健康服务业从业人员抽样调查”，综合了解各地区、各行业不同类型工作场所，健康服务业从业人员关联教育现状的异同。

量化调查扩展了研究的广度，提高了代表性，加上访谈，有助于我们全面、深入地探索本课题。

抽样方法如下：以立意抽样的方法，选择文献、访谈中有代表性的、行业间自身教育、培训、体制有差异性的职业。

依据调查需求(立意)、采用方便抽样法选择调查机构。

通过样本量计算,随机纳入并调查从业人员。

抽样调查工具,将采用自设调查问卷,问卷制订将依据文献及访谈结果,问卷使用前将采用专家特尔菲法验证问卷可行性,并在开展正式调查之前进行预调查。

抽样调查工作预计 11 月内结束(图 3)。

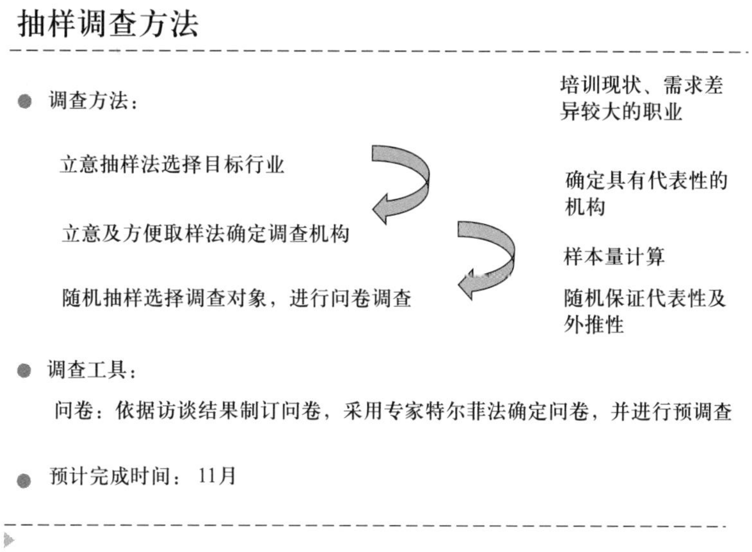

抽样调查方法

- 调查方法:

立意抽样法选择目标行业 —— 培训现状、需求差异较大的职业

立意及方便取样法确定调查机构 —— 确定具有代表性的机构

样本量计算

随机抽样选择调查对象,进行问卷调查 —— 随机保证代表性及外推性

- 调查工具:

问卷:依据访谈结果制订问卷,采用专家特尔菲法确定问卷,并进行预调查

- 预计完成时间: 11月

图 3 抽样调查方法

七、工作组成员

工作组成员有:

(1) 韩晟,北京大学医药管理国际研究中心;

(2) 许立平,阿斯利康(中国)投资有限公司;

(3) 汪偌宁,北京大学医学部住院医师培养办公室;

(4) 赵艾,北京大学公共卫生学院社会医学与健康教育系;

(5) 在校研究生 2 名;

(6) 在校本科生 4 名。

八、项目推进进度

梳理方法通过关键词在目标地点(网站)进行检索,已完成了健康管理师和营养师的梳理工作(图 4)。目前正在进行育婴师、按摩师等行业的外文检索工作。但是依目前检索现状看,因国情及各国的健康需求不同,国外部分职业的架

构与我国并不一致，如国外康复管理师实际隶属于健康管理师的范畴。基于此，国外情况的梳理，将对可对应职业进行详细对比分析，并对健康服务业的整体架构情况进行总结（表 1、2）。

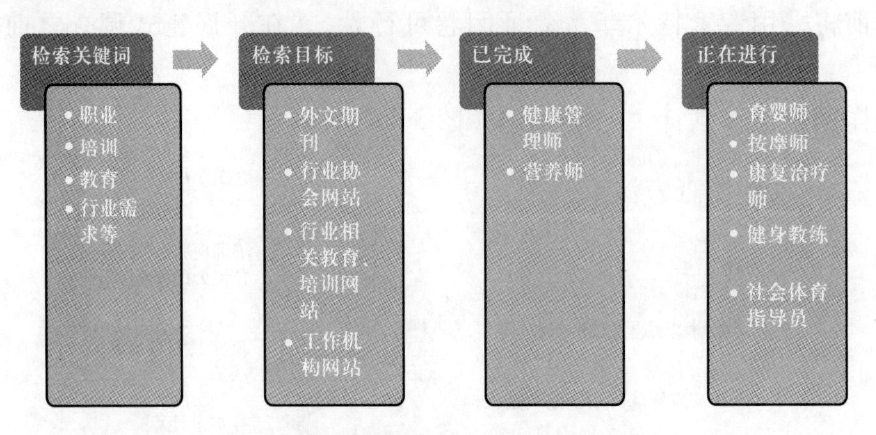

图 4　国外健康服务业关联教育梳理

表 1　健康服务业关联教育查阅文献情况汇总（国内部分）

	准入标准	管理规范	考试考核政策	发展史	现状	前景展望	培训意义	培训方式	现有条件	现存问题	解决方案	与美国的对比	专家建议
护士	√	√	√	√	√	√	√	√	√	√	√		√
养老护理员	√	√	√	√	√	√	√	√	√	√	√		√
药剂师	√	√	√	√	√	√	√	√	√	√	√		√
营养师	√	√	√	√	√	√	√	√	√	√	√		√
育婴师	√	√	√	√	√	√	√	√	√	√			
按摩师	√	√	√	√	√	√	√	√	√	√		√	
康复治疗员	√	√	√	√	√	√	√	√	√	√	√	√	√
健康管理师	√	√	√	√	√	√	√	√	√	√	√	√	√
健身教练	√	√	√	√	√	√	√	√	√	√		√	
社会体育指导员	√	√	√	√	√	√	√	√	√	√		√	

国外梳理内容如表 2 左侧条目所示，并通过与前期的中国现状梳理情况进行比较，探索国内外差异。以健康管理师为例，通过表 2 可以看到：中美的行业

运行及教育培训模式都有很大不同。这也促使我们思考,依据现有国情,制定我国健康服务业关联教育、培训体系的必要性。也因此,本研究在进行对教育、培训文献总结的基础上,准备扩展对健康相关行业体系、工作模式的总结与梳理,为提出本土化的健康培训管理理念、模式提供重要的参考。

表 2 国外资料梳理内容及中美模式对比

	美国模式	中国模式
主要对象	医疗保险、单位	个人、单位
核心价值	对个人或人群健康管理,为医疗保险或单位创造价值,获得收益	大多对个人健康管理
服务目标	以最低的服务获得最大的改善,医疗支出下降、健康改善	对个人:服务经济性、健康、医疗支出
服务衡量方式	医疗费用的支出改善	个人:身体感受、身体指标
被管理个人参与特点	被动,无偿参与	个人主动、有偿参与
被管理者收益	个人健康改善,医疗支出减少	单位:医疗支出减少,职工健康 个人:健康改善
管理内容	1. 生活方式管理 2. 需求管理 3. 疾病管理 4. 灾难性病伤管理 5. 残疾管理 6. 综合的人群健康管理	单位:1-6 个人:1,3
教育及培训	学历水平较高 高等教育院校本科及以上规范培养	水平不一致 培训机构不一致 逐步规范

文献调研总结,以健康管理师为例,分三个方面分析如下。

1. 健康管理师职业管理现状

(1) 三个级别进行考核认证

三级:在指导下开展工作的能力;

二级:独立开展工作的能力;

一级:尚未开始认证。

(2) 七个方面的工作内容

① 采集和管理个人或群体的健康信息;

② 评估个人或群体的健康和疾病危险性;

③ 个人或群体的健康咨询与指导;

④ 制定个人或群体的健康促进计划,个人或群体的健康维护;

⑤ 制定个人或群体的健康教育和推广;

⑥ 健康管理技术的研究与开发;

⑦ 健康管理技术应用的成效评估。

2. 健康管理师职业现状

健康管理师职业现状参见图 5。

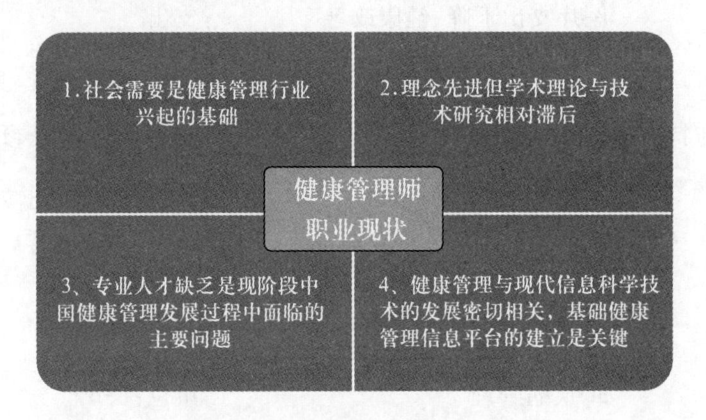

图 5　健康管理师职业现状

3. 开展健康管理师的培训急需解决的问题

培训方面:

(1) 规范健康管理师培训课程内容;

(2) 完善健康管理师师资队伍建设;

(3) 完善健康管理师培训实习基地建设。

实习方面:

(1) 规范的实习大纲是搞好健康管理师实习的基础;

(2) 充足的实习时间是保障健康管理师实习效果的前提;

(3) 强化实践技能是提高健康管理师实习质量的关键。

健康管理师培训课程体系设计，详见图 6。健康管理师培训模板实施，详见图 7。

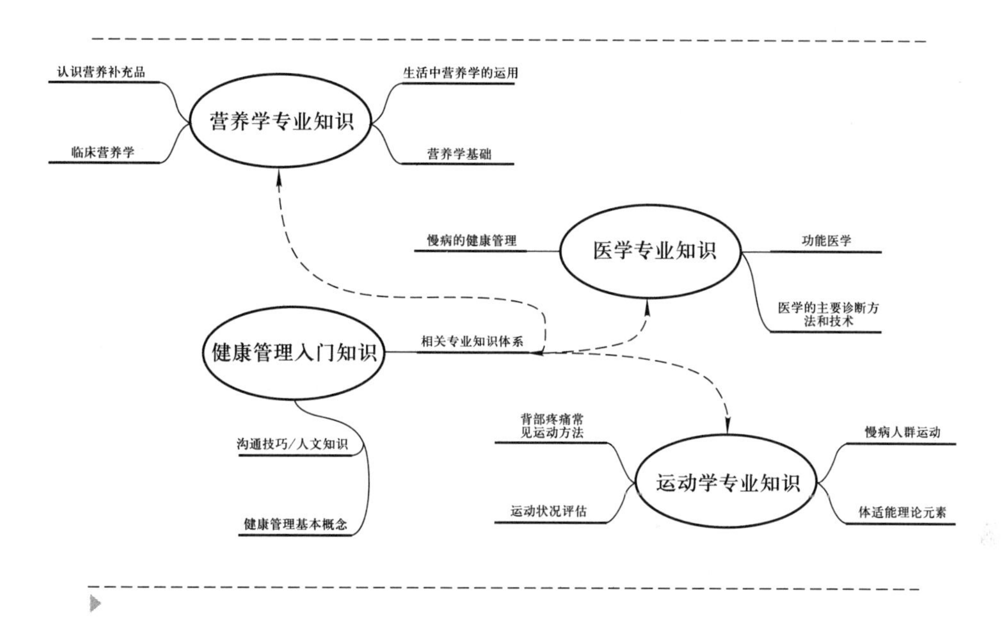

图 6　健康管理师培训课程体系设计

7月

☐ 膳食指南和平衡膳食宝塔
☐ 人际沟通在健康管理中的应用
☐ 食物的营养价值
☐ 临床营养治疗
☐ 热量的计算
☐ 生命周期的膳食指南

8月

☐ 常见运动创伤——处理及预防
☐ 骨性关节炎的预防及治疗
☐ 体检中的精细化管理
☐ 中医辨识体质与食疗
☐ 改善健康的十大黄金法则

9月

☐ 高血压指南与健康管理中的应用
☐ 小儿膳食营养
☐ 孕期的营养管理
☐ 高脂血症指南与健康管理中的应用
☐ 肿瘤的营养治疗/营养食谱的制定
☐ 痛风、高尿酸防治指南
☐ 2型糖尿病指南

月份	培训次数	培训学时数
7月	8	38
8月	9	30
9月	6	18

图 7　健康管理师培训模板实施

九、待解决的关键问题

待解决的关键问题——遴选样本、开展访谈,详见下图(图 8)。

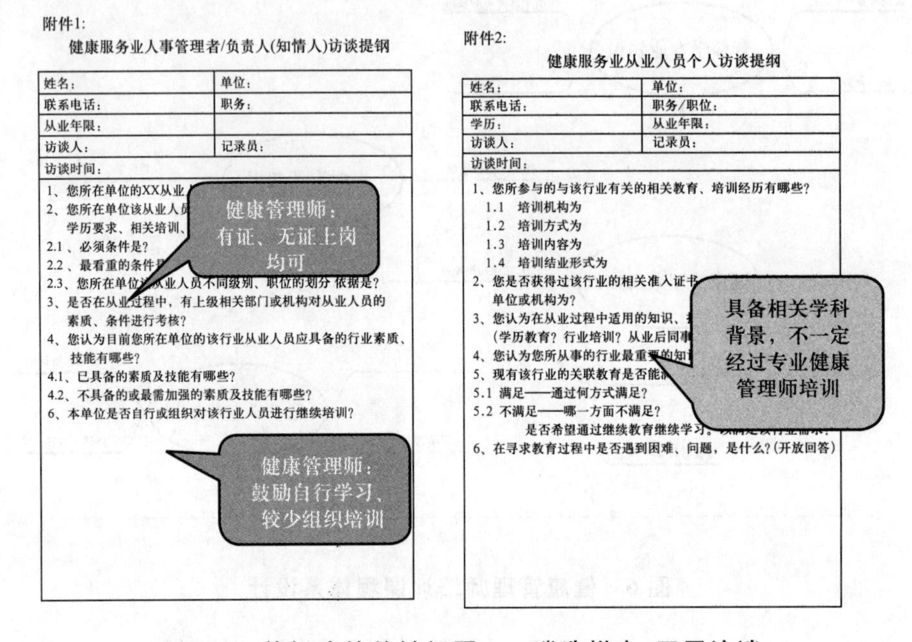
附件1:

健康服务业人事管理者/负责人(知情人)访谈提钢

姓名:	单位:
联系电话:	职务:
从业年限:	
访谈人:	记录员:
访谈时间:	

1、您所在单位的XX从业
2、您所在单位该从业人员
学历要求、相关培训、
2.1 、必须条件是?
2.2 、最看重的条件
2.3、您所在单位该从业人员不同级别、职位的划分 依据是?
3、是否在从业过程中,有上级相关部门或机构对从业人员的素质、条件进行考核?
4、您认为目前您所在单位的该行业从业人员应具备的行业素质、技能有哪些?
4.1、已具备的素质及技能有哪些?
4.2、不具备的或最需加强的素质及技能有哪些?
6、本单位是否自行或组织对该行业人员进行继续培训?

附件2:

健康服务业从业人员个人访谈提纲

姓名:	单位:
联系电话:	职务/职位:
学历:	从业年限:
访谈人:	记录员:
访谈时间:	

1、您所参与的与该行业有关的相关教育、培训经历有哪些?
1.1 培训机构为
1.2 培训方式为
1.3 培训内容为
1.4 培训结业形式为
2、您是否获得过该行业的相关准入证书
单位或机构为?
3、您认为在从业过程中适用的知识、
(学历教育? 行业培训? 从业后同事
4、您认为您所从事的行业最重要的知
5、现有该行业的关联教育是否能
5.1 满足——通过何方式满足?
5.2 不满足——哪一方面不满足?
是否希望通过继续教育继续学习。
6、在寻求教育过程中是否遇到困难、问题,是什么?(开放回答)

图 8　待解决的关键问题——遴选样本、开展访谈

健康管理中的新技术

潘良斌

生物芯片北京国家工程研究中心

博奥生物集团有限公司

博奥颐和健康科学技术(北京)有限公司

一、古今中外的健康管理理念

古今中外,有各种各样的健康管理理念(图1)。

• An apple a day keeps your doctor away.
• 《黄帝内经》:"上工治未病"。
黄帝内经
• 现代健康管理:内涵更丰富,手段更多。
• 核心仍然是疾病预防。
• 更准确的健康管理才能更准确地预防疾病。

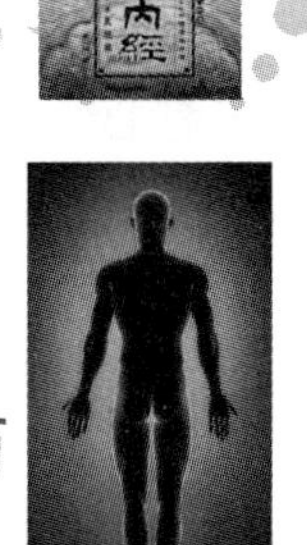

图1 古今中外的健康管理理念

二、健康管理需要新方法

健康管理需要新方法,这是因为:

(1) 传统的体检手段有限,我们需要积极探索,将各领域新技术应用到健康管理中;

(2) 传统的体检时间点有限,且不能随时随地按需检测,易漏报健康隐患;

(3) 我们需要高频次的更全面的身体参数,才能做到准确地预防疾病。

1. 分子检测技术

应用分子生物学技术和方法,检测人体内源性/外源性生物大分子(DNA、RNA、蛋白质)的质和(或)量的异常改变,为疾病的预测、预防、诊断和个体化治疗等提供信息。

分子检测技术让疾病预防更准确。

下图中,在中国聋儿康复中心,照片中的小女孩被检测出药物性耳聋(图 2),在专家的建议下,她的母亲、姨妈、舅舅都进行了耳聋基因检测,都被诊断为药物性耳聋易感基因携带者,他们将终身禁用所有氨基甙类药物。

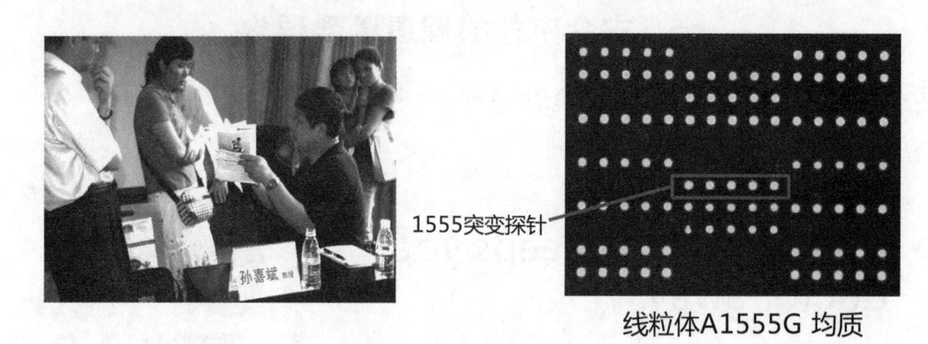

图 2　耳聋基因检测

分子检测包括四项:(1) DNA:基因检测;(2) miRNA:圆梦谱肿瘤超早期预警;(3) ctDNA:肿瘤转移预警;(4) 蛋白:食物不耐受检测。

1) DNA:基因检测

(1) 基因和健康

基因的不同决定了生物之间最大的区别。

知基因短板,知健康风险。通过基因检测,可以① 找到遗传分子中影响健康的隐患;② 在疾病发生之前进行准确预防。

(2) 爱身谱基因检测芯片 2.0(图 3)

特点:① 生物芯片北京国家工程研究中心研制; ② 针对中国人基因设计;③ 针对总计 150 种疾病(表 1)。

挑选的主要标准是在中国人群中的大样本的研究结果显著与疾病相关的基因位点,并且在不同的研究组得到验证。

疾病风险评测科学可靠:① 每种疾病都采用多个基因位点联合检测;② 专业的数学模型对结果进行评估;③ 基于最新研究成果。

爱身谱数据库整合了最全面的基于东亚人群(主要是中国人)的疾病易感基因研究的成果。不仅包括候选基因关联研究,也包含最新的基因组关联研究(genome-wide association study,GWAS)成果。结果分析时建立风险模型的位点是基于数据库中的位点挑选出来的,并参考数据库中位点的相关参数,在此基础上进行一些参数的调整,以此建立的疾病风险预测模型对样品进行结果分析。相比其他公共数据库,该数据库经过多次的人工判读与核查,数据准确性更高,并且是目前唯一基于东亚人群的数据库,更符合中国人的遗传背景。另外,数据库会定期进行更新,以保证最新的研究成果能最快地转化为应用。

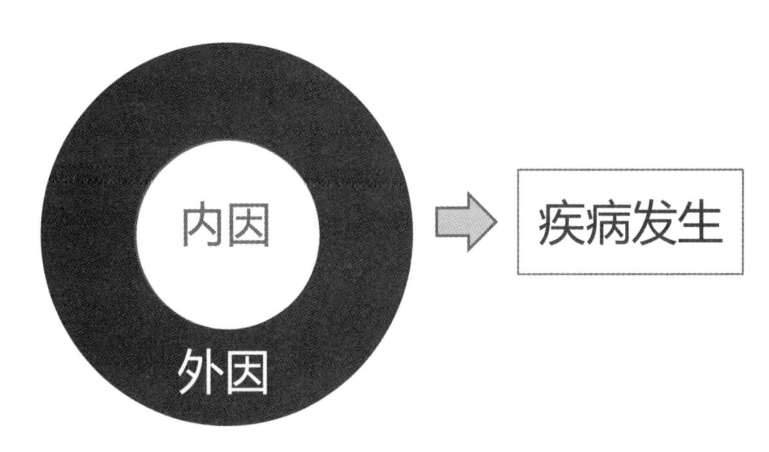

图 3　爱身谱基因检测芯片 2.0

爱身谱其实是为用户提供一本专属于个人的人体说明书(图 4)。另外,为了让用户读懂这本说明书,医生和遗传咨询师团队将进行全面的报告解读和健康指导,提供“一对一”遗传咨询服务。

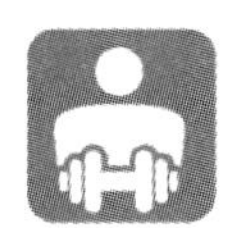

指导生活方式调整

通过有针对性地调整饮食、运动、睡眠等生活方式及生活习惯,规避导致疾病的危险因素

指导常规体检

针对高风险疾病,提示客户在体检时调整检查项目及频次,密切关注结果变化,积极预防

个性化

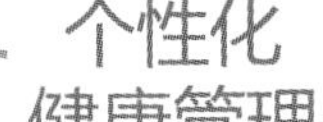

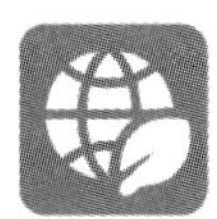

指导生活环境选择

帮助受检客户根据检测结果进行生活环境、工作环境的调整

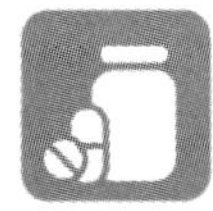

指导安全用药

有效规避药物的错误使用所导致的疾病发生风险增大

图 4　爱身谱指导个性化健康管理

表1　13大类150种疾病相关易感基因检测

肿瘤疾病（25种）	心脑血管疾病（22种）	呼吸系统疾病（6种）	血液系统疾病（6种）	免疫类疾病（19种）	生殖系统疾病（8种）	眼、耳疾病（13种）
胶质瘤	动脉粥样硬化	慢性鼻窦炎	急性淋巴细	桥本甲	前列腺肥大	正常眼压性
脑脊髓膜瘤	冠心病	支气管哮喘	胞白血病	状腺炎	男性不育	青光眼
鼻咽癌	心绞痛	慢性阻塞性	急性髓性白血病	毒性弥漫性	子宫肌瘤	原发性开角
口腔癌	心肌梗死	肺疾病	慢性粒细胞	甲状腺肿	子宫内膜异位症	型青光眼
喉癌	支架术后	高原肺水肿	白血病	甲状腺	多囊卵巢综合征	原发性闭角
甲状腺癌	再狭窄	尘肺	再生障碍性贫血	功能减退症	习惯性流产	型青光眼
食管癌	房颤	肺结核	缺铁性贫血	系统性	卵巢早衰	剥脱性青光眼
胃癌	长QT间期	消化系统疾病	非霍奇金淋巴瘤	红斑狼疮	先兆子痫	年龄相关性
结直肠癌	综合征	（15种）	代谢类疾病	强直性脊柱炎	皮肤系统	黄斑变性
肝癌	脑卒中	非酒精性	（6种）	类风湿关节炎	疾病（6种）	白内障
胰腺癌	高脂血症	脂肪肝	2型糖尿病肾病	结节病	白癜风	干眼症
胆囊癌	高胆固醇血症	肝炎后肝硬化	糖尿病肾病	败血症	银屑病	视神经炎
胆管癌	高低密度脂蛋	原发性胆汁性	糖尿病	过敏	湿疹	高度近视
骨肉瘤	白胆固醇血症	肝硬化	视网膜病	过敏性鼻炎	斑秃	老年性耳聋
多发性	高甘油	慢性乙型肝炎	糖尿病	特应性皮炎	脱发症	噪音性耳聋
骨髓瘤	三酯血症	HBV感染	合并冠心病	白塞综合征	川崎病	药物性耳聋
皮肤癌	高血压病	自身免疫性肝炎	痛风	牙周炎	精神心理	大前庭水管
膀胱癌	高血压性心脏病	丙型肝炎	肥胖	侵袭性	疾病（10种）	综合征
肾癌	静脉血栓形成	萎缩性胃炎	泌尿系统疾病	牙周炎	精神分裂症	骨骼、肌肉
前列腺癌	风湿性心肌炎	胃溃疡	（7种）	多发性	发作性睡病	疾病（7种）
睾丸生殖	扩张型心肌病	十二指肠溃疡	慢性肾功能不全	硬化病	偏头痛	腰椎间盘突出
细胞癌	先天性心脏病	肠易激综合征	慢性肾病	干燥综合征	癫痫	骨质疏松症
乳腺癌	胸主动脉瘤	溃疡性结肠炎	肾结石	系统性硬皮病	抑郁症	不宁腿综合征
宫颈癌	腹主动脉瘤	克罗恩病	狼疮性肾炎	皮肌炎	强迫症	骨关节炎
子宫内膜癌	阿尔茨海默病	慢性胰腺炎	肾病综合征	多发性肌炎	孤独症	青少年特发性
卵巢癌	帕金森病	胆结石	过敏性		双相障碍	脊柱侧凸
			紫癜性肾炎		多动症	佝偻病
			IgA肾病		热性惊厥	特发性震颤

男性140种，女性146种，共同的疾病136种

2）miRNA检测

（1）肿瘤的早筛查、早诊断、早治疗以及科学的健康管理将极大提高肿瘤患者的生存机会；

（2）目前临床常用血清肿瘤标志物的主要问题是缺乏足够的敏感性、特异性和准确性，亟待探索新的肿瘤标志物，用于肿瘤的辅助诊断和预后判断；

（3）美国 AACC 2009 年、2010 年发布了肿瘤标志物临床实践指南和质量控制要求。除了临床已在使用的标志物外，提出循环核酸、游离 DNA 作为极具转化潜能的肿瘤标志物，并已开展临床验证工作。

圆梦谱®——肿瘤超早期预警：① 圆梦谱®肿瘤超早期预警是一项安全、简单、快速的肿瘤超早期检测技术；② 圆梦谱®肿瘤超早期预警技术，对受检者血浆中微量与肿瘤相关的 miRNA 进行检测，根据多种 miRNA 表达水平进行综合评估，在肿瘤发生超早期有效评估肿瘤发生情况（图 5、6）。

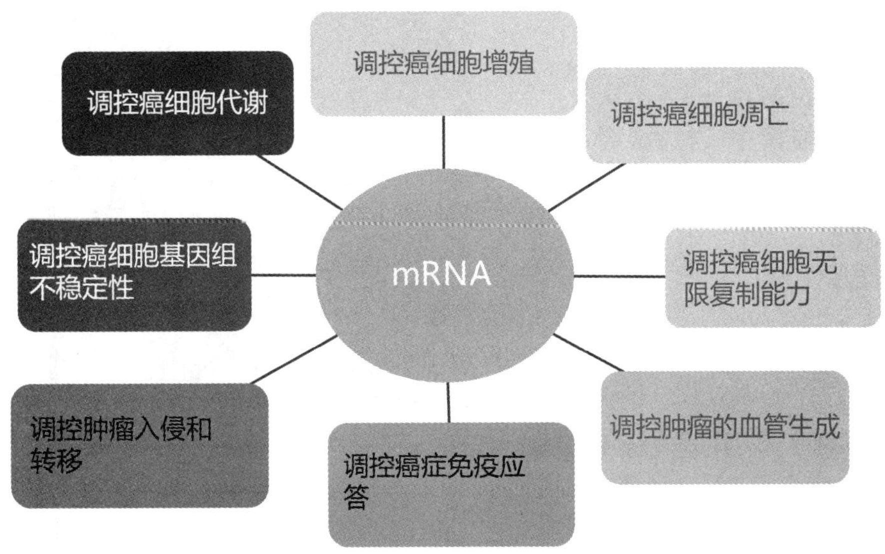

Ruan K, et al. MicroRNAs: Novel regulators in the hallmarks of human cancer. Cancer Lett, 2009, 285: 116 –126.

图 5　miRNA 与癌症

从第一个结直肠癌血浆miRNA项目开始到现在，已有包括肺癌、肝癌、食管癌、结直肠癌、前列腺癌在内的5个肿瘤血浆miRNA标志物检测项目研发成功，另有其他肿瘤血浆miRNA标志物检测项目在研发中

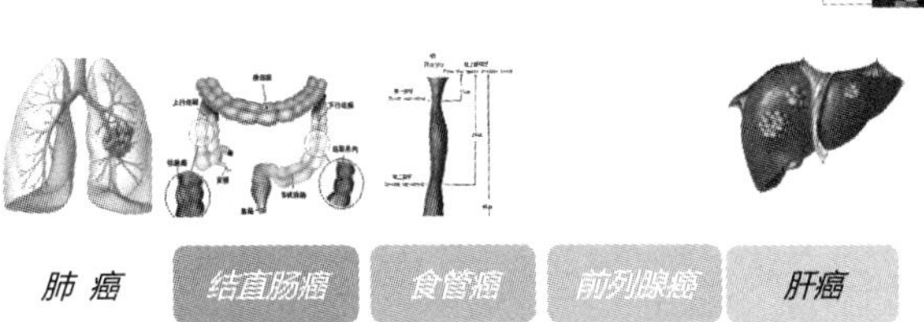

图 6　圆梦谱®可以检测哪些肿瘤

3) ctDNA 可用于肿瘤转移预警(图 7)

(1) 研究发现,对可见肿瘤局限于原发灶的患者,仅凭现有临床手段难以确定微转移的存在与否;

(2) 局部的结直肠癌、胃食管癌、胰腺癌、乳腺癌患者也分别有 73%、57%、48%、50%呈现 ctDNA 阳性[Bettegowda, et al. Detection of circulating tumor DNA in early and late-stage human malignancies. Sci Transl Med, 2014,6(224): ra24.]。

ctDNA:研究发现肿瘤细胞死亡过程中释放一些DNA片段到血液中,这些游离于细胞的DNA片段就叫做循环肿瘤DNA (circulating tumor DNA)

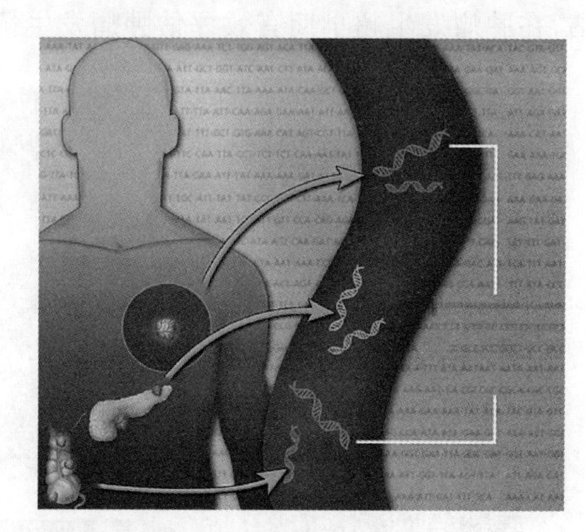

图 7 ctDNA 可用于肿瘤转移预警

4) 蛋白:食物不耐受

(1) 食物不耐受也称为 IgG 迟发性食物过敏;

(2) 免疫系统把进入人体内的某种或多种食物当成有害物质,从而针对这些物质产生过度的保护性免疫反应,产生食物特异性 IgG 抗体;

(3) IgG 抗体与食物颗粒形成免疫复合物,可引起所有组织(包括血管)发生炎症反应,并表现为全身各系统的症状与疾病(表 2)。

表 2 食物不耐受症状

全身性系统	症状和疾病
呼吸系统	哮喘、过敏性鼻炎、咳嗽、中耳炎等
皮肤系统	荨麻疹、异位性皮炎、湿疹、紫癜、皮疹、瘙痒、银屑、痤疮、皮肤划痕症、血管性水肿、牛皮癣、粉刺等

续表

全身性系统	症状和疾病
消化系统	肠易激综合征(IBS)、肠炎、呕吐、腹泻、血便、腹痛、便秘、厌食、胃食管反流、克罗恩病、功能性消化不良、上消化道出血等 口腔黏膜疾病:复发性口疮、口腔扁平苔藓、白塞综合征、干燥症、天疱疮等 消化性溃疡:十二指肠球部溃疡、胃溃疡、复合性溃疡、食管溃疡、幽门管溃疡、溃疡性结肠炎等
神经系统	偏头痛、睡眠障碍、头晕、自闭症等
免疫代谢	关节炎、关节痛、关节肿胀等
儿童高发疾病	成长减缓、厌食、慢性腹泻、反复腹痛、便秘、恶心呕吐、紫癜、荨麻疹、慢性咳嗽、偏头痛、睡眠障碍、关节痛、注意力不集中、磨牙等

那么食物的调整对健康到底是不是有帮助呢?英国一家专门针对过敏反应疾病的慈善机构 Allergy UK 对 5286 位具有慢性症状的患者(70%的患者病程 3 年以上)进行了食物特异性 IgG 检测和后续的饮食调整,结果表明:76%的患者严格按照检测结果进行饮食调整,症状得到明显改善(International Nutrition and Food Science,2007)。

利用生物芯片检测食物不耐受,详见图 8 和表 3。

检测出了对某种食物不耐受之后,下一步怎么办?食物不耐受解决方案,详见表 4。

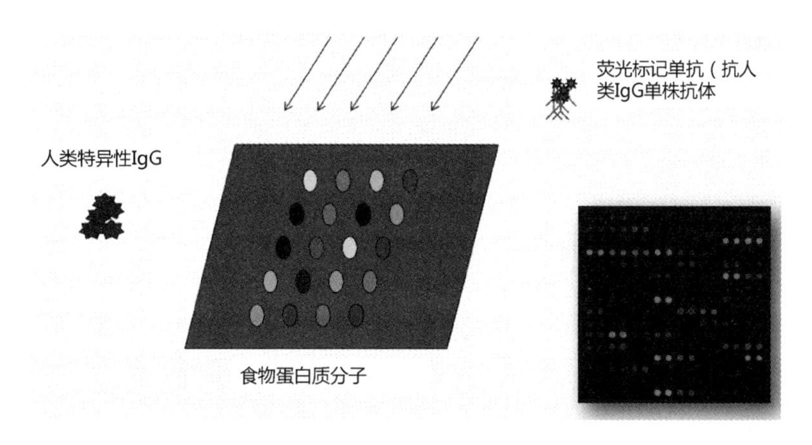

图 8 生物芯片检测食物不耐受

表 3　101 项食物不耐受检测项目

食物大类	具体食物
奶蛋类(5)	牛奶、奶酪、酸奶、蛋清、蛋黄
谷/核果类(15)	米、小麦、玉米、黄豆、绿豆、红豆、花生、腰果、胡桃/核桃、橄榄、芝麻、葵花籽、杏仁
肉类(6)	猪肉、牛肉、羊肉、鸡肉、鸭肉、鹅肉
海鲜类(10)	螃蟹、虾、蚌、牡蛎、墨鱼、鳕鱼、三文鱼、金枪鱼、鳗鱼、海带
素菜类(21)	菠菜、卷心菜、莴苣、芹菜、西兰花、四季豆、豌豆、青椒、茄子、南瓜、黄瓜、芦笋、竹笋、萝卜、胡萝卜、红薯、马铃薯、芋头、西红柿、香菇、洋葱
水果类(18)	芒果、奇异果、苹果、香蕉、菠萝、樱桃、葡萄、葡萄柚、柑橘、番石榴、草莓、柠檬、桃、椰子、香瓜、木瓜、西瓜、梨
酵母/饮品(5)	面包酵母、茶、咖啡、可可、蜂蜜
调味料类(8)	葱、姜、蒜、咖喱、辣椒、白胡椒、九层塔、香菜
中药(13)	枸杞、黄芪、红枣、甘草、当归、人参、川穹、熟地黄、龙眼干、银耳、莲子、灵芝、冬虫夏草

表 4　食物不耐受解决方案

食物不耐受程度	建议方案
重度	建议停止摄食 6 个月，之后每隔 4 天摄食 1 次，3 个月后若无症状复发再正常摄食
中度	建议停止摄食 3 个月，之后每隔 4 天摄食 1 次，3 个月后若无症状复发再正常摄食
轻度	避免每日大量食用，原则上可以安心摄食

2. 移动健康（mHealth）技术

1）移动健康的 WHO 定义：移动设备支持的医疗健康服务。其特点有：① 与健康相关的信息传输与处理；② 身体各项参数的实时监测；③ 与健康相关的环境参数的实时监测。

2）移动健康的优势有两点：知环境；健康实时知。

（1）知环境

环境污染，比如室内空气污染是被忽视的杀手（图 9）。博奥颐和的空气猫^{TM}便携式空气质量动态监测仪可以帮助人们感知环境(图10、11)。

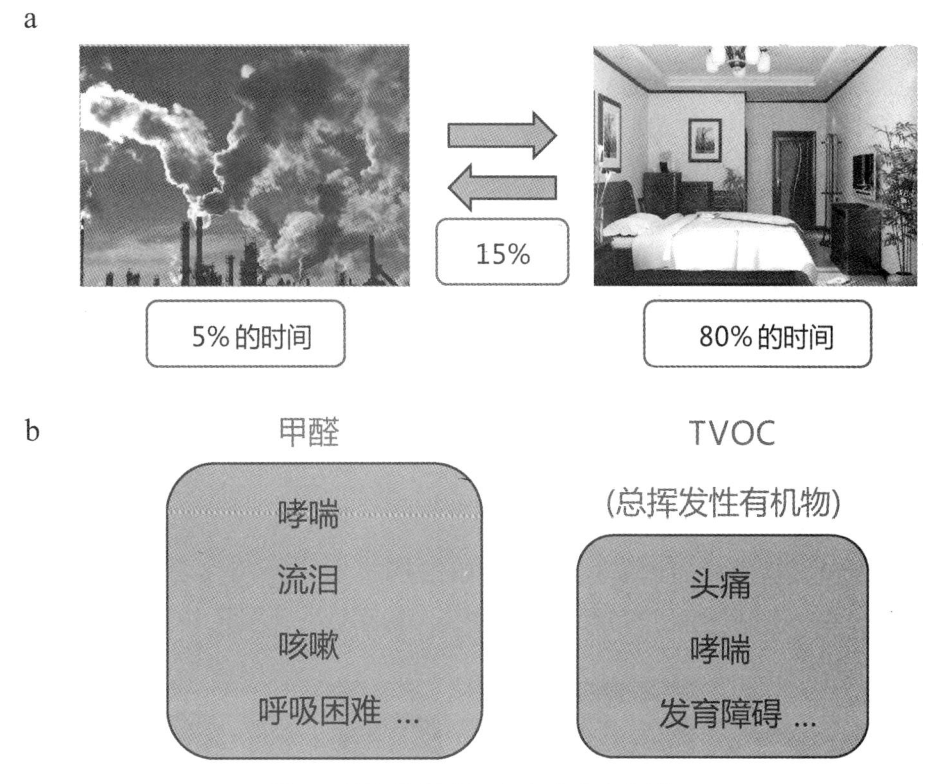

图9　被忽视的杀手:室内空气污染

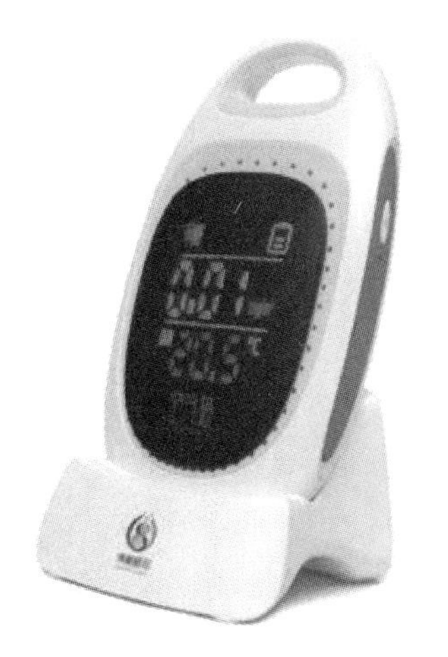

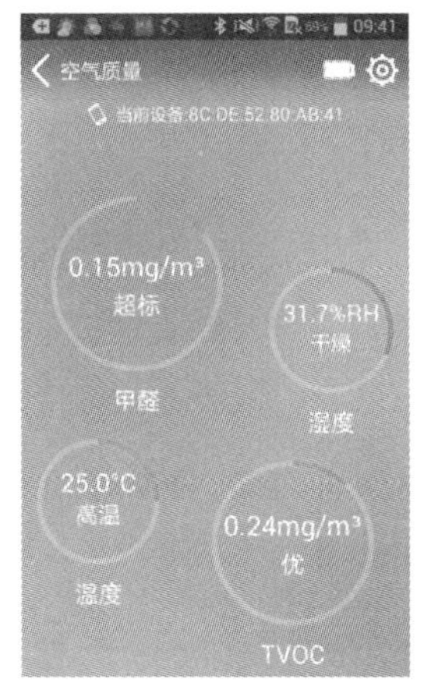

- 甲醛
- TVOC (总挥发性有机物)
- 温度
- 湿度

图10　空气猫^{TM}便携式空气质量动态监测仪

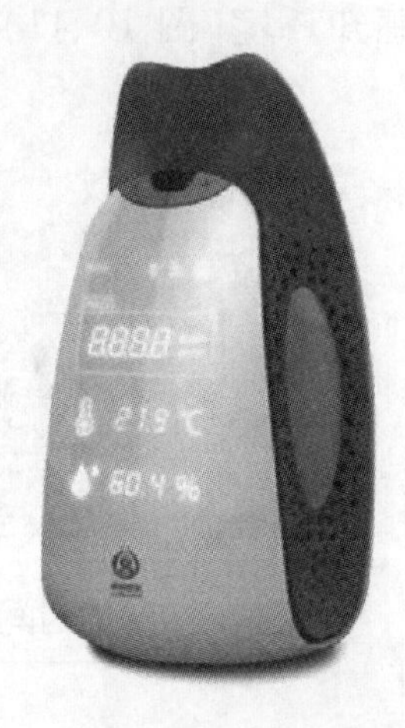

图 11　知环境、知健康

(2) 健康实时知

移动健康提供健康实时知(图 12),如便携式生化检测仪(图 13)、蓝牙智能血压计(图 14)、蓝牙智能脂肪秤(图 15)、蓝牙运动手环(图 16)等。

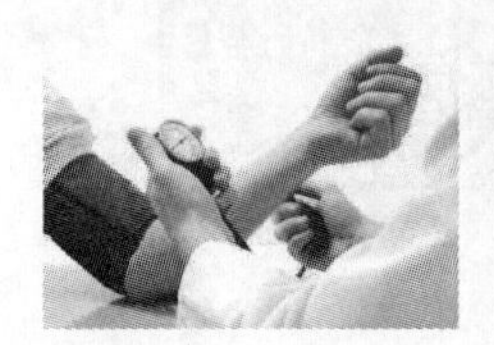
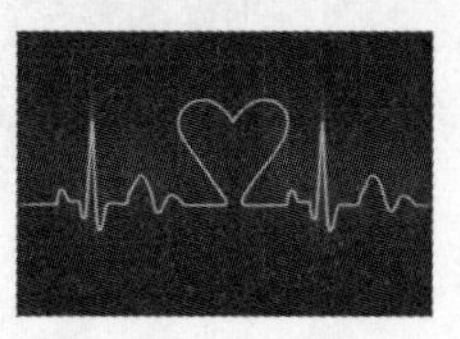
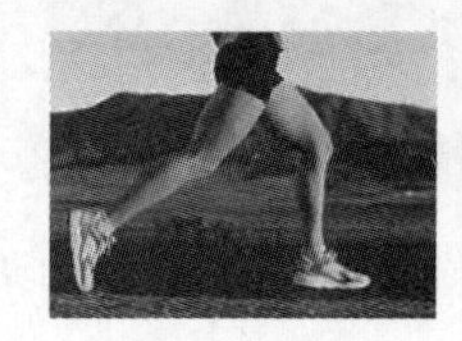
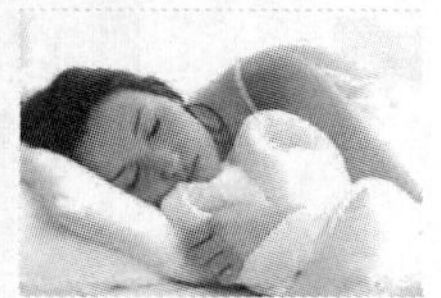

图 12　健康实时知：移动健康

3. 全面健康大数据

全面健康大数据研究包括两点：

(1) 基于大数据、云计算等技术,面向健康管理的人体健康数据的分析、处理、解释和利用；

(2) 面向海量数据接入/异构网络的健康信息传输与管理。

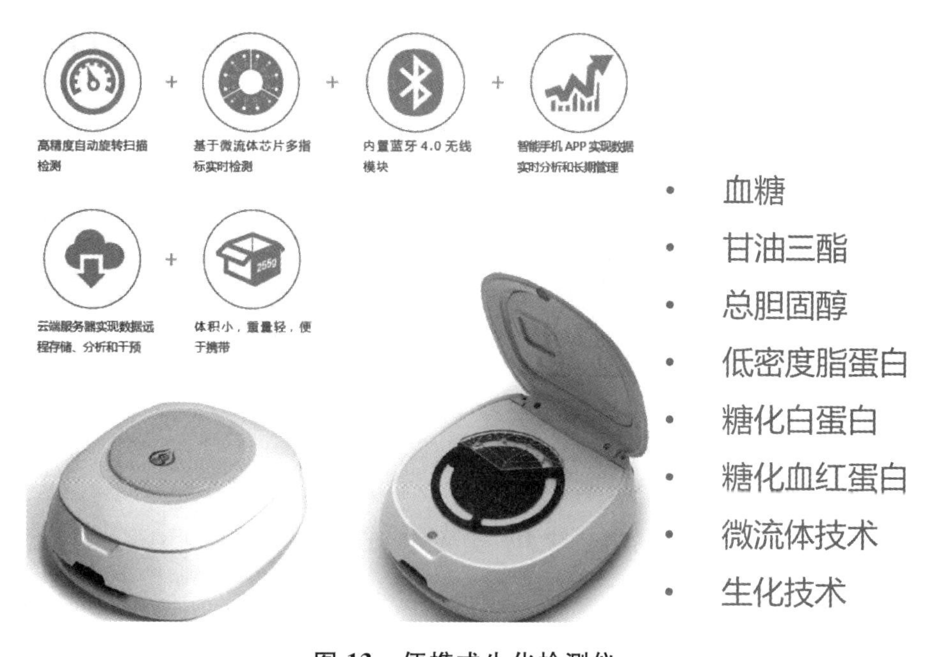

图 13　便携式生化检测仪

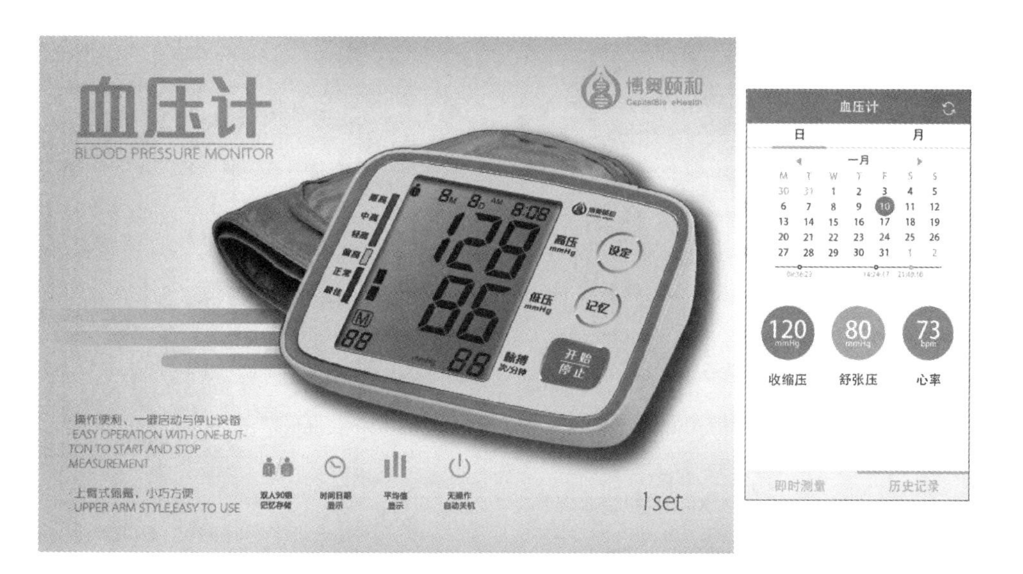

图 14　蓝牙智能血压计

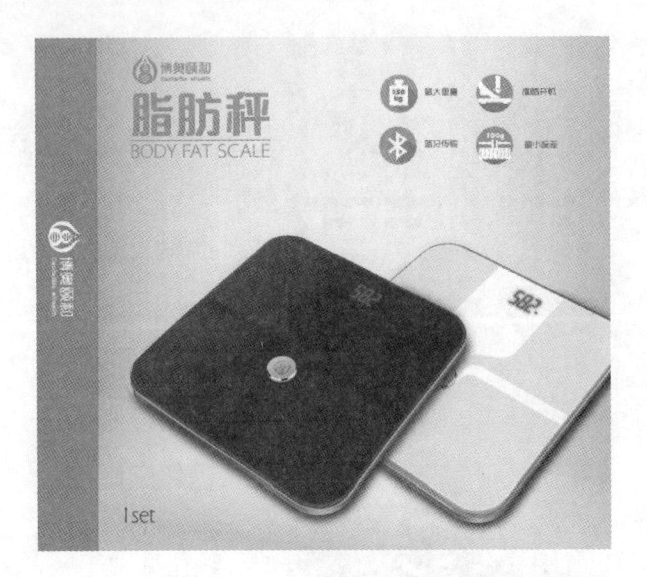

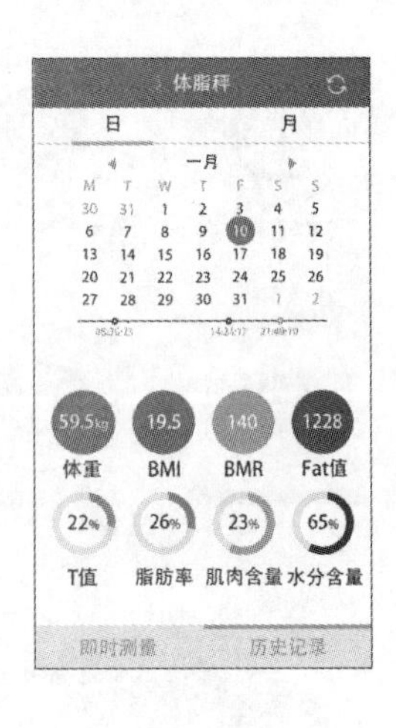

图 15　蓝牙智能脂肪秤

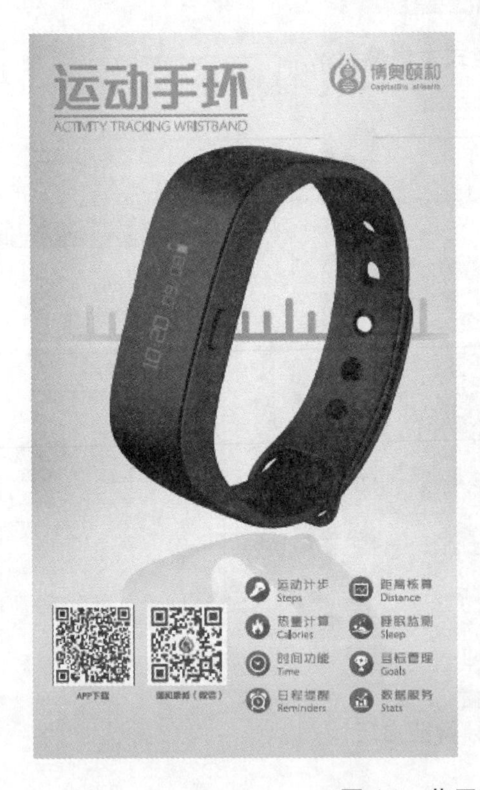

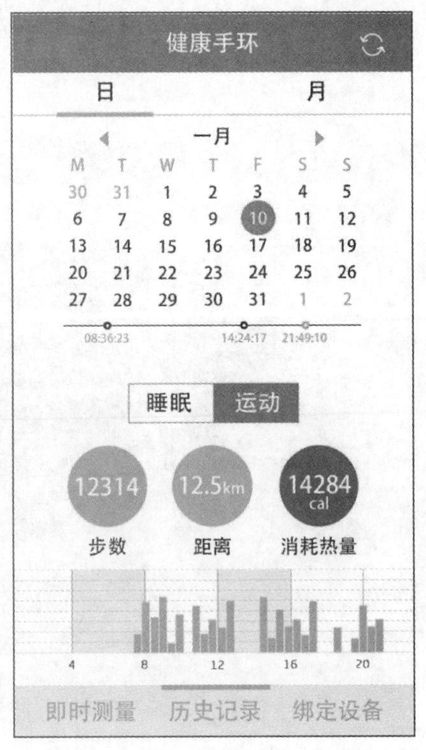

图 16　蓝牙运动手环

医院信息化建设介绍

刘 帆

北京大学人民医院信息中心

一、临床信息系统

建立医院临床信息系统的目的是为了改善患者数据的安全性,提高医疗质量。

北京大学人民医院临床信息系统包括5大领域、73个系统、204个子系统,详见图1。

北京大学人民医院
医学信息中心
信息系统平台
区域医疗协作
临床系统
运营管理
IT基础构架
·集成工具
·公共服务–编码/文摘
·规则引擎
·工作流程引擎
·术语编码服务
·统一身份认证及权限管理
·文档库管理(XDS)
·应用功能监控与跟踪
·公共服务–安全、审计
·CDR临床资料库
·平台管理
·健康档案系统
·慢病管理系统
·协作医疗系统
·远程会诊系统
·门诊公共服务
·药房系统
·急诊系统
·门急诊医生站
·入院登记
·床位管理
·住院医生站
·住院护士站
·移动护士站
·出院计划
·电子病历
·随访管理系统
·预约中心
·通用医技系统
·健康体检
·会诊管理
·RIS放射系统
·UIS超声系统
·核医学系统
·介入中心系统
·杂交手术室系统
·放疗系统
·PETCT系统
·PACS
·病理系统
·内窥镜系统
·实验室检查系统LIS
·血库管理
·手术麻醉系统
·重症监护系统I
·合理用药系统
·PIVAS
·康复中心管理系统
·消毒供应中心系统
·院内感染控制预警系统
·营养供餐系统
·血(腹)透中心系统
·日间治疗管理系统
·电子签章
·电镜系统
·电生理系统
·高压氧舱系统
·接口服务
·医保管理
·病案管理
·图书馆管理
·医务管理
·护理管理
·教学管理
·ERP
·全面预算
·BI
·B2B
·审计管理
·OA办公系统
·人力资源管理
·CRM
·设备维修管理
·图书馆管理系统
·垃圾处理
·中央运输调度管理
·殡葬服务管理
·社工管理
·科研管理系统
·通用媒体系统
·网络基础服务
·基础硬件
·网络安全控制
·统一消息
·统一用户管理
·IT运营及管理
医院信息系统

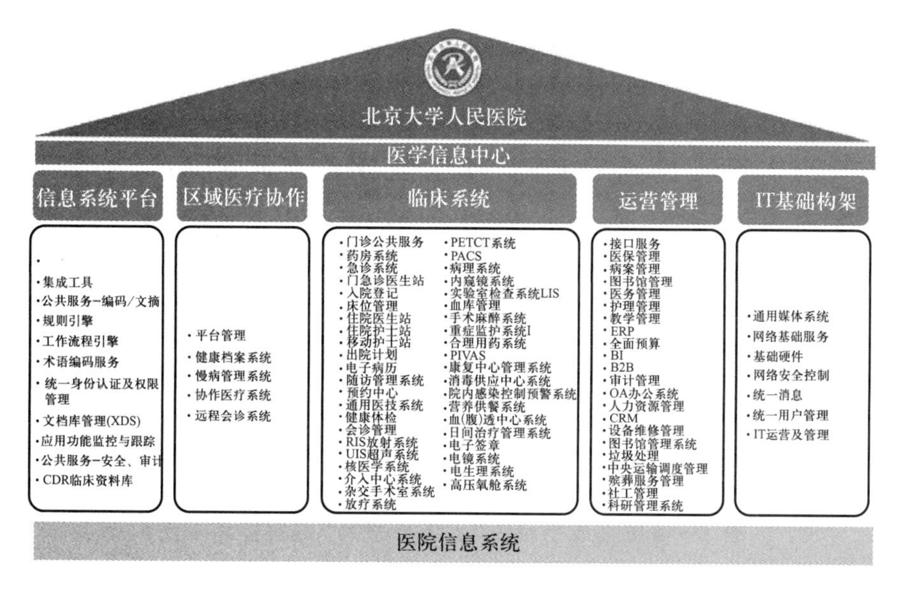

图1 5大领域73系统204子系统

二、顶层设计

1. 信息集成平台与临床数据中心

信息孤岛一直是困扰医院用户的一大难题,见图2所示。

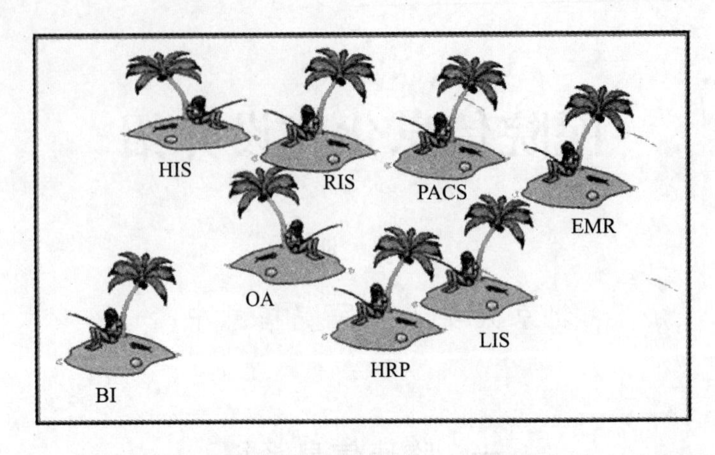

图 2 信息集成平台与临床数据中心:信息孤岛是一大难题

2. 为“大电子病历”提供技术平台

信息集成平台为“大电子病历”提供技术平台,如图 3 所示。

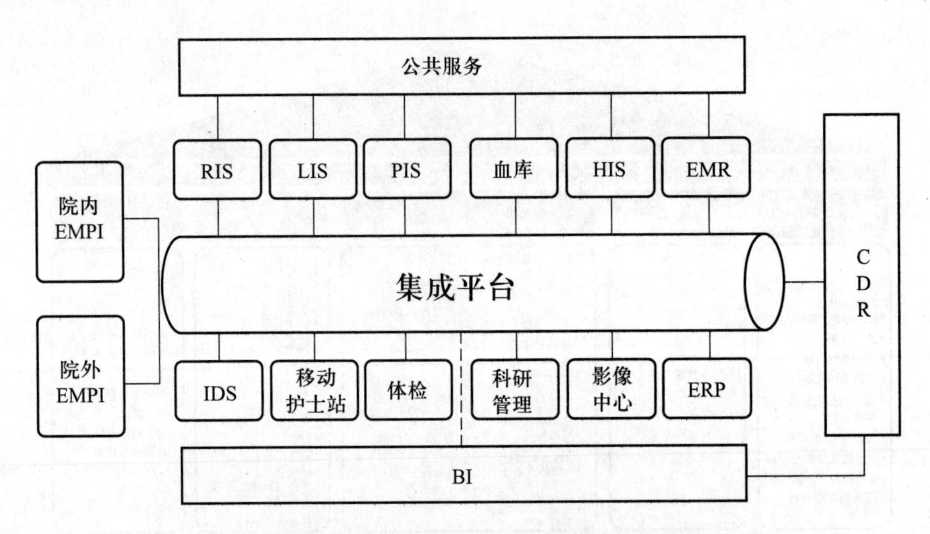

图 3 信息集成平台为“大电子病历”提供技术平台

三、临床数据中心(CDR)——“大电子病历”(图 4)

临床数据中心(CDR)的特点:

(1) 标准化、结构化(HL7V3 RIM/电子病历标准);

(2) 以患者为中心组织数据;

(3) 降低各科室级数据中心重复建设成本;

(4) 大幅提高分散临床数据的综合利用率。

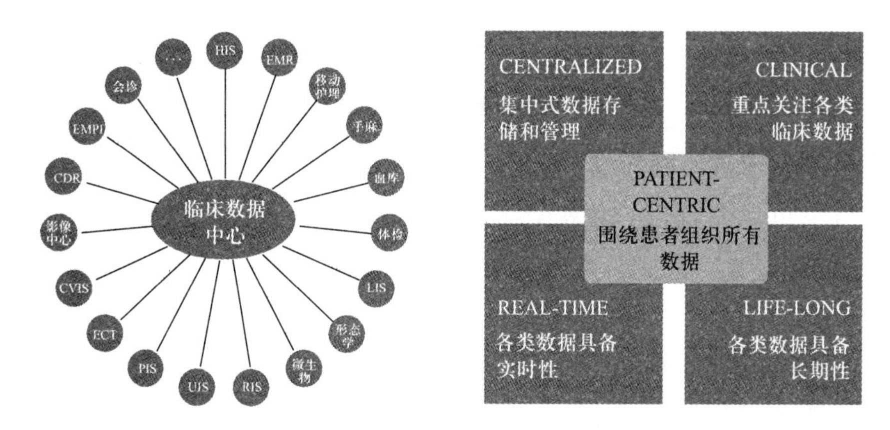

图 4　临床数据中心(CDR)

临床数据中心(CDR)数据量（截至 2014 年 11 月）涵盖：

① 53 个系统,31 个应用软件商, 23 个系统接入 CDR;② 410 万患者记录, 9.5 亿条临床数据;③ 日均 26 万平台数据交互量, 20 万 CDR 数据交互量;④ 月均 1600 万条临床数据增长量。

四、影像中心系统建设

影像中心系统建设示意图,详见图 5。

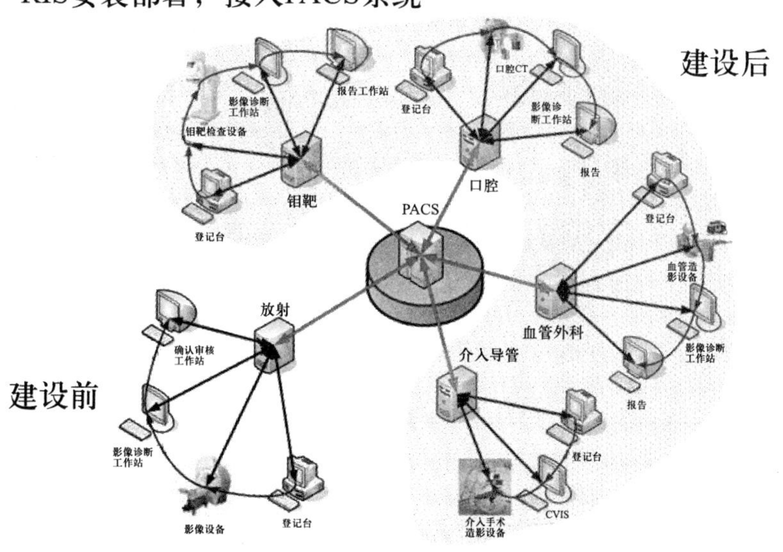

图 5　影像中心系统建设

五、全面质量管理——全流程闭环管理(Closed-loop Management)

全流程闭环管理具有如下特点:

(1) 可全员追踪;

(2) 可全程追溯;

(3) 可科学统计;

(4) 可全面分析;

(5) 可切实操作;

(6) 可个体纠正。

六、口服药、注射药 UDD 全流程闭环管理(Who When Where What)

口服药、注射药 UDD 全流程闭环管理,详见图 6。

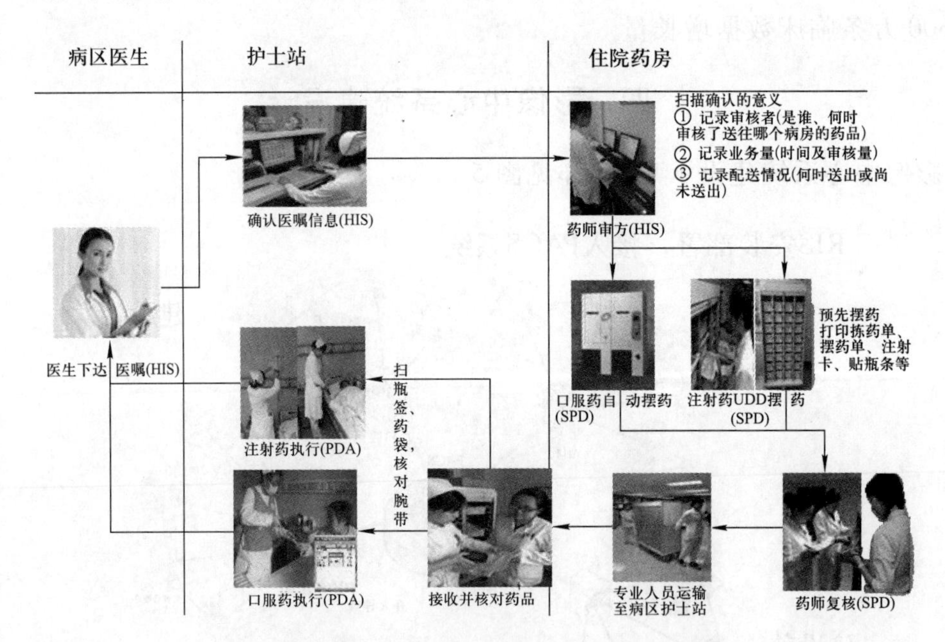

图 6 口服药、注射药 UDD 全流程闭环管理

其特点有:

(1) 接收 HIS 系统医嘱信息;

(2) 口服药采用全自动摆药机;

(3) 注射药生成附带货位的拣药单;

(4) 进行针对患者的预摆药;

（5）打印拣药单、摆药单、注射卡、贴瓶条等；
（6）实现与移动护理平台对接。
医院资源系统运营管理详见图7。

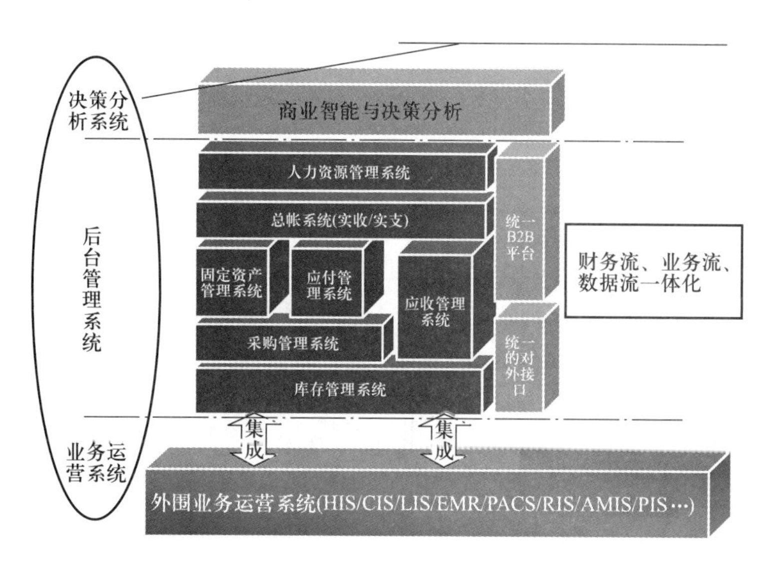

图7 医院资源系统运营管理

七、医疗卫生服务共同体组织架构

医疗卫生服务共同体组织架构，详见图8。

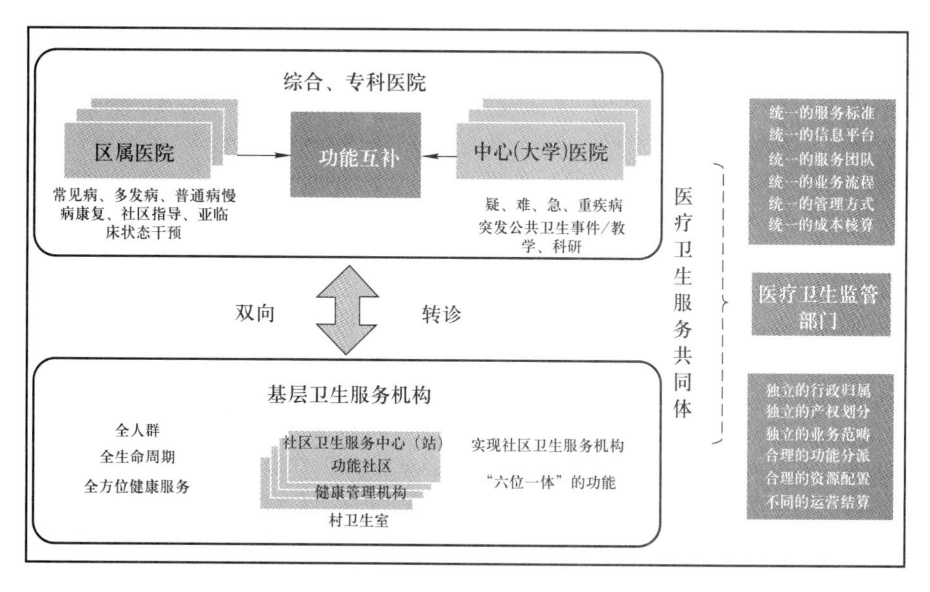

图8 医疗卫生服务共同体组织架构

（1）2014年新增共同体单位48家；

（2）共同体协议中增加医保、新农合款项；

（3）探讨影像、病理等合作新模式。

目前共同体已覆盖19个省（直辖市、自治区），共同体单位达376家。

X+Y模式整合型医疗卫生服务体系，详见图9。

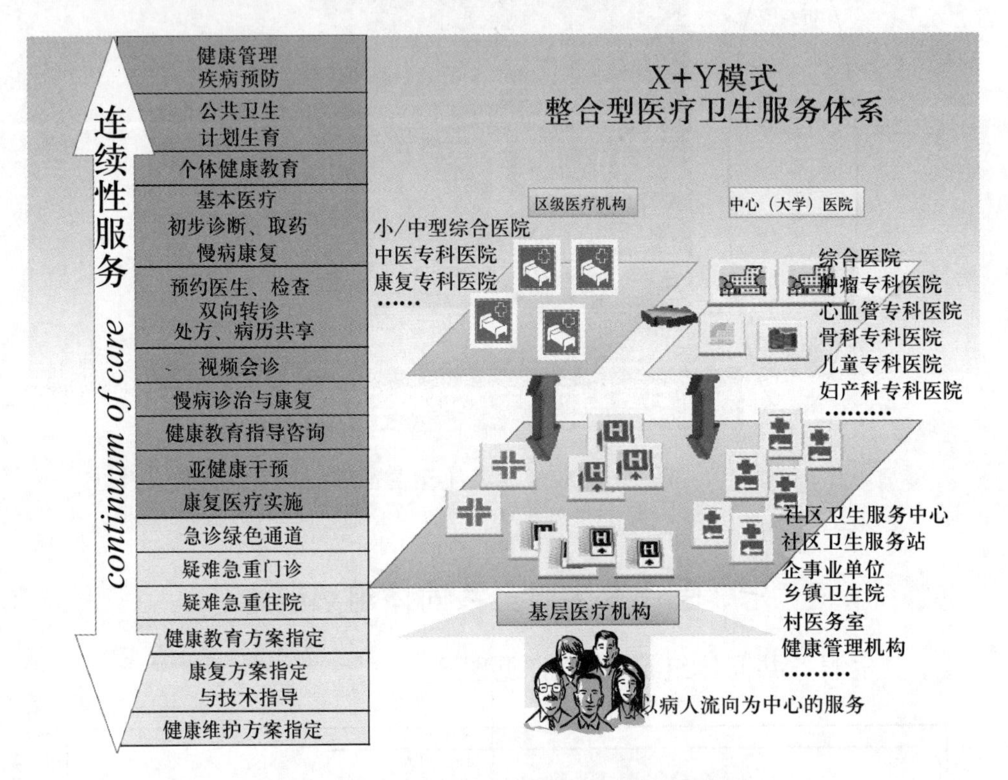

图9　X+Y模式整合型医疗卫生服务体系

八、2015年之后CDR时代的“云”服务

北京大学人民医院混合云架构，见图10。

后CDR时代的“云”服务，详见图11。

九、医疗搜索引擎的工作流程与模块

医疗搜索引擎的工作流程与模块，详见图12。

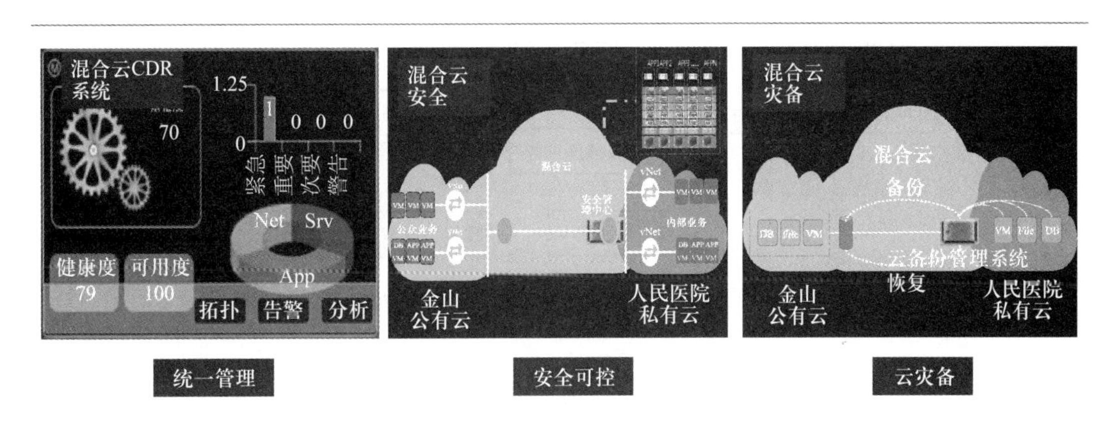

图 10　北京大学人民医院混合云架构

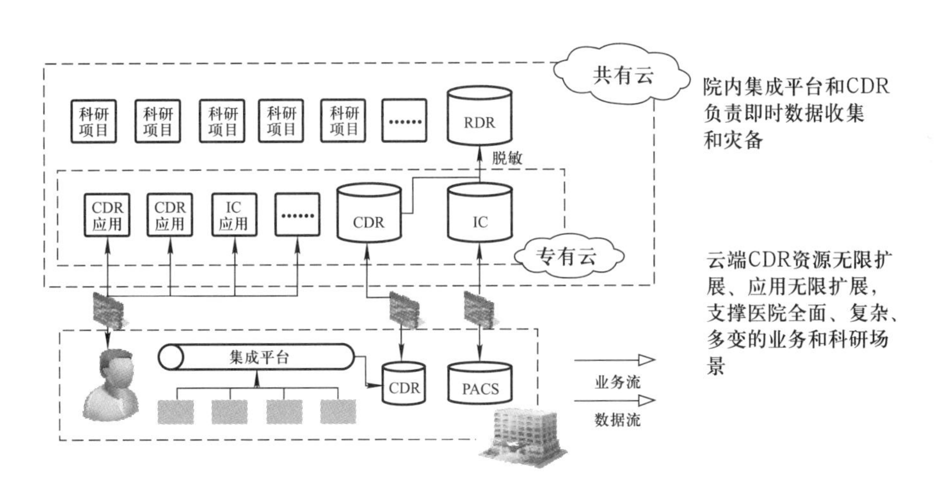

图 11　后 CDR 时代的“云”服务

十、北京大学人民医院科研数据平台

北京大学人民医院科研数据平台，如图 13 所示。

(1) 10 亿条数据库记录；

2000 万单次病历；342 万患者信息；2.1 亿条检查；1 亿条医嘱；4000 万条诊

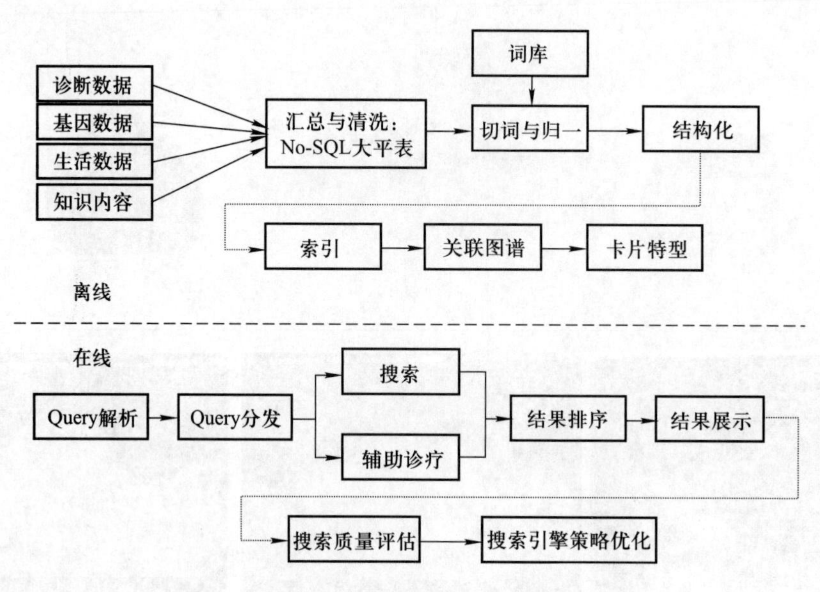

图 12 医疗搜索引擎的工作流程与模块

断。

（2）平均查询时间 2 秒；

（3）最快查询时间不到 1 秒；

（4）快速搜索:根据关键词,单框输入搜索提问；

（5）高级搜索:根据指定字段,及其相互关系,多框输入搜索提问,适于科研。

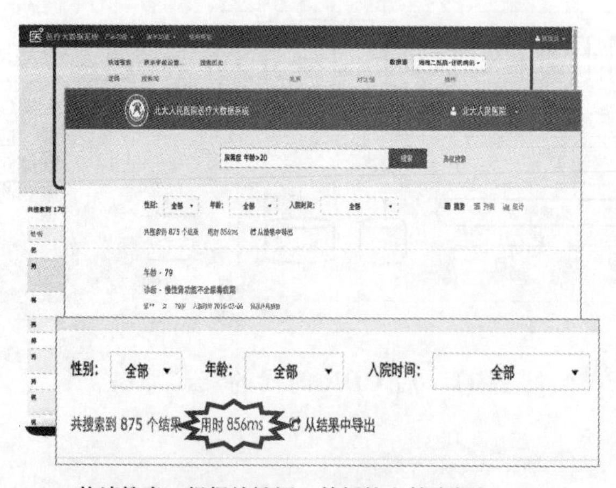

· 快速搜索：根据关键词，单框输入搜索提问

· 高级搜索：根据指定字段，及其相互关系，多框输入搜索提问，适于科研

图 13 北京大学人民医院科研数据平台

十一、医疗数字化的核心是“数据价值”

医疗数字化的核心：

(1) 数据的可靠性(QC 质量控制、QA 质量保证)；

(2) “大”是一个相对概念、“传统”技术不能管理的数据；

(3) 趋势：① 从“离散”—“整合”；② 从“结构化”—“非结构化”；③ 从“人工录入”—“自动采集”；④ 从“医院为核心”—“患者为核心”；⑤ 从“一家医院”—“区域医疗”；⑥ 从“临床表型”—“基因组学”。

十二、医院面临的挑战

医院面临的挑战，概括起来如图 14 所示。

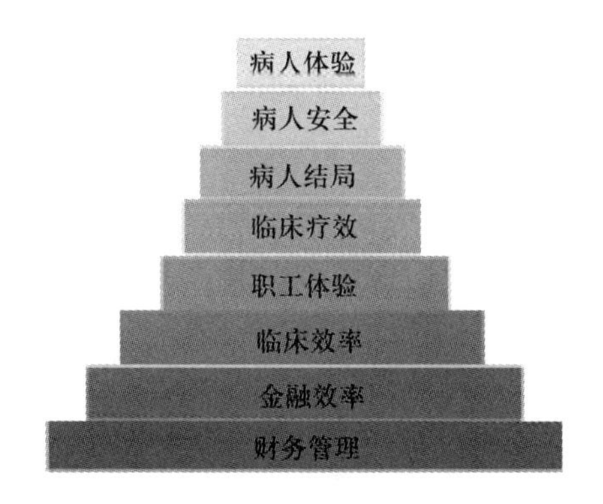

图 14　医院面临的挑战

1. 医疗质量持续改进

(1) 控感、基础护理、单病种质量、手术核查个人健康档案(PHR)；

(2) CP、ICD 诊断、电子病历、生物样本库(BioBank)、随访体系；

(3) 基于证据的管理(Evidence-Based Management,EBM)/基于价值的管理(Value-Based Management,VBM)、管理投入产出比。

2. 服务不断改善

(1) 整合交付系统(Integrated Delivery System,IDS)；

(2) 文明服务缺陷管理(院务公开)；

(3)预约、志愿者。

3. 科学化、专业化、精细化现代医院运营管理

（1）疾病诊断相关分组（DRGs）、量化、监控、评估、精细化；

（2）医院资源运营管理（Hospital Resource Planning，HRP）；

（3）先诊疗后付费。

十三、医院信息发展 20 年

下图所示为北京大学人民医院荣获 HIMSS 2014 年度 Elsevier Digital Healthcare Award（图 15）。

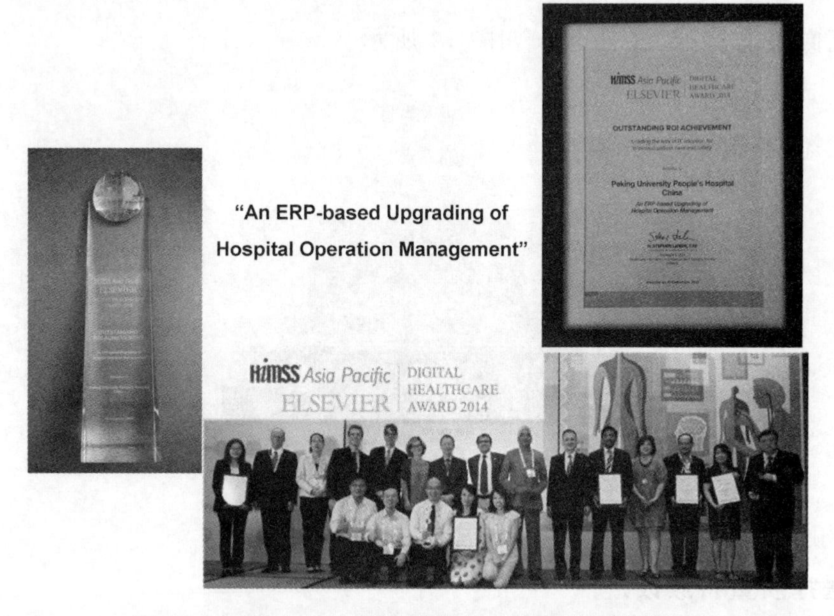

图 15　北京大学人民医院荣获 HIMSS 2014 年度 Elsevier Digital Healthcare Award

电子病历系统功能应用分极评价被评为五级医院，如图 16 所示。

国家医疗健康信息互联互通标准化成熟度为四级甲等，如图 17 所示。

开展医疗卫生服务共同体视频会诊咨询，如图 18 所示。

开展远程移动查房，如图 19 所示。

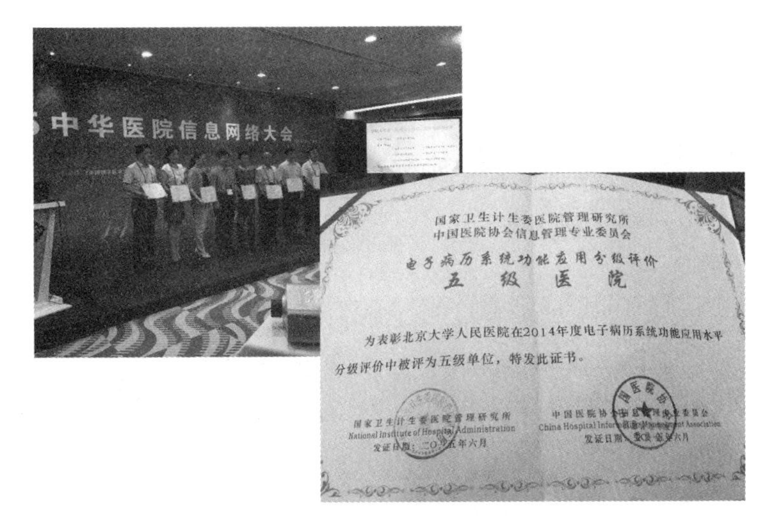

国家卫生计生委医院管理研究所
中国医院协会信息管理专业委员会

电子病历系统功能应用分级评价

五级医院

为表彰北京大学人民医院在2014年度电子病历系统功能应用水平分级评价中被评为五级单位，特发此证书。

国家卫生计生委医院管理研究所
National Institute of Hospital Administration
发证日期：二〇一五年六月

中国医院协会信息管理专业委员会
China Hospital Information Management Association
发证日期：二〇一五年六月

图 16 电子病历系统功能应用分级评价五级医院

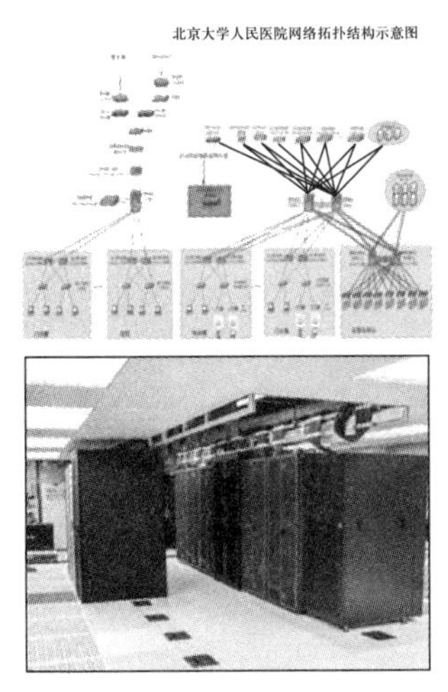

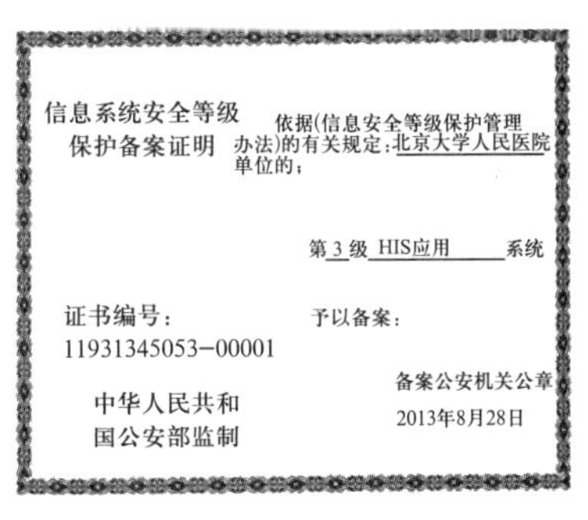

信息系统安全等级保护备案证明

依据《信息安全等级保护管理办法》的有关规定，北京大学人民医院单位的：

第3级 HIS应用 系统

予以备案：

证书编号：11931345053-00001

中华人民共和国公安部监制

备案公安机关公章

2013年8月28日

通过公安部信息安全等级保护管理办法第三级

医疗行业最高级

中华人民共和国刑法第285条第2款，将构成非法获取计算机信息系统数据、非法控制、计算机信息系统罪。

图 17 国家医疗健康信息互联互通标准化成熟度四级甲等

新疆克拉玛依市中心医院肾瘤病例

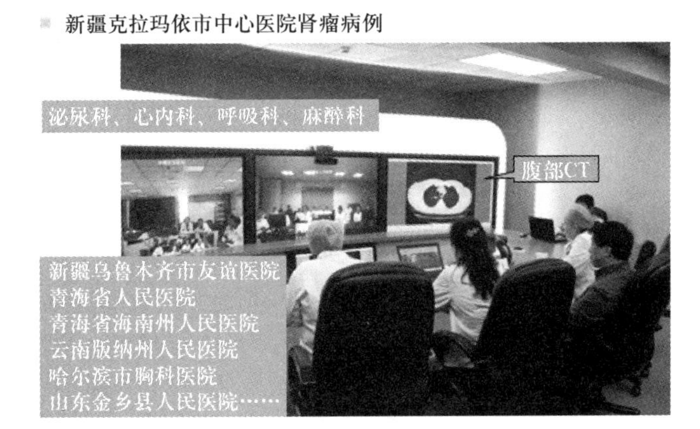

图 18 医疗卫生服务共同体视频会诊咨询——方便百姓 提升当地医疗水平

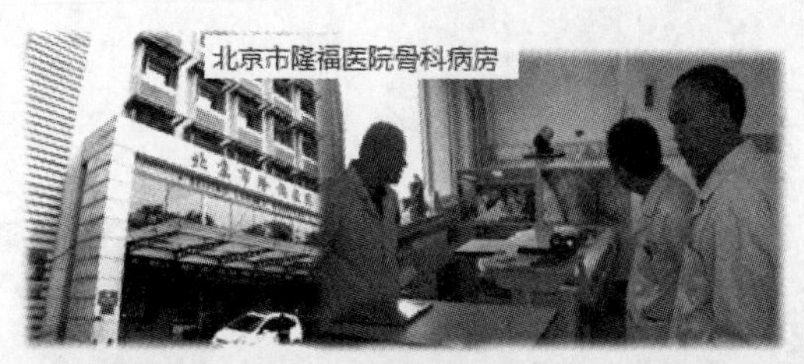

关节置换术后移动查房及康复方案讨论

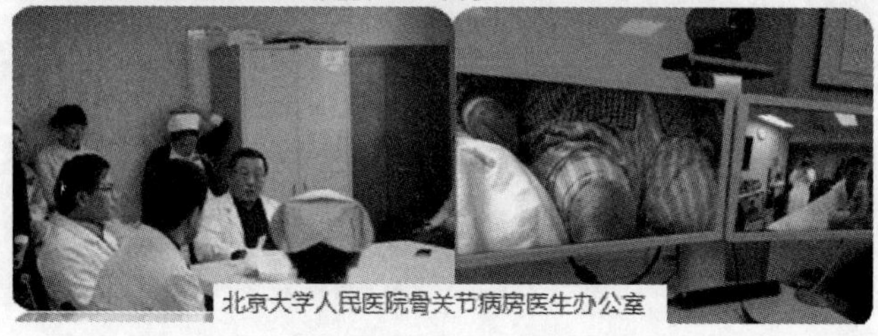

图 19　远程移动查房

中国药品集中采购改革的思考

管晓东

北京大学药学院，北京大学医药管理国际研究中心

一、新一轮医药卫生体制改革

1.《中共中央国务院关于深化医药卫生体制改革的意见》

（中发〔2009〕6号）

2.《医药卫生体制改革近期重点实施方案（2009—2011年）》

（国发〔2009〕12号）
（1）加快推进基本医疗保障制度建设；
（2）初步建立国家基本药物制度；
（3）健全基层医疗卫生服务体系；
（4）促进基本公共卫生服务逐步均等化；
（5）推进公立医院改革试点。

3. 初步建立国家基本药物制度

2010年国务院颁布了《建立和规范政府办基层医疗卫生机构基本药物采购机制的指导意见》（国办发〔2010〕56号）。

4. 推进公立医院改革

（1）2015年国务院颁布了《国务院办公厅关于全面推开县级公立医院综合改革的实施意见》（国办发〔2015〕33号）；
（2）2015年国务院颁布了《国务院办公厅关于城市公立医院综合改革试点的指导意见》（国办发〔2015〕38号）。

5. 公立医院改革范围

（1）2010年2月，第一批16个城市：东部6个、中部6个、西部4个；

(2) 2014年5月,第二批17个城市:东部5个、中部5个、西部7个;

(3) 2015年5月,第三批66个城市:东部24个、中部24个、西部18个。

6. 公立医院改革内容

(1) 优化县域医疗资源配置;

(2) 改革管理体制;

(3) 建立县级公立医院运行新机制(以药补医、医疗价格、政府投入);

(4) 完善药品供应保障制度;

(5) 改革医保支付制度;

(6) 建立符合行业特点的人事薪酬制度;

(7) 提升县级公立医院服务能力;

(8) 加强上下联动……

二、药品集中采购制度介绍

1. 中国药品集中采购制度现状

(1) 2015年国务院发布了《国务院办公厅关于完善公立医院药品集中采购工作的指导意见》(国办发〔2015〕7号);

(2) 2015年国家卫生和计划生育委员会发布了《国家卫生计生委关于落实完善公立医院药品集中采购工作指导意见的通知》(国卫药政发〔2015〕70号);

(3) 四个有利:以药补医、降低价格、遏制腐败、产业发展;

(4) 招标采购:临床用量大、采购金额高、多家企业生产;

(5) 谈判采购:部分专利药品、独家生产药品;

(6) 医院直接采购:妇儿专科药品、急(抢)救药品、基础输液、临床用量小的药品和常用低价药品;

(7) 定点生产:对临床必需、用量小、市场供应短缺的药品;

(8) 特殊药品采购:对麻醉药品、精神药品、防治传染病和寄生虫病的免费用药、国家免疫规划疫苗、计划生育药品及中药饮片。

2. 药品集中采购理论

(1) 边际成本/规模经济理论

边际成本是指在一定产量水平下,额外一单位产量所引起的总成本的增加。通常只按变动成本计算;规模经济理论是指给定技术的条件下,对于某一产品,在某一区间生产的平均成本递减的现象

(2) 集团采购理论

集团采购理论指将多个医疗机构的、相对规模较小的采购需求合并,成为集合的大规模采购需求,作为一个采购主体与医疗服务的供方统一议价以获取更低采购成本,提高采购效率的采购行为。

3. 中国药品采购制度的发展历程

中国药品采购制度的发展历程可分 3 阶段。

第Ⅰ阶段:新中国成立至 1984 年(图 1a)

第Ⅱ阶段:1984—2000 年(图 1b)

第Ⅲ阶段:2000 年—目前(图 1 c_1-c_3)。

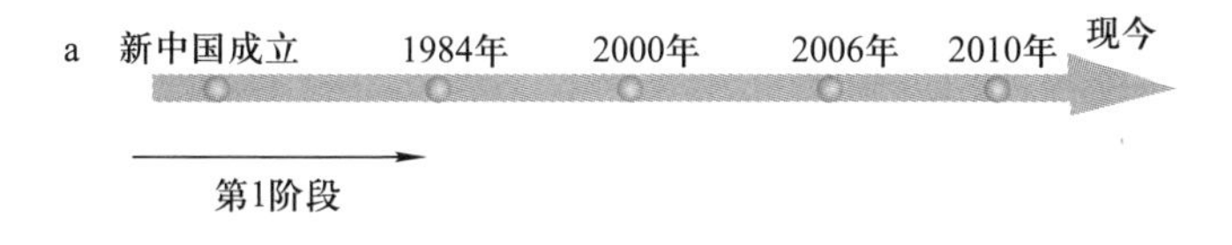

第Ⅰ阶段特点:

1. 实施计划经济体制
2. 统购统销,层层调拨

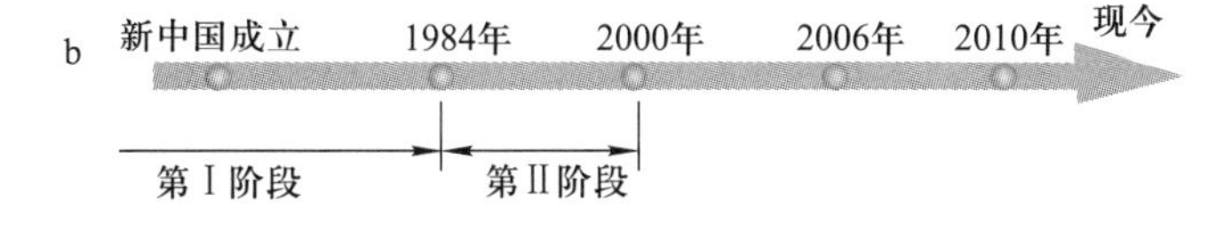

第Ⅱ阶段特点:医疗机构分散采购为主,部分地方自发探索药品集中采购

1. 分散采购制度为主:沿袭于计划经济时期
2. 药品集中采购的思考探索

河南——尝试定点采购
镇江——实行政府采购
海南——尝试通过招标方式采购药品
云南——竞价采购、统一配送

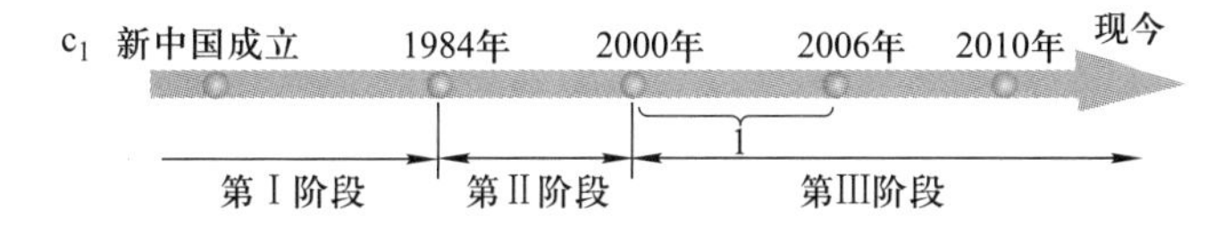

第Ⅲ-1阶段特点:推行以市地为单位、医疗机构为采购主体,委托中介机构的药品集中招标采购。

1. 2000年开始试点
2. 总体未达到预期效果:受以药补医机制等影响

实行药品集中招标采购,意在发挥批量优势,增强医疗机构联合采购议价能力,降低药品价格,节约药费支出。

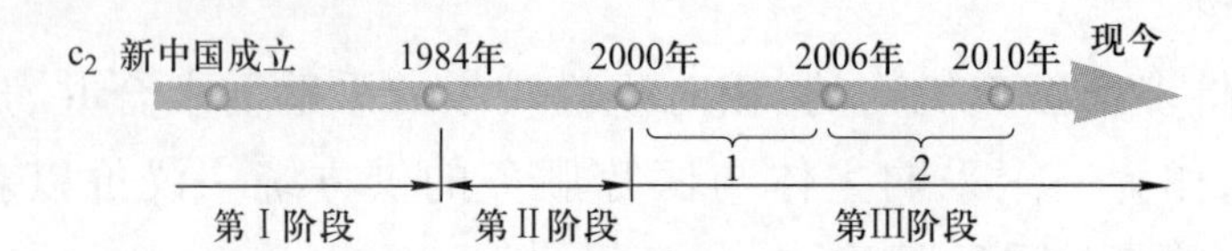

第Ⅲ-2阶段特点：推行以政府为主导、以省为单位网上药品集中采购。

背景：以市地为单位招标采购次数频繁、成本高，中介机构按药品交易额的一定比例向企业收取费用，操作不规范，一些地方甚至发生了违法违规案件

1. 政府主导、以省为单位
2. 医疗机构和药品生产流通企业通过采购平台直接免费交易的购销方式
3. 存在问题：由于药品招标与医院采购相分离，药价虚高的问题仍然比较突出

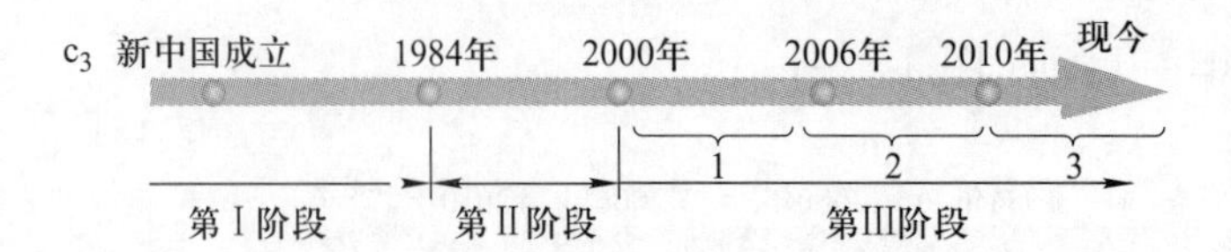

第Ⅲ-3阶段特点：建立基本药物制度，构建基本药物采购新机制。

背景：为避免医院药品采购存在的招采分离、量价脱钩、药价虚高等问题

1. 2010年56号文件：招生产企业、招采合一、量价挂钩、双信封制、集中支付、全程监控
2. 部分省份成效明显
3. 产生问题：部分药品存在供应不及时甚至断货的情况，财政、医保补偿等配套政策不衔接

图 1　中国药品采购制度的发展历程

4. 中国各省（直辖市）药品集中采购制度进展（截至 2015 年 8 月 31 日）

中国各省（直辖市）药品集中采购制度进展，详见表 1。

表 1　中国各省（直辖市）药品集中采购制度进展（截至 2015.8.31）

省份（直辖市）	文件名称	发文时间
北京市	关于开展我市公立医疗机构医药产品阳光采购工作实施方案	2015.5.5
天津市	关于完善天津市公立医院药品集中采购工作的实施意见	2015.7.20
辽宁省	辽宁省医疗机构药品直接挂网采购实施方案	2015.7.27
江苏省	2015 年江苏省药品集中采购征求意见稿（微信版）	2015.4.27
浙江省	关于创新全省药品集中采购机制的意见（征求意见稿）	2015.5.18
安徽省	安徽省公立医疗卫生机构药品耗材设备集中招标采购办法	2015.2.08

续表

省份（直辖市）	文件名称	发文时间
福建省	福建省医疗机构新一轮药品集中采购实施方案(2015修订版)	2015.8.20
海南省	2015年海南省医疗机构药品集中采购实施方案(征求意见稿)	2015.7.24
四川省	2015年四川省公立医院药品集中分类采购实施方案(征求意见稿)	2015.8.17
云南省	云南省人民政府办公厅关于完善公立医院药品集中采购工作的实施意见	2015.7.22
青海省	青海省完善公立医院药品医品医用耗材集中采购工作实施方案	2015.6.18

三、药品集中采购案例

1. 上海药品带量采购介绍，详见图2

（1）阿莫西林口服常释剂型(0.25 g,450万片)；
（2）头孢呋辛酯口服常释剂型(0.25 g,3000万片)；
（3）马来酸依那普利口服常释剂型(5 mg,850万片)。

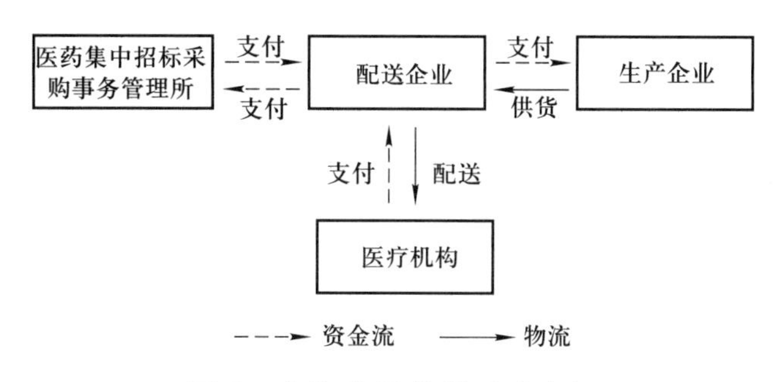

图2 上海药品带量采购介绍

2. 上海药品带量采购分析

（1）真正实现带量采购：价格降幅达64%，20强企业参与；
（2）科学的质量综合评价指标；
（3）预付药品采购货款；
（4）加强平台服务和监管能力：质量、使用。

3. 上海药品带量采购的启示和思考

(1) 药品招标采购的法律基础

①《中华人民共和国招标投标法》:招标人采用公开招标方式的,应当发布招标公告。依法必须进行招标的项目的招标公告,应当通过国家指定的报刊、信息网络或者其他媒介发布。

②《中华人民共和国政府采购法》:采购项目预算、资金构成和合同价格。

③《中华人民共和国合同法》:政府采购合同适用合同法。采购人和供应商之间的权利和义务,应当按照平等、自愿的原则以合同方式约定。

④《中华人民共和国药品管理法》。

(2) 启示和思考

① 谁来招标:职能上、经济上、主观上、责任上;

② 技术平台是基础;

③ 经济技术标的设置(双信封);

④ 试点药品受限。

四、未来展望

1. 医疗卫生体制改革的深入

(1) 全面医保:中央统筹;

(2) 医保支付方式改革;

(3) 三医联动:薪酬制度改革;

(4) 药品采购:收入或成本核算;

(5) 合理用药。

2. 药师的功能定位

临床药师的干预使患者平均住院日减少,住院死亡率降低。

美国公众认为:药师是最值得信任的人群之一,是最值得信赖的药学信息来源。

健康服务业发展模式调研案例分享

白　云

海航集团优联健康有限公司

一、引　言

国务院《关于促进健康服务业发展的若干意见》(简称《意见》)(国发〔2013〕40号)指出:健康服务业以维护和促进人民群众身心健康为目标,主要包括医疗服务、健康管理与促进、健康保险以及相关服务,涉及药品、医疗器械、保健用品、保健食品、健身产品等支撑产业,覆盖面广,产业链长。加快发展健康服务业,是深化医改、改善民生、提升全民健康素质的必然要求,是进一步扩大内需、促进就业、转变经济发展方式的重要举措,对稳增长、调结构、促改革、惠民生,全面建成小康社会具有重要意义。

《意见》提出,要在切实保障人民群众基本医疗卫生服务需求的基础上,充分调动社会力量的积极性和创造性,着力扩大供给,创新发展模式,提高消费能力,促进基本和非基本健康服务协调发展。力争到2020年,基本建立覆盖全生命周期、内涵丰富、结构合理的健康服务业体系,健康服务业总规模达到8万亿元以上。

《意见》明确了今后一段时期发展健康服务业的主要任务。一是大力发展医疗服务;二是加快发展健康养老服务;三是积极发展健康保险;四是全面发展中医药医疗保健服务;五是支持发展健康体检咨询、全民体育健身、健康文化和旅游等多样化健康服务;六是培育健康服务业相关支撑产业;七是健全人力资源保障机制。加大人才培养和职业培训力度,促进人才流动;八是夯实健康服务业发展基础。推进健康服务信息化,加强诚信体系建设。

健康服务业构想如图1所示。

二、案例分享

1. 为什么选择眼科,眼视光?

(1) 疾病种类、周期:眼睛是人体唯一能够直接看到血管的地方,眼科疾病

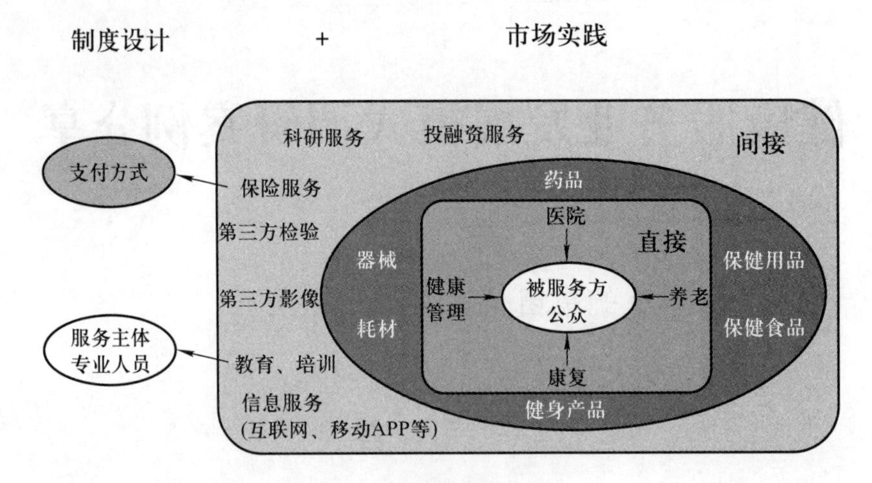

图 1 健康服务业构想

涉及动脉硬化、高血压、糖尿病、肿瘤、贫血、肾病、风湿病等多种全身疾患。

（2）自然生命周期：少儿近视、老年花镜，眼科疾病治疗与眼保健。

2. 爱尔眼科医院集团

爱尔眼科医院集团是中国规模最大的眼科医疗连锁机构，是中国首家 IPO 上市的医疗机构，是国内首家荣获"中国驰名商标"的眼科机构。截至 2015 年，已在全国 24 个省（直辖市、自治区）建立了 80 余家专业眼科医院，年门诊量超过 250 万人。预计到 2020 年，将兴建 200 家具有竞争力的专业连锁眼科医院（图 2）。

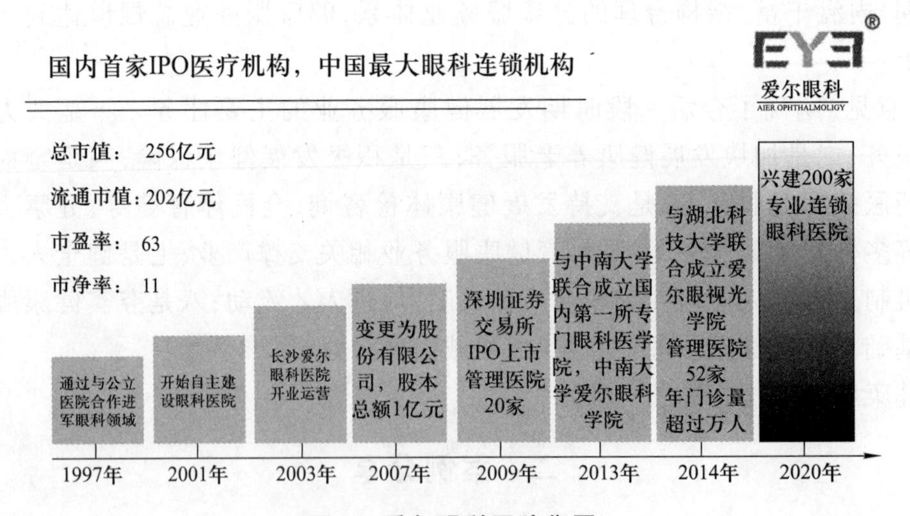

图 2 爱尔眼科医院集团

眼科医疗诊治、医学验光配镜。国内省会城市为主、地级市为辅。预计到 2020 年，兴建 200 家具有竞争力的专业连锁眼科医院

爱尔眼科是我国规模最大的眼科医疗机构之一，公司采取“三级连锁”的商业运营模式，通过下属各连锁眼科医院向眼病患者提供各种眼科疾病的诊断、治疗及医学验光配镜等眼科医疗服务。

随着中国医疗体制改革的不断推进，医疗行业将面临更大的发展机遇。为继续保持和提升公司的领先地位，公司计划将募集资金的绝大部分用于设立新的眼科医院和迁址扩建现有眼科医院，进一步完善连锁医院网点布局，扩大公司的市场覆盖面和业务规模，增强抗风险能力，从而全面提高公司的品牌知名度、影响力和市场渗透力。提升公司管理水平是充分发挥连锁经营优势的重要保证。随着公司连锁网点的不断增多，管理的复杂性和难度变得越来越大，公司的信息化管理系统建设不断改善，为提升公司管理水平，实现公司可持续发展提供了保证。

新医改政策的出台，将有利于民营医疗机构的发展。首先，国家鼓励社会力量参与，予以民营医院平等地位；其次，国家将逐步使医疗保障体系覆盖全民，医疗市场容量进一步放大；再次，医师多点执业成为现实，对于民营连锁医疗机构，其医师资源的利用效率将得到大幅提高。

爱尔眼科医院集团将采用分级医疗模式，详见图 3。

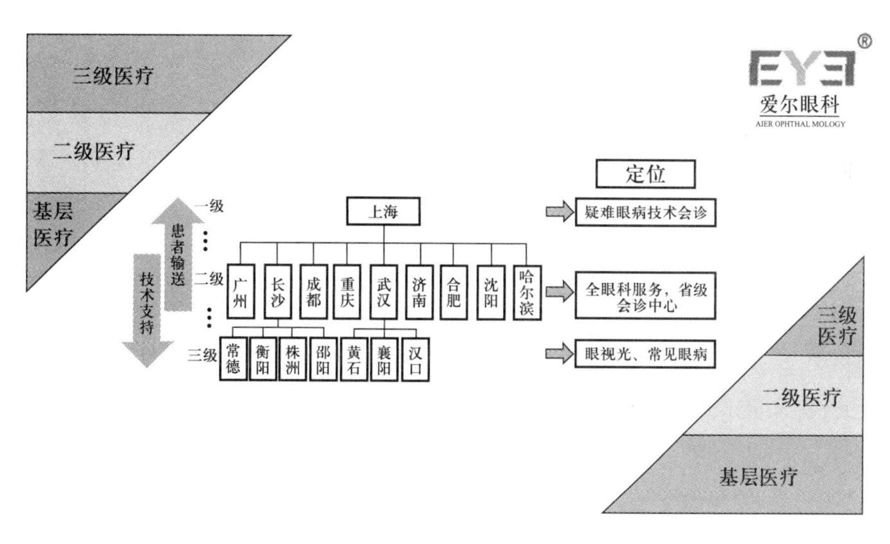

图 3　分级医疗模式

“国以才立，政以才治，业以才兴”，得人才者得天下。对于医疗卫生行业而言，得医生者得天下。人才始终是一个国家、一个行业和一个医疗机构发展中最宝贵的资源。当前，我国的非公立医疗机构普遍缺乏高水平的医疗专业技术人员和医院管理人才，缺乏合理的人才梯队，这些严重制约了非公立医疗机构的健康发展（表 1、图 4）。

表 1 我国医疗专业技术人才短缺

		2000 年	2015 年	2020 年
数量	千人医师数	1.58	2.5	3.0
	千人护士数	1.25	3.0	4.0
需求	93 万村医,30 万精神卫生医师,400 万护士,各类高级人才			
	2014 年 3 月较上年同期,公立医院增加 9 个,民营医院增加 1387 个			

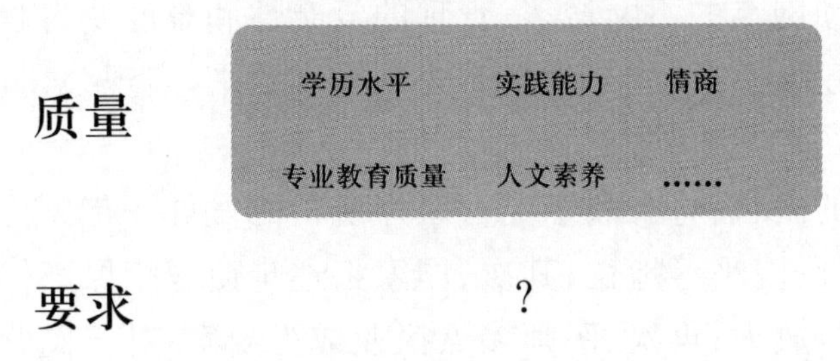

图 4 非公立医疗机构缺乏高水平的专业技术人才

2012 年与深化医改前的 2008 年相比,民营医院数量由 5403 所增长到 9786 所,增长率达 81.1%。2014 年民营医院数量超公立医院。

2011 年,中国 202 万执业医师中,61%在 45 岁以下。具有研究生文凭(含在职)的医师只有 9.1%(20 万人),大学文凭的为 43.9%,大专文凭的为 28.65%,中专文凭的为 16.2%,高中及以下文凭者占 2.2%。

许多具有研究生学历的执业医师是不干临床的,也就是不看病的。

在临床医生当中,只有 7.6%有研究生文凭,38.2%具有大学文凭。也就是说,在中国,大多数临床医生是没有大学文凭的,一大半的临床主任、副主任医师是没有研究生文凭的。

2011 年,中国 205 万注册护士中,81%在 45 岁以下。具有研究生文凭(含在职)的只有 0.1%(2 万多人),大学文凭的为 9.5%,大专文凭的为 44.1%,中专文凭的为 44%,高中及以下文凭者占 2.4%。

2011 年,中国 35.4 万药剂师中,62.7%在 45 岁以下。具有研究生文凭(含在职)的只有 1%(3500 人),大学文凭的为 14.4%,大专文凭的为 33.3%,中专文凭的为 39.1%,高中及以下文凭者占 12.2%。

2011 年,中国 23 万检验师中,70%在 45 岁以下。具有研究生文凭(含在职)的只有 1%(2300 多人),大学文凭的为 14.4%,大专文凭的为 33.3%,中专文凭的为 39.1%,高中及以下文凭者占 12.2%。

3. 何氏眼保健体系

何氏眼保健体系概况如下图(图 5)所示。

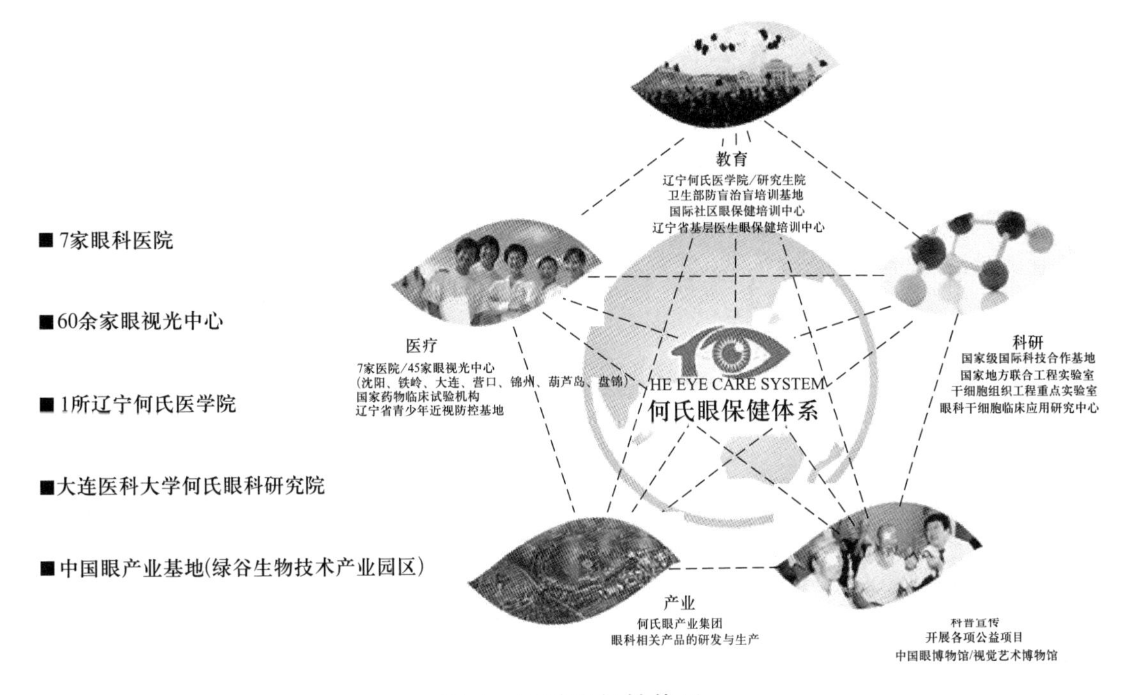

图 5　何氏眼保健体系

纳孵学院——何氏大学领袖学院,打造工商管理学院的第一步,未来建成领袖力建设学院,打造成为何氏大学专门培养适合何氏以及社会未来发展的经营精英学院。

何氏眼保健体系——集医疗、教育、科研、产业、防盲公益为一体的防盲治盲模式(图 6)。

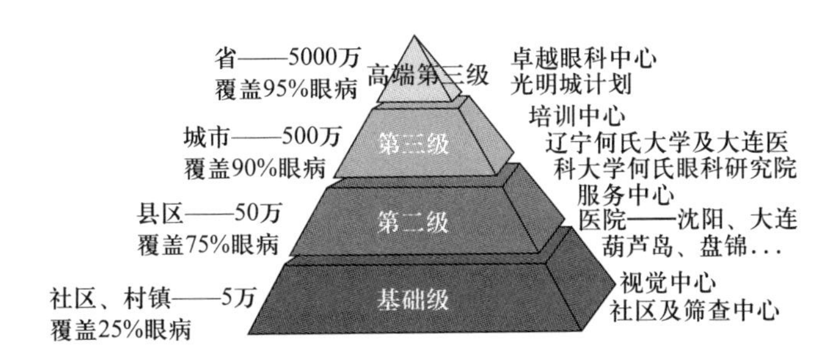

图 6　何氏眼保健体系防盲治盲金字塔模型

(1) 医疗:1995 年卫生部批准的第一家民营眼科医疗机构——沈阳何氏眼

科医院;2001 年,建立何氏社区医院,开始中国防盲治盲模式。

(2) 教学:1999 年创建辽宁何氏医学院(前身为视觉科学学院);2001 年成立研究生院; 2008 年成立中国第一家基层眼保健培训中心,开展基层医生培训;2011 年纳孵学院开课。

(3) 科研生产:2005 年成立绿谷生物技术研发基地(产学研一体化、医学院科研实习基地、中国眼产业基地)(图 7)。

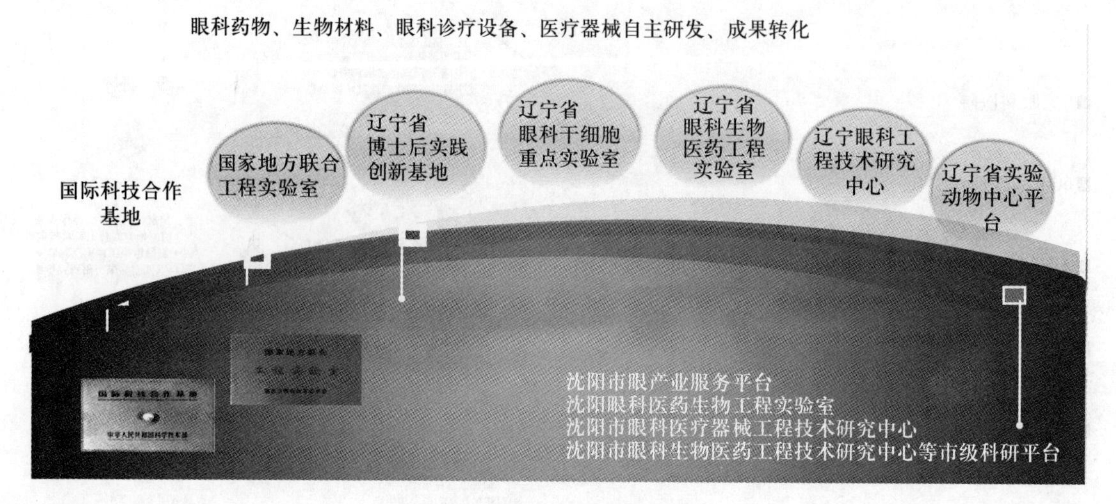

图 7　生物技术研发基地

(4) 营销:1999 年创建何氏眼镜,定义为眼保健机构,奠定了何氏眼保健筛查中心的基础。

包括 10 个亚专科设置:

① 白内障;

② 眼表与角膜病;

③ 青光眼;

④ 小儿眼科与眼肌;

⑤ 玻璃体网膜与眼外伤;

⑥ 屈光与准分子激光;

⑦ 中西医结合与疑难病;

⑧ 葡萄膜疾病;

⑨ 神经眼科;

⑩ 低视力与康复。

5 个特色门诊涵盖:

① 糖尿病眼病门诊;

② 高度近视治疗门诊；
③ 干眼门诊；
④ 眼整形美容门诊；
⑤ 眼外伤急诊。

开展的教育和培训有：

① 非学历教育培训；
② 继续教育培训；
③ 住院医师培训；
④ 专科学历教育；
⑤ 本科学历教育；
⑥ 硕士、博士；
⑦ 博士后工作站；
⑧ 创业教育。

辽宁何氏医学院（图 8）是一所：

一切为了学生
ALL FOR THE STUDENTS
校训：梦想 感恩 学问 执行 结果

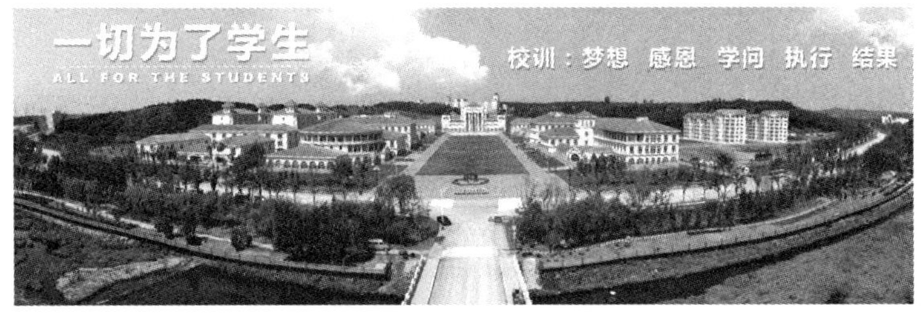

梦想

■ 打造中国的斯坦福大学

■ 产学研一体化的模式

图 8 辽宁何氏医学院

① 经教育部批准的本科普通高校，卫生部防盲治盲培训基地（图 9）；
② 一所位于国家级旅游风景区的大学；
③ 一所没有围墙、开放的大学；
④ 一所去行政化、民主的大学；
⑤ 一所“一切为了学生”“以学生能力建设为中心”，注重培养学生综合素质的大学。

学院的博雅课程涵盖管理学、经济学、语言学、心理学、社会学、文化与体育等多个学科门类。课程体系分为必选和任选两部分，培养学生的认知能力、学习能力、沟通能力、思考能力、艺术鉴赏能力、批判能力、创新能力等，从而形成具

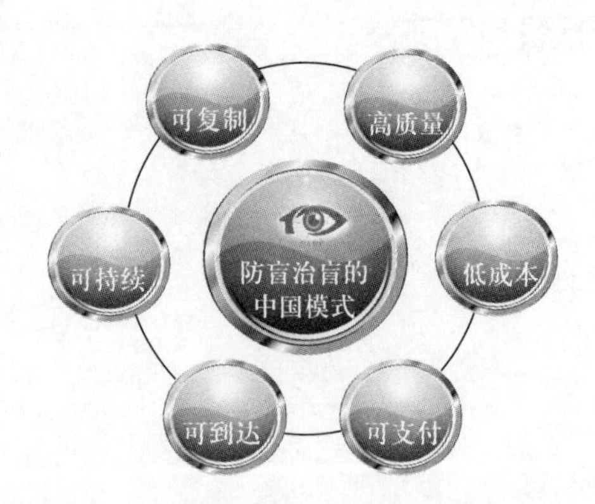

图9 何代医学院防盲治盲培训基地

有独立人格、创新及人文精神的高素质人才(图10)。

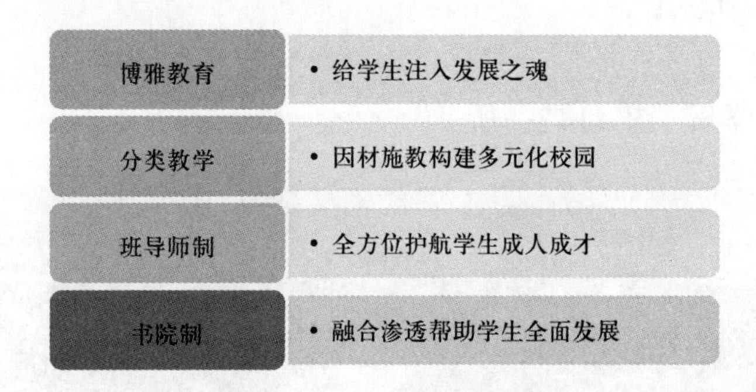

图10 恢复人的尊严,发扬人的价值,帮助人成为健康的人

必选部分包括:意志磨炼、艺术积淀、感恩教育、领袖素质、能力培养等能够突出体现人才培养特色的五类课程。学生必须按照规定,修满相应的必选学分。任选部分包括:身心健康、政治经济、应用强化、学科前沿知识与技术、科技活动、创新与创业、文化艺术与身心发展、社团活动与社会工作、能力培养与技能培训等九类课程。

在体育方面,学校棒球队曾获得全国慢投垒球2015鄂尔多斯海峡两岸公开赛亚军。

4. 爱视健康产业集团(EYEIS Group)

爱视健康产业集团是拥有30多家网点的眼科医疗连锁服务机构(图11)。爱视在深圳拥有资金、设备、专家、技术等完善的硬件与软件支持,在全国形成庞大的研发、管理、营销网络(图12)。爱视医疗是全眼科经营整合方案的提供商,整合资质、地域、医生、管理及销售,形成爱视独特的行业竞争力;服务对象是医院、医生及患者,最终目的是服务于整个眼科医疗行业。

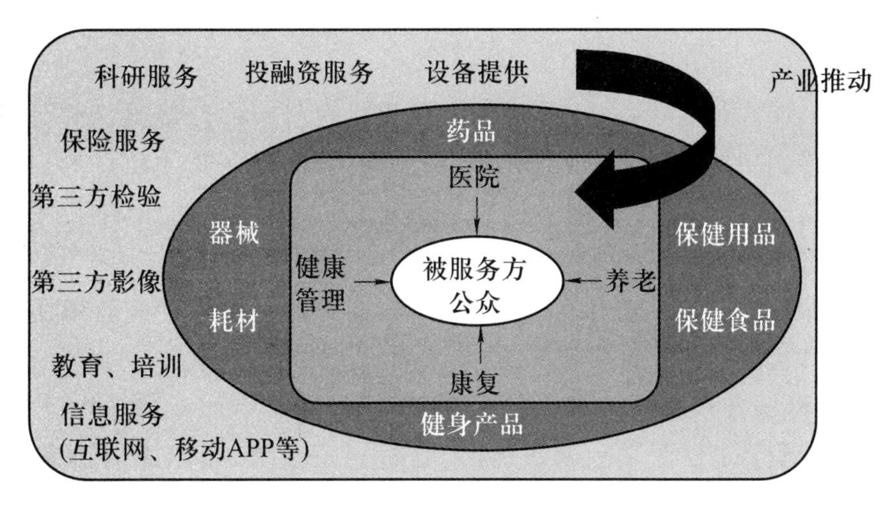

图 11 爱视健康产业集团

(1) 集团成立于1997年,总部设在深圳,致力于整合资本和医疗资源,为医疗机构提供综合性解决方案。

(2) 集团定位为综合医疗服务供应商(眼科为主)、综合性健康事业产业集团。

(3) 主要业务:眼科信息与支持,涉及投资、供应链、设备代理、销售、自主研发及生产、医院管理、远程教学等领域。

(4) 形成体系:眼科、影像体检、养老康复、耳鼻喉头颈外科等各大科室体系,在北京成立了妇幼保健医学研究院,并在美国、英国成立国际医疗合作分支机构。

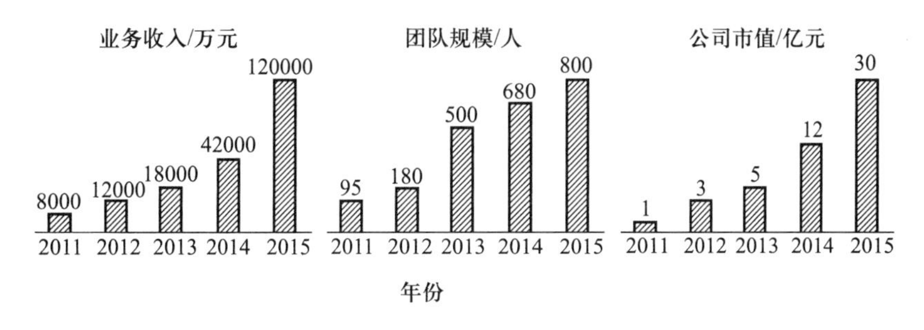

图 12 爱视集团

1）特色科室业务链包含下列五项

(1) 自建眼科医疗机构:公司自主设立具有眼科医疗经营权的医院机构法人单位。

(2) 为眼科医疗机构提供咨询服务:向医院提供眼科医疗一体化咨询服务,

包括运营模式咨询、市场调研及推广、科室设计、设备更新及维护等,增强医院眼科医疗服务与经营能力。

(3) 眼科医疗设备供应链服务:向医院提供眼科医疗设备租赁服务,提供创新的设备金融租赁解决方案。帮助医疗服务提供者,公立的或私立的,获得最前沿的医疗设备和技术,使他们能够向眼科患者客户提供最好的诊疗服务。

(4) 眼科医疗人才的开发管理:培养储备眼科医疗人才。

(5) 为眼科医疗机构提供经营解决方案:向医院提供医疗经营解决方案,加强医院品牌建设,扩大市场占有率,提高医院收入水平。

2) 由眼科服务积累的熔炉平台

(1) 医疗资源:① 医学专家系统;② 医疗科室系统;③ 科室管理系统;④ 影像设备供应;⑤ 耗材供应;⑥ 医疗市场开拓战略;⑦ 医疗管理咨询系统;⑧ 国际医疗资源;⑨ 医疗金融产品。

(2) 资本:① 风险投资款;② 商业贷款;③ 海外资金;④ 国家产业支持资金。

3) 医疗业务——眼科模式复制

与眼科相似的运营模式:① 口腔科;② 耳鼻喉科。

运营特点:① 以治疗为目的;② 设备需求高;③ 耗材需求高;④ 治疗手段标准化。

4) 保健业务——服务为主

(1) 体检科:以 VIP 客户服务为主。

(2) 妇幼保健科:① 妇产科(医院内);② 新生儿保健(院外合作关系);③ 月子中心(院外合作关系)。

(3) 运营特点:① 可开展潜在项目多;② 可持续性服务/长期服务;③ 延伸服务潜力大;④ 保健品;⑤ 客户家属;⑥ 服务产品更新、升级;⑦ 客户健康数据库简历,真正保障持续服务。

5) 业务发展

(1) 已有资源涵盖:① 专家团队;② 丰富运营经验;③ 设备供应渠道;④ 耗材供应渠道;⑤ 眼科合作伙伴(可延伸)。

(2) 待升级资源:① 市场转移:从“医疗”到“健康保健”;② VIP 服务的运营;③ 可延伸服务的开拓;④ 可升级服务产品的探索。

6) 医疗与保健体系

原中国卫生部张文康部长于 1999 年 9 月在北京代表中国政府在世界卫生组织(WHO)宣言上签字,庄严承诺:2020 年以前,在我国根除可避免盲:包括白内障、沙眼、河盲(只存在于某些非洲及少数拉美国家)、儿童盲及低视力与屈光不正(图 13)。

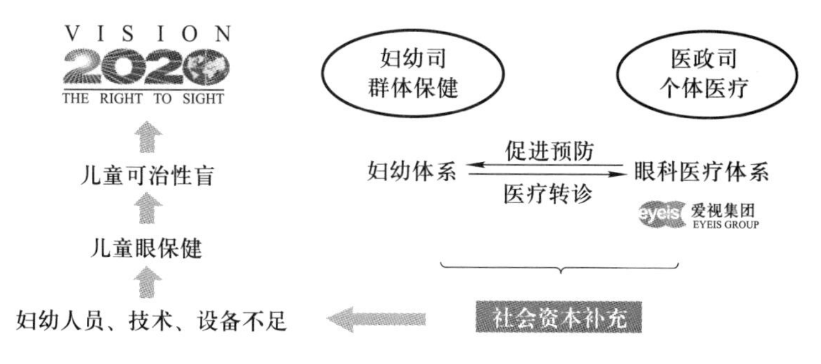

图 13　医疗与保健体系

三、中国医疗卫生体制改革现状及展望

1. 案例借鉴

何氏眼保健体系与爱视健康产业集团给我们哪些借鉴,详见图 14。

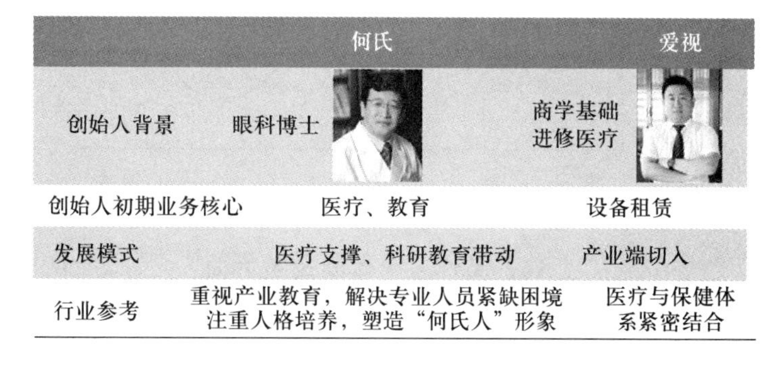

	何氏	爱视
创始人背景	眼科博士	商学基础 进修医疗
创始人初期业务核心	医疗、教育	设备租赁
发展模式	医疗支撑、科研教育带动	产业端切入
行业参考	重视产业教育，解决专业人员紧缺困境 注重人格培养，塑造“何氏人”形象	医疗与保健体系紧密结合

图 14　案例借鉴

2. 中国医疗卫生体制的现状

中国医疗卫生体制现状,参见示意图 15。

3. 医疗卫生体制改革的方向

医疗卫生体制改革将向何走,参见图 16。

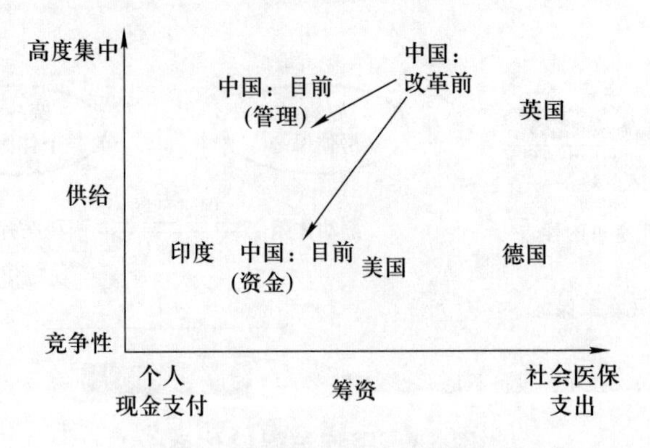

图 15　中国医疗卫生体制现状

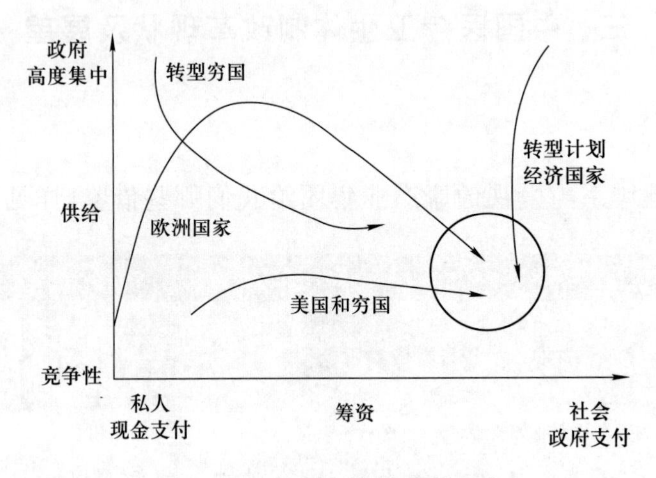

图 16　医疗卫生体制改革方向

第五部分

专题研讨会

北京健康服务业的现状和问题

徐建光(上海中医药大学校长)

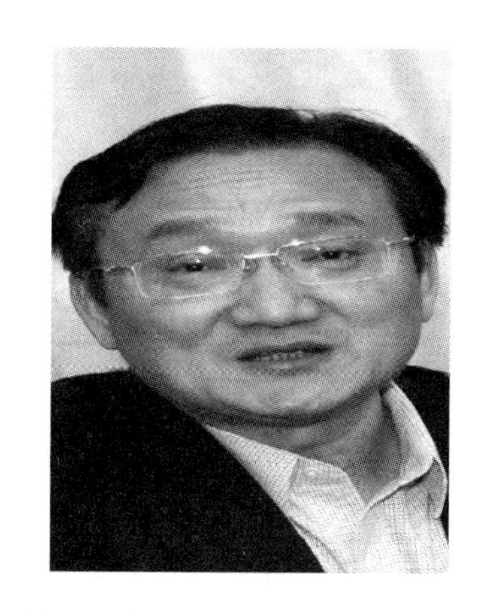

北京在推进健康服务产业发展方面,已经出台了指导意见。上海在推进计划实施方面有所阻碍。

上海的现状是,医改已经进入深水区,方向不明,推进较难,这也是市政府及有关部门现在面临的主要工作。主题还是健康中国 2020 怎么推进,方向和目标还是健康事业的发展,具体的做法是围绕提升人民健康水平,主战场主战略从疾病诊治转向如何提升整个健康水平,也就是健康管理、促进,疾病预测、预防。

具体到医院,更多地关注健康促进方面。政府提倡的分级诊疗制度,侧重于社区基层对常见病慢性病的诊疗及预防。健康产业的发展,需要政府的高度重视,尤其是政策支撑。有些工作不能仅仅依靠医院、院校自己干,更重要的是政府的支持,出台指导意见,包括社区医院和基层行政管理部门。相比于上海,北京的政策出台比较强劲。上海市韩正书记身体力行,积极推动地产、通信等产业与健康产业结合。

另外,中西医结合的健康产业创新将会带来全球影响。

概括起来,主要有:① 政府重视为主导;② 运用信息技术“互联网+”推进健康服务业发展创新,包括 App 的应用与社交网络、可视化设备与云计算等现代科技,推进健康服务业;③ 以往,开展健康服务不太注重推广,而现在通过网络的应用人们的需求被激发,理念被广泛接受。上海正在充分利用媒体的正面效应,对健康服务产业进行科学宣传,包括健康教育。

董家鸿(北京清华长庚医院执行院长)

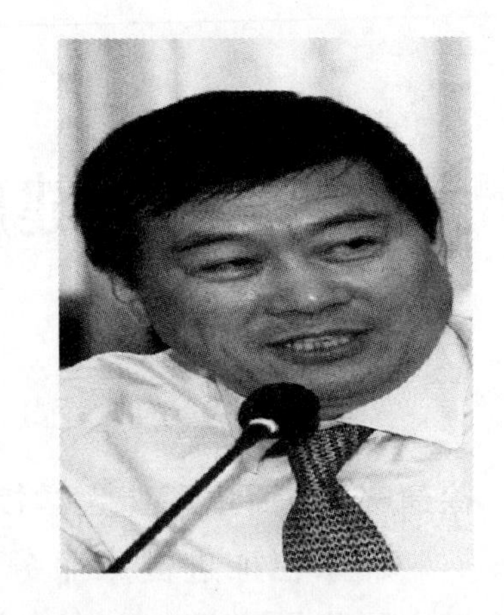

长庚医院回归公益医院本位。遇到的问题主要有:

(1) 医疗体系的建设。国家已经基本明晰分级诊疗制度,长庚医院是按照分级诊疗机制来建立的。医院床位数预计为1500个。医院位于京北地区,根据北京市规划,将成为该区域的医疗服务中心(中心医院),下设二级医院,就是康复医院,承担常见病、慢性病的诊治。二级医院转诊复杂疑难病人到中心医院。同时还有相关的诊所和社区医疗卫生服务机构,跟中心医院有关联。在京北地区建立起以清华长庚医院为中心的医联体和产业链,病人由中心医院转诊到二级医院继续救治康复。蛋糕怎么切,质量怎么保证,需要严格的标准,行业的执行监管制度。目前基层医院的服务能力还不能满足分级诊疗体系的要求,这就涉及人员的培训,需要开展医联体内部的培训。上述这些发展落实需要政府的大力支持。

(2) 医院回归公益本位需要政策支持,提升医疗服务的价值,而不是以药养医、以材养医。计划用一年的时间来计算医疗成本,为北京市医院管理局提供数据。医院业务的70%~80%是服务于基本医疗,剩下的需要特许经营来辅助医院,利润反哺,但政策尚不明晰。

(3) 信息系统的应用。要推动上下联动、利益分享、保证质量的分级诊疗体系,信息系统非常重要。要实现信息系统的共享、无缝隙链接,需要政府的主导。

乔杰(北京大学第三医院院长)

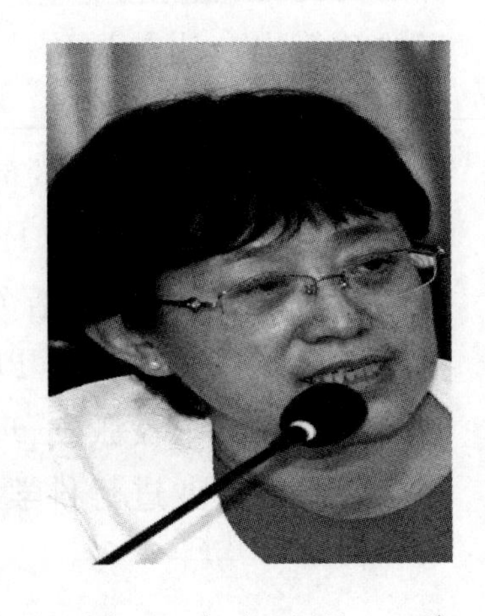

北医三院面临的现状是:

(1) 从以疾病诊治为重心到以疾病预防预测为重心的转型阶段,海淀区政协希望建立中关村健康产业联盟,但在具体落实方面仍需政府支持。海淀区人群构成的特点导致养老的问题突出。另外还有康复的问题:一是出院以后的康复,二是慢性病的康复。这方面投资很多,但发展艰难。

(2) 妇产科和儿科方面,儿科专业人才数量过去一段时间一直在减退,二孩政策的实施激化供需矛盾。

(3) 北医三院作为北京市门诊量三甲,我们期望分级诊疗,但全科医生的培养面临各种困难。分级诊疗中利益分割也很难摆平，政府的补偿远远不能满足建立一个好的基层社区医院；医院要获得经济利益较难较慢，没有回报就不可能健康发展。大规模的三级医院在生存维持和公益性的均衡中仍在过渡，怎样运作是个很大的问题。

张杰（北京协和医学院研究生院副院长、基础医学研究所医学遗传学系主任）

发展健康服务业，要特别关注儿童（尤其是那些作为“421”家庭核心的儿童）的健康。目前，基因检测行业的现状是鱼龙混杂，缺乏监管。

建议：

（1）北京市尽快建立有关遗传病的健康服务体系；

（2）北京市尽快参与到行业技术规范指南的制定中；

（3）建立健全相应的政策法规；

（4）加强价格监管体系，应当有一个统一的价格标准，规范服务价格；

（5）鼓励自主创新，产学研结合，以技术主导利润。

付丽（天津市肿瘤医院乳腺病理研究室主任）

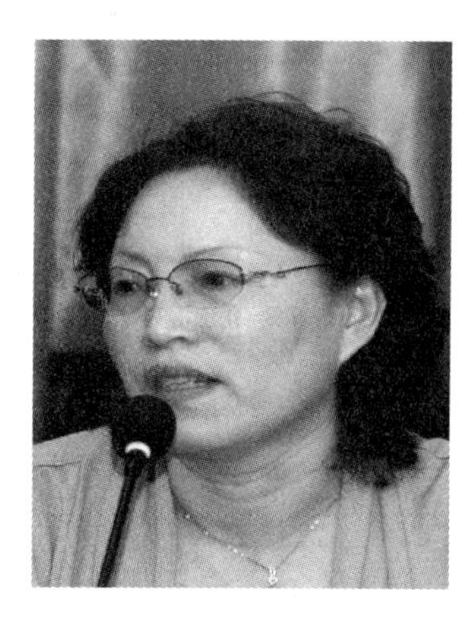

（1）乳腺癌不是女性的专利，根据我们的数据库，中国男性乳腺癌占总病例数的2%，需要引起大家的关注。女性乳腺癌主要在以下几个职业高发：① 个体经营者；② 教师，尤其是担任毕业班班主任的教师；③ 金融与会计；④ 白领；⑤ 农民。由此可见，精神因素在乳腺癌致病中的重要性。发展健康产业，不仅仅要治疗疾病，如何减轻精神压力、预防疾病也很重要。

（2）医院看病，人满为患。其实，有些疾病是不需要治疗的，如月经周期性乳腺增生。这需要在政府层面、医学教育以及医师培训等方面规范明确。

（3）发展养老服务业迫在眉睫。养老与康复亟待建立。

（4）肿瘤的治疗理念和公众对肿瘤的认识需要改变。肿瘤是一种慢性病，患了肿瘤不是判了死刑。需要加强对肿瘤病人的心理治疗，教育病人如何正视肿瘤以及治疗肿瘤。

另外,部分药品划入医保的问题;过度检查的问题,如动辄就查 CT;临床医生承担的基础科研和临床任务的合理分配的问题;社会普遍的浮躁心态如何纠正,从 PHM(预测与健康管理)角度降低医疗费用的问题。

黄晓军(北京大学血液病研究所所长)

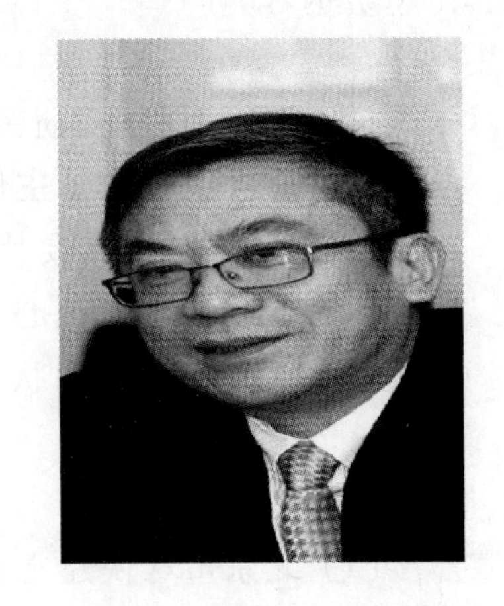

从宏观上看,医疗的功能包括:① 诊治疾病——通过分级诊疗,分担疾病诊治。建议政府层面,主动去干预切蛋糕;② 满足学科发展之需要,创新推进医疗技术发展——大医院的功能,基于大量的临床实践。政策上的推行+教育可能会比单纯依靠教育可行得多。

从大健康角度看,某些检查从疾病预防的角度看是有益的,但大量的检查究竟有何意义,会不会对临床医生产生误导。有些新技术要局限在满足学科发展必需的范畴内,也就是有限的推进可能更合理。

王存玉(中国工程院外籍院士,美国国家医学院院士)

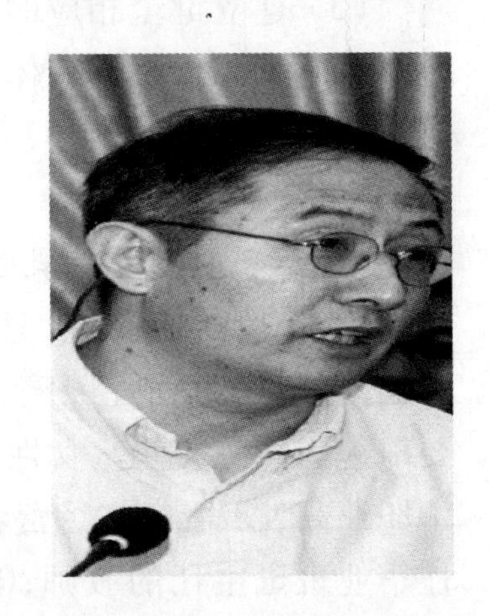

美国相关的医疗决策模式是:美国国会出资,鼓励科研机构与高校开展调研活动,然后根据他们的调(科)研成果出台政策加以落实。

(1) 针对目前国内的医疗大环境,建议如下:① 医生的安全问题,中国三级医院的规模应该定位为公共场所(类似车站),需要政府派警察维持秩序;② 美国在分级诊疗方面的特点:大医院积极主动管理下级医院,因为可以获得经济利益。医疗质量是分级诊疗的保证,借以吸引病人就医。基层医院医生的收入是否与大医院医生的收入成正比,这很重要,没有收入保证大医院的医生不愿意去基层医院工作。在中国,实行分级诊疗一定要由大医院去推行,大医院来管理基层医院,这样才能保证医疗质量,获得群众认可。③ 需要提升三级医院的积极性来推动分级诊疗。社区医院不是医疗质量差的代名词,跟大医院是一回事,这样社区医院才能办下去,把病人从三级医院分流出去。

(2) 发展健康产业,建议:① 建立规模的成体系的医联体,对于小规模的诊所建设要严控。美国小规模的私立诊所很多,但这种模式不适合中国,难以监管。② 中国医改的一个重要问题:医生的待遇问题。如何提高医生的待遇,医院的公益性不能以牺牲医生的待遇为代价。公益是政府的工作,无论公立还是民营医疗机构,医生的待遇都应提升。

方来英(北京市卫生计生委党委书记、主任)

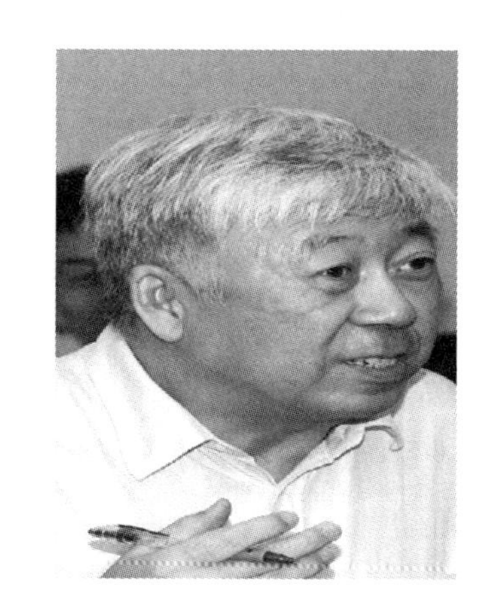

方来英:目前,北京市医生的实际收入是多少?应当多少?社会平均收入水平是多少?医生的收入应该到多少合适?达到三倍的社会平均工资够不够?在北京是不够。北京的社会平均年收入是4万元,三倍的话,也就是现在医生实际年收入一半的水平。

王存玉:比较的对象应该是高水平的收入人群,如白领,而不是社会平均水平。

徐建光:美国医生的收入是社会平均收入的六倍,上海医生的收入早就远超社会平均水平的六倍。上海医院的医生人均年收入是28万元,护士是15万元。虽然高,但单位小时的收入水平低于社会平均水平。医生的拼命付出换来的收入并不高,上海的社区服务中心的全科医生工作量很大。

方来英:我们需要找一个标杆来统筹医护人员的工资范围。

徐逸智(北京市发展和改革委员会产业发展处处长)

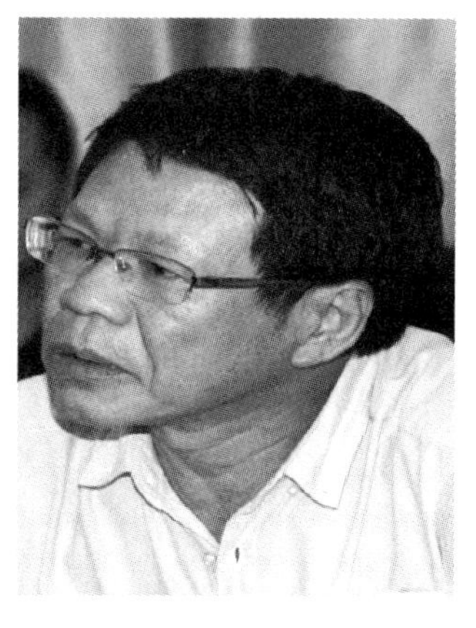

(1) 从宏观角度看,北京发展健康服务业有一个有较好的发展基础。北京的人均GDP已经超过1.63万美元,人们对健康服务的需求增加。消费在转型,从衣食住行的商品消费为主,到学习、娱乐、健康、旅游等服务消费。健康服务业存在巨大的市场空间。

(2) 按首都城市生态地位来看,北京是中国医疗卫生发展的核心,但医疗资源主要集中于城市中心区。目前北京市政府出台的政策很具体。

(3) 从现状来看,医疗花费占GDP的比例为6.8%,和发达国家差距很大。目前是高投入,但产出效率低。投入主体主要是公立机构,缺乏市场化机制。从人均期望寿命转向人均健康寿命的延长,是否应率先在全国构建一个健康服务业体系,创新融合,集成应用。包括跟体育、文化、休闲,甚至金融行业融合。另外,保险业的建设尚不完善,商业保险应当尽快突破瓶颈。医疗相关产业目前已有上市公司。其他问题还有:信息技术的应用、养老业的发展。

(4) 教育联合媒体应大力宣传传播治愈患者的正能量,缓解医患紧张关系。再者,法律法规监管等问题,卫生领域最复杂。

主要的问题有:① 政府缺位;② 检验检测的适度独立、市场化;③ 大量的事业单位规制问题,特需是否是公立医院的服务范围,健康服务产业要促进医疗服务资源的适当流动。健康服务业应当试点进行探索,需要一些典型的案例案件来推广。④ 养老的用地选择,现在多为农村的用地。

健康服务业发展需要自主创新,自主创业,应该允许体制外的发展,某些领域(体检、检测)应该在发展中规范,在规范中优化,现在发展很不够。另外,行业融合发展的问题。目前中关村的健康服务业试点,已经有很完善的规范与秩序。

北京健康服务业的发展对策

王小宁（解放军总医院生命科学院副院长）

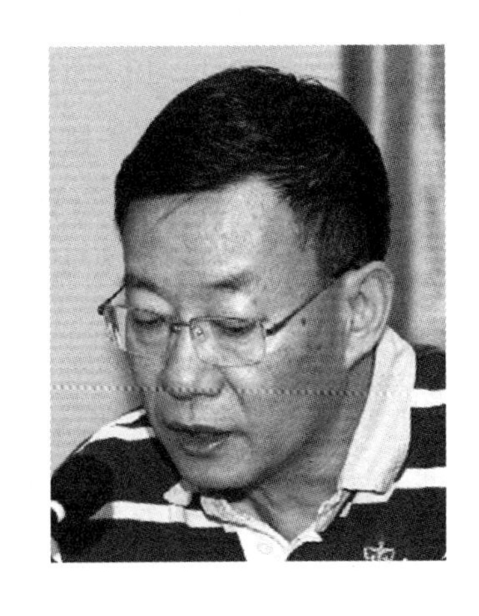

（1）目前护理行业的现状：护士地位低，从构成上来说，60%是临时工，是最年轻的队伍，不是说它兴旺，是这个行业很难留住人。长久以来，工资待遇高低是根据事业单位的级别来定的，而不是按照职业。以护士为例，医院护理的收费远低于兽医护理收费。业界存在的问题很明确，但为什么政府不能拿出有效可落实的措施，除了法规的缺失，还有部门间的利益冲突。

（2）老龄化问题，慢性病年轻化问题，目前政策太宏观难以落地。要制定老人指南，具体到家居照护，要编制出教材让高中生及以下来学习，不能让社会来全部承担养老问题。一方面，专业人员从医疗科研角度发展老年医学；另一方面给公众提供容易接受的养老措施。

王晨（首都医科大学附属北京天坛医院院长）

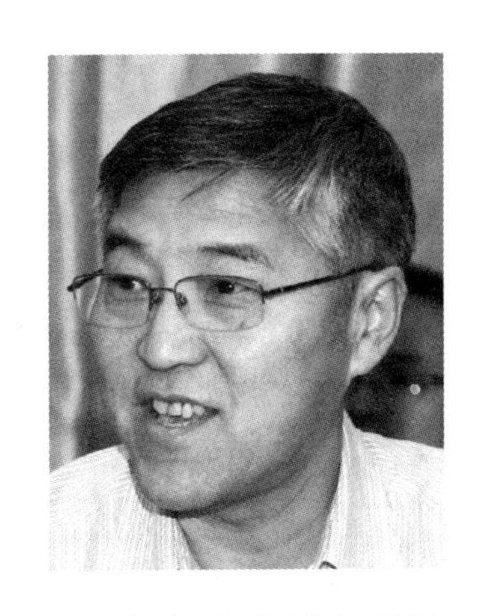

（1）互联网+在健康服务业中的地位（低成本大范围）。互联网+颠覆了医疗模式，改变了就医体验，重塑了医患之间的生态。但是成功的盈利模式尚未出现，原因是法律法规等支撑体系缺失，缺乏监管与技术。行业发展最需要复合型人才（懂医又懂IT），要培养专人。

（2）养老护理康复。目前老年痴呆的月寄托费大约在4000~7000元，还有一种说法是一

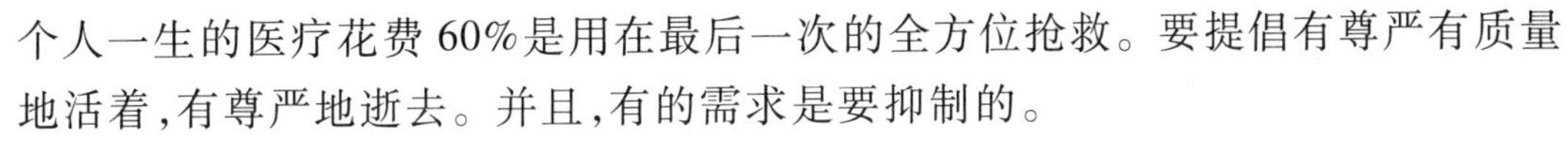

个人一生的医疗花费60%是用在最后一次的全方位抢救。要提倡有尊严有质量地活着，有尊严地逝去。并且，有的需求是要抑制的。

（3）心理健康是另一个发展重点，值得关注。

(4) 健康服务业是营利性的产业还是公益性的事业?当下转变发展模式为健康服务业,那么全科医学如何发展?如何解决三甲医院的主任下到基层医院不接地气的问题?

王阶(中国中医科学院广安门医院院长)

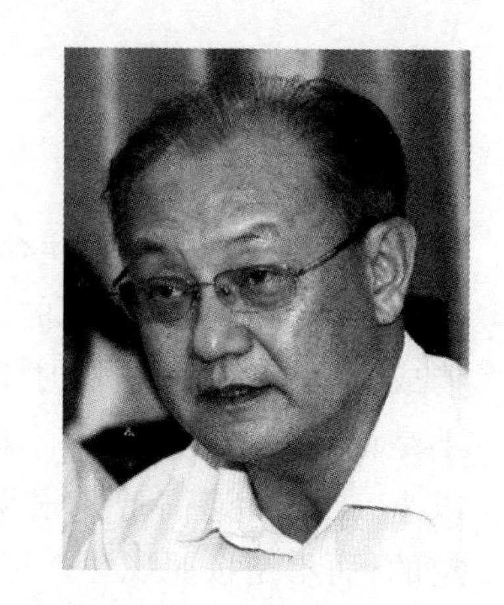

(1) 中医本身的某些医疗技术就有养老康复的功能,如针灸、推拿、按摩,更接近健康服务业的服务范围。以健康管理为中心,替代疾病治疗,中医健康服务规划中指出创新中医机构的服务模式,应当就是把中医的特色优势突出。

(2) 综合医院中中医科的发展与定位:依托所有的检查和平台、设备,对于配合治疗能有所帮助。

(3) 中医药产品是健康服务产业的一部分,药茶药酒药膳等,存在巨大的空间。养生保健是养老的前提,中医的一些方法有发展空间,中西医结合治疗效果显著。

李克强总理认为:中医是卫生资源、科技资源、经济资源、文化资源和生态资源。期待在国家政策、世界需求方面,能提供支持,发挥中药在健康服务业的作用。

周维国(优联耳鼻喉医院院长)

(1) 健康服务业的使命涵盖从孕育生命到结束生命的全程。需要明确医改与发展健康服务业的关系问题。健康服务业应该在发展中规范,然后优化。

(2) 发展健康服务业,需要政府给予明确的定位,需要卫计委和疾病预防控制中心的政策指导。方向走对后能够持续多久,很多产品还没来得及做就被市场利用了,成果谁来分享,不能出现房地产的前车之鉴。

(3) 监管问题。大量的社会资本进入健康服务业,这个蛋糕应该如何分享?在国内目前是集团化的推进。

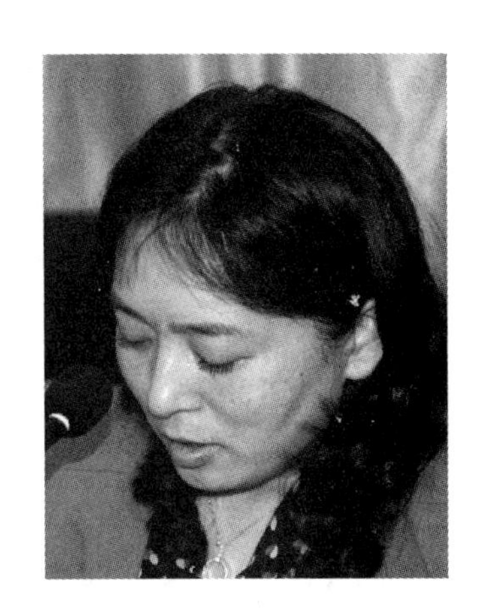

李欣(北京市人力资源和社会保障局专家与博士后工作处处长)

北京地区有700多位两院院士,但京籍院士仅有11位,其中学科专业为生物医药领域的院士仅有6位。北京学者计划是目前北京市最高级别的人才培养计划,目前有两批28人,医药卫生领域有11人。

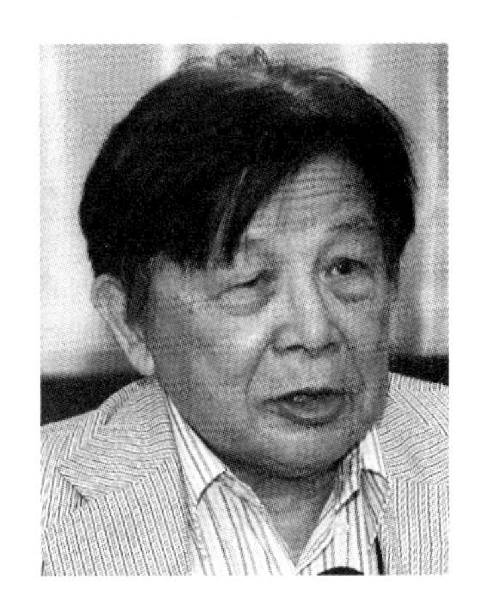

陈洪铎(中国工程院院士、中国医科大学第一附属医院皮肤科教授)

当前,健康服务业受到国家和社会的重视。不同发展时期有不同的问题要解决。健康服务业既是自然科学也是社会科学。最主要的问题是人才,人才集合体才能解决行业发展的问题。

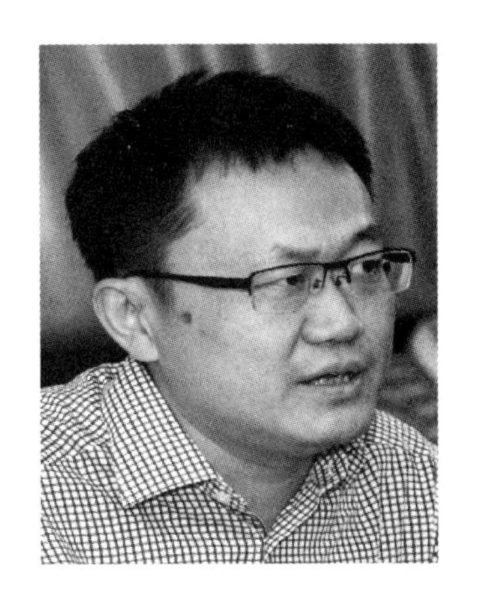

崔孟珣(北京市科学技术委员会生物医药处主管工程师)

希望政策上积极引导医疗技术与医疗产品规范化。基本药品目录、保险、医疗器械与药品的审批政策仍不明确,技术开展的规制也无处可寻。

吕一平(北京市医院管理局党委常委、副局长)

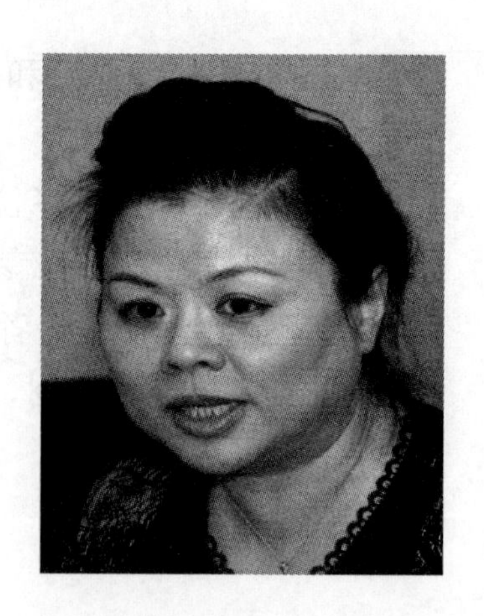

(1) 医改的最终目标是促进与改善人民健康,健康服务业是下一个经济引擎,健康服务业的发展是医改构架的重点。

(2) 政府引导在健康服务业发展中的地位:① 政策引导创新尝试,② 布局引导整合资源。目前实践过程中如何引导亟待探讨,很多政策的环节还没有打通。③ 信息引导。

(3) 大型公立医院的定位与职能是什么?大型公立医院要更多关注产业链的上下游。实施分级诊疗的关键还是在大医院。

方来英(北京市卫生计生委党委书记、主任)

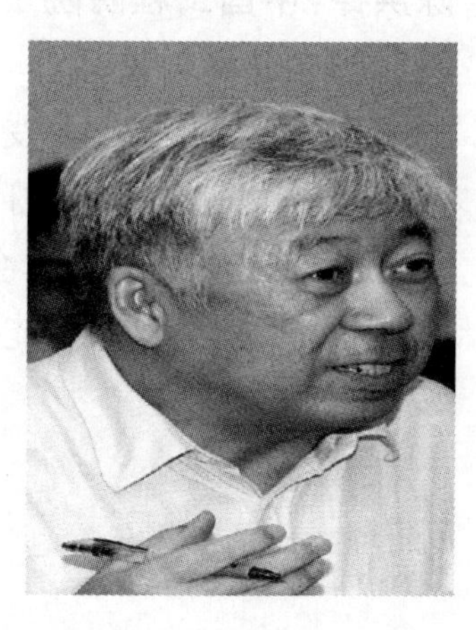

北京市对发展健康服务业的思考总结有下列几点:

(1) 健康服务业涵盖医疗、健康管理与促进、体育健身、医疗保险、药品、健康产品、医疗器械、医疗产品、医疗食品。医疗不是健康服务业的全部,是健康服务业的推动者和引领者。

(2) 北京有强大的市场能力和消费能力,有创新技术优势,人才优势。

(3) 目前的劣势是:① 推进的具体路径上有缺失,转化环节缺乏对接;② 政策落实的成果寥寥;③ 政策缺失,原则都是政治性的,无法操作,无法落地,导致要素不活跃;④ 管理思想上也是落后的,政策管辖范围不清、有待商榷,政策间存在矛盾与冲突。

(4) 如何使关键要素活跃起来,如人才、资源。“医十条”、落实性的政策,所有的政策要调动人的积极性。

(5) 关注两个关键点:互联网+与大数据。信息交易成本大幅下降。应建立全国的医疗数据库。是否应建立一个全国的数据标准体系?现状是每个医院的源代码格式不一样。

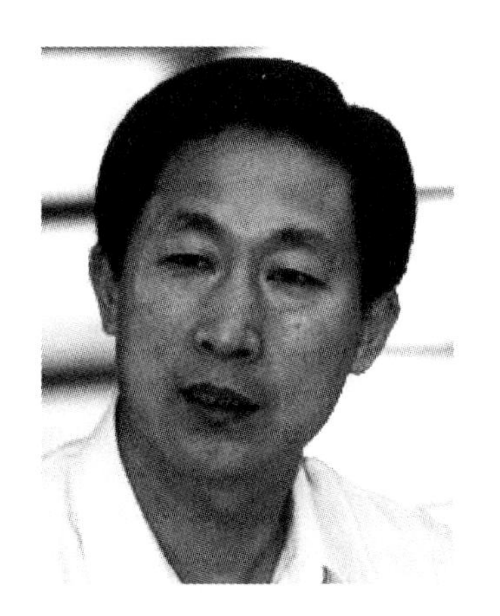

韩德民（中国工程院院士、北京同仁医院院长）

（1）限定健康服务业的定义和内涵；

（2）如何正确采集数据与指标；

（3）政策法规环境分析；

（4）地区环境差异性分析。

后　记

科学技术是第一生产力。纵观历史，人类文明的每一次进步都是由重大科学发现和技术革命所引领和支撑的。进入21世纪，科学技术日益成为经济社会发展的主要驱动力。我们国家的发展必须以科学发展为主题，以加快转变经济发展方式为主线。而实现科学发展、加快转变经济发展方式，最根本的是要依靠科技的力量，最关键的是要大幅提高自主创新能力。党的十八大报告特别强调，科技创新是提高社会生产力和综合国力的重要支撑，必须摆在国家发展全局的核心位置，提出了实施“创新驱动发展战略”。

面对未来发展之重任，中国工程院将进一步加强国家工程科技思想库的建设，充分发挥院士和优秀专家的集体智慧，以前瞻性、战略性、宏观性思维开展学术交流与研讨，为国家战略决策提供科学思想和系统方案，以科学咨询支持科学决策，以科学决策引领科学发展。

中国工程院历来重视对前沿热点问题的研究及其与工程实践应用的结合。自2000年元月，中国工程院创办了中国工程科技论坛，旨在搭建学术性交流平台，组织院士专家就工程科技领域的热点、难点、重点问题聚而论道。十余年来，中国工程科技论坛以灵活多样的组织形式、和谐宽松的学术氛围，打造了一个百花齐放、百家争鸣的学术交流平台，在活跃学术思想、引领学科发展、服务科学决策等方面发挥着积极作用。

中国工程科技论坛已成为中国工程院乃至中国工程科技界的品牌学术活动。中国工程院学术与出版委员会将论坛有关报告汇编成书陆续出版，愿以此为实现美丽中国的永续发展贡献出自己的力量。

中国工程院